DETECTION OF HEPATITIS E VIRUS INFECTION
—FROM BASICS TO CLINICAL PRACTICE

戊型肝炎病毒感染检测
——从基础研究到临床应用

主　编　吴春晨　夏剑波

副主编　张振华　孟忠吉　白慧敏

编　委　（按姓氏笔画排序）

王　莹　湖北医药学院附属太和医院
叶　珺　安徽医科大学第二附属医院
白慧敏　包头医学院
毕　昊　湖北省妇幼保健院
乔　瑜　邢台医学高等专科学校
刘　贽　湖北省妇幼保健院
刘忠萍　安徽医科大学第二附属医院
汤倩倩　安徽医科大学第二附属医院
李景琦　包头医学院
吴小雪　湖北省妇幼保健院
吴春晨　湖北省妇幼保健院
张天竺　湖北省妇幼保健院
张振华　安徽医科大学第二附属医院
陆　丹　湖北省妇幼保健院
孟忠吉　湖北医药学院附属太和医院
赵瑶瑶　湖北省妇幼保健院
夏　洁　安徽医科大学第二附属医院
夏剑波　湖北省妇幼保健院
甄永利　安徽医科大学第二附属医院
雷　菲　湖北省妇幼保健院

華中科技大學出版社
http://www.hustp.com
中国·武汉

内 容 简 介

本书较全面地介绍了戊型肝炎病毒感染检测的基础研究和临床应用。

本书共十章，前四章依次从分子病毒学、流行病学、一般人群感染的临床表现及治疗等方面对戊型肝炎病毒进行介绍；第五章和第六章分别着重介绍了妊娠期妇女以及儿童、老年人等特殊人群的戊型肝炎病毒感染；第七章对戊型肝炎病毒合并其他病毒感染的情况进行了介绍；第八章着重介绍了戊型肝炎病毒感染的实验室检查等与临床检验相关的内容；第九章专门讲述了戊型肝炎病毒与血液传播；第十章介绍了戊型肝炎病毒感染的预防及疫苗研究进展。

本书可作为感染科或肝病科临床医生、研究生以及从事戊型肝炎病毒研究的医学科研工作者案头的一本有价值的参考书。

图书在版编目(CIP)数据

戊型肝炎病毒感染检测：从基础研究到临床应用/吴春晨，夏剑波主编.—武汉：华中科技大学出版社，2021.5

ISBN 978-7-5680-7059-1

Ⅰ.①戊…　Ⅱ.①吴…　②夏…　Ⅲ.①肝炎病毒-检测　Ⅳ.①R373.2

中国版本图书馆 CIP 数据核字(2021)第 085678 号

戊型肝炎病毒感染检测——从基础研究到临床应用　　吴春晨　夏剑波　主编

Wuxing Ganyan Bingdu Ganran Jiance——cong Jichu Yanjiu dao Linchuang Yingyong

策划编辑：居　颖
责任编辑：余　琼
封面设计：廖亚萍
责任校对：张会军
责任监印：周治超
出版发行：华中科技大学出版社(中国·武汉)　　电话：(027)81321913
　　　　　武汉市东湖新技术开发区华工科技园　　邮编：430223
录　　排：华中科技大学惠友文印中心
印　　刷：武汉市金港彩印有限公司
开　　本：787mm×1092mm　1/16
印　　张：10.75
字　　数：263 千字
版　　次：2021 年 5 月第 1 版第 1 次印刷
定　　价：108.00 元

本书若有印装质量问题，请向出版社营销中心调换
全国免费服务热线：400-6679-118　竭诚为您服务

前 言

PREFACE

戊型肝炎病毒主要引起急性感染，但一些特殊人群，如妊娠期妇女感染戊型肝炎病毒后，易发展为重型肝炎，造成孕产妇死亡，胎儿流产、早产，死胎等不良妊娠结局；此外还可引起母婴垂直传播，威胁孕产妇及胎儿健康。近年来，随着病毒学及其相关生物技术的发展，人们对戊型肝炎病毒的分子病毒学、流行病学及传播途径、致病机制、感染后引起的临床表现、实验室检查、治疗及预防等有了全新的认识。目前认为戊型肝炎病毒是一种人兽共患病毒，可通过输血、器官移植等途径传播；除引起肝脏病变外，还能引起肝脏外其他系统或器官如神经系统、血液系统、肾脏、心脏等的损伤，正逐渐成为重要新发病毒之一而受到国际社会的关注，相关的研究文献、报道及临床实践指南等层出不穷。我们基于这些最新的发现编写了本书，希望能够引起从事相关领域基础研究及临床工作的人员对戊型肝炎病毒的重视。

本书共十章，前四章依次从分子病毒学、流行病学、一般人群感染的临床表现及治疗等方面对戊型肝炎病毒进行介绍；第五章和第六章分别着重介绍了妊娠期妇女以及儿童、老年人等特殊人群的戊型肝炎病毒感染；第七章对戊型肝炎病毒合并其他病毒感染的情况进行了介绍；第八章着重介绍了戊型肝炎病毒感染的实验室检查等与临床检验相关的内容；第九章专门讲述了戊型肝炎病毒与血液传播；第十章介绍了戊型肝炎病毒感染的预防及疫苗研究进展。本书的编者既有来自临床一线的医生和检验工作者，也有从事病毒学基础研究的科研和实验人员，我们结合自身专业背景和工作收获共同参与编写了此书。

感谢湖北省妇幼保健院检验科全体同事的大力支持！感谢我们的家人对我们的大力支持！

由于戊型肝炎病毒领域的研究近些年来得到了非常迅速的发展，加之编者知识水平有局限性，书中错漏和不妥之处在所难免，恳请各位专家和读者批评指正。

编　者

目录

CONTENTS

第一章　戊型肝炎病毒的分子病毒学

1983 年，Balayan 等通过电子显微镜首次在一名感染患者的粪便标本中观察到戊型肝炎病毒(hepatitis E virus)。1990 年，Reyes 等通过克隆 HEV 基因组全长 cDNA 首次获得了 HEV 的全基因组序列。HEV 在分类学上属于戊型肝炎病毒科戊型肝炎病毒属。HEV 可感染哺乳动物、鸟类和鱼类。感染人类的 HEV 主要有 4 种基因型：基因 1 型和 2 型只感染人类，通过粪-口途径传播，在许多发展中国家是一个重要的公共卫生问题；基因 3 型和 4 型常感染家猪或野猪等动物，人类可通过食用未煮熟的猪肉和野猪肉而被感染，因而 HEV 被公认为人兽共患型病毒。

第一节　戊型肝炎病毒的基因组及其编码蛋白

一、HEV 的形态与结构

早期观察到的 HEV 颗粒呈球状，无包膜，直径约为 30 nm。核衣壳呈二十面体对称，由单一病毒蛋白组成。核衣壳内为单股正链 RNA 基因组，长度约为 7.2 kb。近年来还发现存在一种有包膜的 HEV(eHEV)，直径约为 40 nm，其包膜可能为外泌体膜，含有病毒基因组的核衣壳被包裹在里面。无包膜的 HEV 主要来自粪便和尿液，有包膜的 HEV 主要来自血液和细胞培养上清液，两种形式的 HEV 颗粒均具有感染性，但前者感染力强于后者，在病毒生命周期中亦扮演着不同的角色。

二、HEV 基因组结构及特点

HEV 的基因组为单股正链 RNA，5′端加帽，3′端含有 PolyA 尾巴。基因组全长约为 7.2 kb，由 5′非翻译区(untranslated region，UTR)、3 个开放阅读框(open reading frame，ORF)和 3′UTR 组成。5′UTR 含有约 26 个核苷酸，ORF1 含有约 5100 个核苷酸，约占基因组全长的 70%。ORF2 起始于 ORF1 3′端最后 38 个核苷酸，由 1977～1980 个核苷酸组成。ORF3 的 3′端和 ORF2 的 5′端部分重叠，含有 348～351 个核苷酸。3′UTR 紧邻 ORF2 的 3′端，含有 65～74 个核苷酸，末端被含有 150 个以上腺苷酸残基的 PolyA 尾巴修饰。ORF1 编码蛋白来自 HEV 全长基因组 RNA，ORF2 和 ORF3 编码蛋白则来自同一个长度约为 2.2 kb 的亚基因组 RNA。

已有研究证实 ORF1 编码多种具有酶活性的非结构蛋白，如甲基转移酶(methyltransferase，Met)、RNA 螺旋酶(RNA helicase，Hel)和 RNA 依赖的 RNA 聚合酶(RNA dependent RNA polymerase，RdRp)等，在病毒复制过程中发挥重要作用。通过与其他相似病毒的蛋白进行保守性比较和分析，推测 HEV 的 ORF1 还可能编码以下几种蛋白：木瓜蛋白酶样半胱氨酸蛋白酶(papain-like cysteine protease，PCP)，富含脯氨酸的“铰链”结构域(hinge region)或脯氨酸富集区，亦称高变区(hypervariable region，HVR)，X 结构域等，这些蛋白及其功能尚待证实。ORF2 编码病毒衣壳蛋白。ORF3 编码一个小的多功能磷酸化蛋白，为病毒从细胞中释放所必需，此外还可能通过扰乱许多细胞途径参与 HEV 的致病过程(图 1-1)。

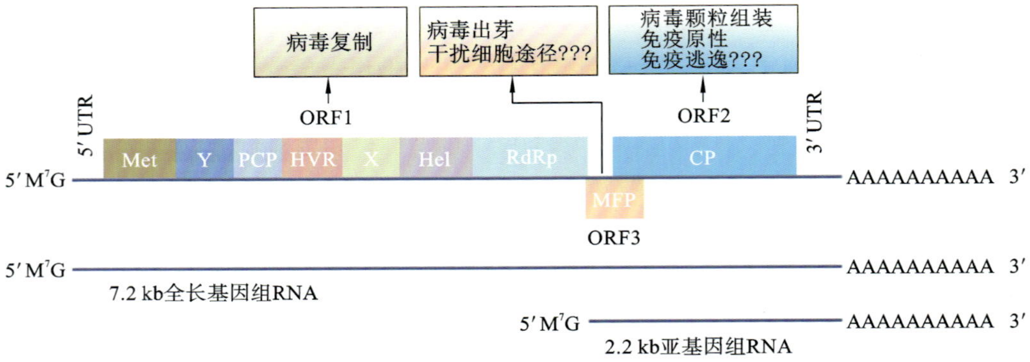

图 1-1　HEV 基因组

三、HEV 的复制生活周期

因缺乏高效的细胞培养系统，有关 HEV 复制的研究一直进展缓慢，相关复制过程十分不清晰。对于无包膜的 HEV 颗粒，病毒衣壳蛋白可能在与未知细胞受体结合、启动病毒进入过程中发挥关键作用。迄今为止，介导 HEV 进入细胞的高亲和力受体尚未被找到，但研究发现，硫酸肝素蛋白多糖(heparan sulfate proteoglycan，HSPG)可能作为低亲和力受体介导 HEV 与易感细胞的结合和吸附过程。近来有研究表明，在 HEV 进入过程中涉及衣壳蛋白与去唾液酸糖蛋白受体(asialoglycoprotein receptor，ASGPR)的结合。此外，热激关联蛋白 70(heat shock cognate protein 70，HSC70)、78 kDa 葡糖调节蛋白(78 kDa glucose-regulated protein，GRP78)、热休克蛋白 90(heat shock protein 90，HSP90)等也可能通过与衣壳蛋白的相互作用参与感染早期病毒衣壳的细胞内转运。在与受体结合后，HEV 可能通过网格蛋白介导的内吞过程进入细胞。

对于有包膜的 HEV(eHEV)颗粒来说，因为衣壳蛋白被外膜包裹，并未暴露在表面，eHEV 的进入机制可能不同于无包膜的 HEV。研究发现，eHEV 进入细胞的时间较无包膜 HEV 缓慢得多，eHEV 与细胞结合的效率比无包膜 HEV 低 10 倍，因而 eHEV 的感染力弱于无包膜 HEV。eHEV 的进入过程可能也需要网格蛋白的参与，但与无包膜 HEV 不同的是，eHEV 的进入还涉及内体途径。分别清除早期内体标志分子 Rab5 和晚期内体标志分子 Rab7，病毒感染力分别降低 20%和 70%，表明内体途径在介导 eHEV 进入过程中发挥重要作用。

HEV 进入细胞后，主要在细胞质内完成其复制生活周期。从衣壳中释放出的病毒基因组 RNA，被细胞内一些识别加帽 mRNA 的机制识别后翻译出 RdRp、Met、Hel 等病毒基因组合成所需要的酶。RdRp 通过 HEV 基因组 RNA 3′末端的茎环结构与基因组 RNA 结合开始病毒的合成。首先合成负链 RNA 复制中间体，然后负链 RNA 作为模板合成 7.2 kb 全

(长正链病毒)基因组 RNA 和 2.2 kb 亚基因组 RNA。2.2 kb 亚基因组 RNA 继而作为模板翻译出 ORF2 编码蛋白——衣壳蛋白和 ORF3 编码蛋白——多功能磷酸化蛋白。衣壳蛋白进一步组装并包装新合成的基因组 RNA 形成子代病毒颗粒,然后在多功能磷酸化蛋白的帮助下以未知机制释放出胞外(图 1-2)。

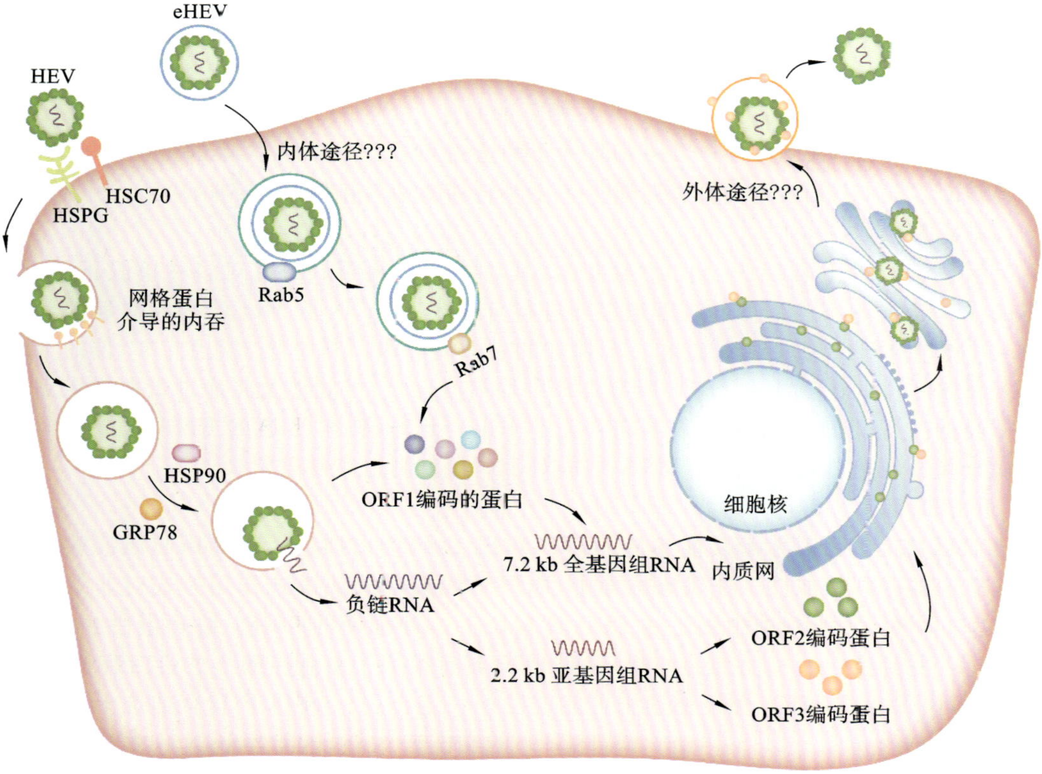

图 1-2　HEV 的复制生活周期

无包膜的 HEV(HEV)颗粒通过与细胞膜表面的 HSPG、HSC70 等相互作用,并进一步与未知细胞受体结合,可能通过网格蛋白介导的内吞进入细胞,在细胞为脱去衣壳,释放出基因组 RNA,然后以基因组 RNA 作为模板翻译出 ORF1 编码蛋白;在这些蛋白的作用下,病毒基因组 RNA 作为模板先合成负链 RNA,然后以负链 RNA 为模板,合成 7.2 kb 全(长正链病毒)基因组 RNA 和 2.2 kb 亚基因组 RNA;2.2 kb 亚基因组 RNA 作为模板翻译出 ORF2 编码蛋白和 ORF3 编码蛋白,并进一步通过内质网、高尔基体组装出子代病毒颗粒,可能通过外体途径释放出胞外。有包膜的 HEV(eHEV)颗粒的进入除可能也需要网格蛋白的参与之外,可能还涉及内体途径。

四、HEV 编码蛋白及功能简介

1) ORF1 编码蛋白

ORF1 的功能区包括 Met 区、Y 区、PCP 区、HVR 区、X 区、Hel 区、RdRp 区等。有关 ORF1 编码蛋白是否需要加工才能具有活性尚不清楚,不同研究体系中得到的结果不一。最初对牛痘病毒表达系统的研究表明,ORF1 编码蛋白会被 PCP 切割,但在 HEK293T 细胞、大肠杆菌等表达系统中并未观察到 ORF1 编码蛋白的加工;通过体外翻译系统可观察到有两种 ORF1 产物,但这些产物在细胞体系中并未被观察到;利用来自 HEV 感染性 cNDA 克隆的 RNA 转染 HepG2 细胞,可产生与 Met、Hel、RdRp 等大小相符的切割产物;利用杆状病毒表达系统在昆虫细胞中表达 ORF1 编码蛋白，可观察到加工过程，且该过程受到 PCP 抑制剂的抑制；通过大肠杆菌系统表达的 PCP 可以在体外加工 ORF1 编码蛋白；在 Huh7 细胞中表达 HEV 复制子可产生切割产物。因此，这些研究结果提示 ORF1 编码蛋白可能需要一定的环境才能进行加工，如特定浓度的 ORF1 编码蛋白、合适的细胞条件，以及 HEV 病毒本身的一些作用等。

（1）甲基转移酶（Met）区

HEV Met 区位于 ORF1 第 60～240 位氨基酸。预测的 Met 区含有已知的甲基转移酶基序Ⅰ（一个保守的组氨酸）、Ⅱ（天冬氨酸-X-X-精氨酸基序）和Ⅳ（一个保守的酪氨酸）。在昆虫细胞中表达 ORF1 cDNA 产生一个 110 kDa 大小的蛋白和一个 80 kDa 大小的蛋白水解酶产物。体外实验证实该 110 kDa 蛋白具有鸟嘌呤-7-甲基转移酶和鸟苷酰基转移酶活性。

（2）Y 区

Y 区位于 ORF1 第 216～442 位氨基酸，其功能有待阐明。通过对多种单股正链 RNA 病毒的 α-病毒样超家族成员的基因组序列进行分析表明，Y 区是 Met C 端区的延伸。Y 区含有一个潜在的十六烷酰化位点和一个保守的 α-螺旋片段。其中第 336 位、337 位的半胱氨酸以及第 413 位的色氨酸在 HEV 所有毒株中均高度保守，可能涉及将病毒蛋白锚定到复制复合体膜的过程，因而对于病毒复制起到关键作用。此外，破坏 Y 区的 RNA 次级结构也将引起病毒复制缺陷，因此 Y 区的 RNA 结构对于病毒复制也非常重要。

（3）PCP 区

PCP 区可能通过其水解功能参与 HEV ORF1 编码蛋白加工。PCP 区与风疹病毒的蛋白酶区有一些序列相似性。在风疹病毒中，PCP 可以以顺式或反式作用方式对非结构蛋白进行水解。另外，大肠杆菌中表达的 PCP 具有切割体外翻译的 ORF1 编码蛋白的能力，这种加工过程受到蛋白酶抑制剂的抑制，说明 PCP 具有类似于糜蛋白酶样的蛋白酶解功能。

另外，PCP 区在 HEV 免疫逃逸中可能也发挥一定作用。如 PCP 具有拮抗干扰素刺激基因 15（interferon-stimulated gene 15，ISG15）的功能。此外，PCP 区还具有去泛素化酶活性，通过降低信号通路蛋白视黄酸诱导基因蛋白Ⅰ（RIG-Ⅰ）和 TANK 结合激酶 1（TBK-1）的泛素化水平抑制 IFN-β 启动子的活化。

（4）HVR 区

紧接着 PCP 区的是高变区，即 HVR 区，因为该区在不同 HEV 毒株间的序列和长度差异较大。HVR 区也被称为脯氨酸富集区（polyproline region，PPR），因为该区富含大量脯氨酸。大量脯氨酸的存在使得 HVR 区的柔性较大，产生不稳定的三级结构，因而也被认为是连接 X 区和上游 Met 区、Y 区、PCP 区之间的铰链区。尽管 HVR 区不是病毒复制或感染性所必需的区域，但其可能在病毒复制效率中发挥一定作用。交换不同 HEV 基因型间的 HVR 区，导致基因型特异的病毒复制差异。尽管 HVR 序列高变，但在不同基因型中可能存在一些保守基序，包括两个蛋白酶切割位点、三个配体结合位点，以及两个激酶磷酸化位点。另外还预测到一些蛋白-蛋白间相互作用基序，尚需实验进一步证实。

与 HEV-3 和 HEV-4 相比，HEV-1 和 HEV-2 的 HVR 序列更保守。通过对一名 HEV-HIV 共感染患者的 HEV 毒株进行研究发现，该毒株的 HVR 区插入了来自人类核糖体蛋白 S17 的部分序列，该毒株在体外细胞培养中的复制能力较未插入毒株高 500 倍，且可在来源于不同动物（如小鼠、猫、犬和仓鼠等）的多种细胞系中进行复制，表明 HVR 可能影响病毒感染力。此外，HVR S17 的插入还可导致 ORF1 编码蛋白进入细胞核和核仁中，提示 HVR 区的改变可能改变病毒蛋白的功能。在其他 HEV 准种的 HVR 区还发现核糖体蛋白 S19、GTP 酶激活蛋白等来自宿主的序列片段。了解这些宿主蛋白序列的插入在病毒生活周期中所起的作用可能有助于解析病毒-宿主相互作用以及病毒在宿主中进行有效复制的必需条件。

(5) X 区

X 区序列与细胞 ADP-核糖-1′-单磷酸酶(Appr-1′-pase)有一定同源性。Appr-1′-pase 在真核细胞中有 300 多个同源序列，也见于冠状病毒、α-病毒以及风疹病毒。Appr-1′-pase 通过催化 ADP-核糖-1′-单磷酸基团至 ADP 核糖上参与搬运 RNA(tRNA)的剪切途径。通过突变 X 区预测的催化位点，如第 809 位天冬酰胺、第 812 位组氨酸、第 816 位甘氨酸、第 817 位甘氨酸等，可导致病毒 RNA 复制能力显著降低。与 PCP 区相似，X 区可通过阻止 IRF-3 的磷酸化抑制 IFN-β 的活化。

(6) 螺旋酶区(Hel 区)

在 RNA 加帽过程中，Hel 通过其 ATP 酶活性催化初始帽子的形成。Hel 区还具有 RNA 解旋酶活性。在重症肝衰竭患者的 HEV-1 分离株中常检测到 Hel 区的 L1110F 和 V1120I 突变，这些突变可改变 Hel 的 ATP 酶活性，但不影响其 RNA 解旋酶活性。

(7) RNA 依赖的 RNA 聚合酶区(RdRp 区)

RdRp 区是 ORF1 上最大的功能区。所有正链 RNA 病毒编码的 RdRp，根据其序列相似性划分成 3 个不同的亚群。HEV RdRp 与 α-病毒、风疹病毒以及多种植物病毒的 RdRp 被归为第Ⅲ亚群。当与绿色荧光蛋白融合表达时，HEV RdRp 定位到内质网——HEV 复制的位点。RdRp 的氨基酸序列中含有一个镁离子结合区，在其酶活性中发挥关键作用。此外，纯化的重组 RdRp 蛋白通过基因组 3′末端和 polyA 尾巴的两个茎环结构与 HEV RNA 3′末端结合。

RdRp 可以产生利巴韦林抗性突变，如在 HEV 感染的器官移植患者中已经发现了第 1634 位甘氨酸突变与利巴韦林治疗失败有关。此外，RdRp 突变也可能与 HEV 致病性有关。一项调查发现，在 25 名患有急性肝衰竭的 HEV 患者中均发现了 C1483W、D1530T 突变，而急性病毒性肝炎不伴有肝衰竭组的 30 名患者无一人发现这两种突变。这些突变也与更高的病毒载量有关，提示这些突变可能通过增强病毒复制能力引起急性肝衰竭的发生。

2) ORF2 编码蛋白

HEV ORF2 编码病毒的结构蛋白——衣壳蛋白。在 HEV-1 中，ORF2 长度为 1983 bp，起始于 ORF1 终止密码子下游的第 37 个核苷酸，与绝大部分的 ORF3(除 14 个核苷酸以外)完全重叠。ORF2 的终止密码子位于 polyA 尾巴上游 65 个核苷酸处。ORF2 亚基因组 mRNA 编码蛋白由 660 个氨基酸组成，大小预测为 72 kDa。ORF2 编码蛋白的 N 端含有内质网定位信号，当蛋白从 mRNA 翻译后在内质网中发生 N-偶联糖基化。一些实验证据表明，衣壳蛋白大小约为 88 kDa，第 310 位天冬酰胺是其糖基化位点，衣壳蛋白在该位点发生 N-偶联糖基化。衣壳蛋白进一步组装成二聚体，通过内质网定位信号转移到细胞膜上。第 562 位天冬氨酸可能在衣壳蛋白的二聚化过程中发挥关键作用。此外，衣壳蛋白 C 端 52 个氨基酸为病毒颗粒进行基因组包装和维持稳定性等所必需。随着研究的不断深入，新近研究发现 ORF2 可能编码三种形式的衣壳蛋白，一种主要存在于细胞内，又称为病毒粒子相关的衣壳蛋白，是组成感染性 HEV 颗粒的主要衣壳蛋白；一种为糖基化的衣壳蛋白，比病毒粒子相关的衣壳蛋白的 N 端多 15 个氨基酸，从而产生了一个信号肽序列，使得该种形式的衣壳蛋白通过分泌途径分泌，并以二聚体的形式存在；另外还有一种是截短形式的衣壳蛋白，缺少 N 端 233 个氨基酸。糖基化的衣壳蛋白和截短形式的衣壳蛋白可在患者血清和细胞培养上清液中被大量检测到，并不参与组成感染性病毒粒子，因而又称为病毒粒子不相关的衣壳蛋白，可能在病毒免疫逃逸中发生关键作用。

衣壳蛋白具有免疫原性，可诱导产生保护性抗体。中国研制的已经商业化的 HEV 疫苗——HEV 239，含有衣壳蛋白片段。ORF2 编码蛋白在宿主细胞中发挥一定的调节作用，如改变延伸起始因子 2a(eIF2a)、活化转录因子 4(ATF-4)、热休克蛋白 72(HSP72)、核因子 κB(NF-κB)等宿主因子的功能，以及活化 C/Ebp 同源蛋白(CHOP)启动子等。此外，衣壳蛋白与宿主因子 78 kDa 葡糖调节蛋白(GRP78)、α 微管蛋白、热休克蛋白 90(HSP90)等相互作用参与病毒吸附、摄取以及转运等过程。在人肝癌细胞中，ORF2 编码蛋白通过阻断泛素介导的 NF-κB 抑制子 α(I κBα)的降解来抑制 NF-κB 活性。

衣壳蛋白氨基酸取代突变可能与急性肝衰竭有关。一项来自印度急性肝衰竭患者的队列研究发现衣壳蛋白区 P259S 和 L350E 突变，但这些突变在促进 HEV 发展成急性肝衰竭过程中的病理作用还有待研究。

3）ORF3 编码蛋白

ORF3 起始于 ORF1 终止密码子下游的第 24 个核苷酸，与 ORF2 重叠约 300 个核苷酸，但使用不同的阅读框。ORF3 编码蛋白由 2.2 kb 亚基因组 RNA 翻译，具有多种功能。翻译起始于第三个 AUG，产生的蛋白含有 113 个氨基酸，大小为 13 kDa，因此该蛋白也称为 VP13。ORF3 编码蛋白的 N 端含有两个高度疏水区 D1(位于 N 端第 7～22 位氨基酸)和 D2(位于 N 端第 28～53 位氨基酸)，C 端则含有两个脯氨酸富集区 P1 和 P2。D1 区富含半胱氨酸，为结合微管、丝裂原活化蛋白激酶(MAPK)以及细胞骨架的位点。D2 区则为血液结合素的结合位点。P1 区在第 71 位丝氨酸位点可能含有两个重叠的磷酸激酶位点，一个为 MAPK 磷酸化位点，另一个为细胞周期蛋白依赖性激酶(CDK)磷酸化位点。

P2 区含有两个 PXXP 基序，为含有 SH3 的宿主结构和信号转导分子的结合位点。此外，这些基序还可与肿瘤抑制基因(TSG)101 相互作用，促进含有脂质包膜病毒粒子的释放。

ORF3 编码蛋白作为一个小分子磷酸化蛋白，参与病毒生活周期以及病毒与宿主相互作用等多个过程。如：为猕猴和猪感染 HEV 所必需；与多种宿主细胞信号通路蛋白相互作用，增强被感染细胞的生存能力；通过抑制 PYST1 的磷酸酶活性活化 ERK 信号通路；通过 TRADD 和 RIP1 分子来抑制 TLR3 诱导的 NF-κB 信号通路途径；通过在早期内体和循环内体中的亚细胞定位来延迟表皮生长因子受体(EGFR)活化后进入晚期内体/溶酶体的过程，从而延长表皮生长因子介导的信号通路作用时间；与 ORF1 X 区相互作用，参与病毒复制；在内质网来源的膜内形成多聚复合物，扮演离子通道的角色，通过促进离子流的跨膜过程来破坏跨膜的电化学梯度，刺激病毒出芽等。

4）ORF4 编码蛋白

最新研究发现 HEV-1 基因组中还有一个 ORF4，位于 ORF1 编码区域，但与 ORF1 使用不同的阅读框。ORF4 的翻译依赖于位于核苷酸 2701～2787 位点的 IRES 样元件区，在细胞内质网压力条件下被活化。ORF4 编码蛋白与多种病毒蛋白如 RdRp、Hel 等相互作用，形成复制复合体，通过促进 RdRp 的活性等机制增强病毒复制能力。

第二节　戊型肝炎病毒的基因型

1990 年 Reyes 首次克隆出缅甸株 HEV 基因序列。1991 年 Tam 和 Aye 等学者分别对缅甸和我国新疆等地的 HEV 序列进行研究，首次获得 HEV 基因组全长序列。此后，来自全球不同地区的 HEV 基因组全长序列或部分序列相继获得，证明 HEV 是一种全球播散的病毒。此外，在不同地区猪体内分离出 HEV 以及种系交叉感染试验都提示 HEV 可能是一种人兽共患型病原体。多株 HEV 序列的测定为 HEV 的基因分型提供了物质基础，同时，基于不同基因型 HEV 的诊断试剂及疫苗的研发，分子流行病学调查等都对 HEV 基因分型的建立提出迫切要求。HEV 的基因分型是基于基因同源性及遗传距离标准制定，融合了遗传学、分子生物学、生物信息学、计算机等学科知识。正如其基因型地理分布特征不断改变一样，我们对 HEV 基因型的变异也是不断认识与深化的，特别是新的 HEV 宿主动物种类正在不断被发现，其中研究的重点是对这些新宿主中的 HEV 基因型进行分类，并探讨这些新毒株的人兽共患致病潜力。

一、HEV 分类、分型及宿主范围

现行的 HEV 分类法将戊肝病毒科（*Hepeviridae*）分为 2 个属，分别是正戊肝病毒属和鱼戊肝病毒属。正戊肝病毒属又可细分为 4 个种：正戊肝病毒 A、正戊肝病毒 B、正戊肝病毒 C、正戊肝病毒 D。其中正戊肝病毒 A 是与人 HEV 感染密切相关的戊肝病毒种，它不仅包含一些能够侵袭人体的基因型，也存在一些能够感染其他哺乳类动物的基因型。除此之外，其他的几种戊肝病毒属/种可以感染动物但并不会传染给人类，如正戊肝病毒 B 主要感染包括鸡、鸭、火鸡、鸟等在内的禽类；正戊肝病毒 C 主要感染鼠、貂；正戊肝病毒 D 感染蝙蝠；鱼戊肝病毒 A 感染鳟鱼（表 1-1）。

表 1-1　戊肝病毒科的分类

科	属	种	基因型	宿　主
戊肝病毒科	正戊肝病毒属	正戊肝病毒 A	1	人
			2	人
			3	人、家猪、野猪、鹿、猫鼬、兔子、山羊、马、宽吻海豚、绵羊
			4	人、家猪、野猪、牛、奶牛、绵羊、山羊、牦牛
			5	野猪
			6	野猪
			7	单峰骆驼
			8	双峰骆驼
		正戊肝病毒 B		鸡
		正戊肝病毒 C	C1	老鼠、大袋狸鼠、亚洲麝香鼩
			C2	白鼬、貂
		正戊肝病毒 D		蝙蝠
	鱼戊肝病毒属	鱼戊肝病毒 A		鳟鱼

依据5′端ORF2序列的多样性并结合不同地理分布及流行特征，正戊肝病毒A被分为8种基因型，其中HEV-1至HEV-4是最早发现的具有人类致病性的4种主要基因型，其代表分别为缅甸分离株、墨西哥分离株、美国分离株和中国新分离株。这四种主要基因型存在宿主、分布和传播模式的多样性。HEV-1和HEV-2一般只感染人类，而HEV-3和HEV-4感染范围更广，包括家猪、野猪、鹿和人类等。HEV-1多分布在亚洲，HEV-2多分布在非洲和墨西哥，HEV-7多分布在中东，而HEV-3和HEV-4广泛分布在世界各地。历史上大多数HEV感染及流行病是由HEV-1以及HEV-2引起。在热带和一些亚热带地区造成的HEV的流行和暴发，通常是由供水系统的粪便污染传播所致；相比之下，在来自西方和非热带国家如美国、阿根廷、欧洲国家、日本和中国发现了更多样化的HEV-3和HEV-4，其传播模式与在流行病和疫情中观察到的传播模式有很大不同，最有可能是源于动物。

HEV-1至HEV-4这4种主要的基因型依据5′端ORF2序列与地理分布差异又可进一步分为24个亚基因型，包括5个HEV-1亚基因型(1a至1e)、2个HEV-2亚基因型(2a和2b)、10个HEV-3亚基因型(3a至3j)和7个HEV-4亚基因型(4a至4g)，但目前尚未形成国际公认的亚型分类体系。HEV-1至HEV-4亚型的地理分布与特点见表1-2。

表1-2　HEV基因型与亚型的地理分布与特点

HEV基因型	地理分布	流行特点	传染源
HEV-1			
1a亚型	印度、尼泊尔、缅甸、巴基斯坦、越南、日本、西班牙	导致了印度与尼泊尔的大暴发与长期流行。其他地区存在稀少病例，可能是输入性病毒	人、污水
1b亚型	中国、巴基斯坦、孟加拉国、海地	导致中国新疆地区流行的主要毒株	人、猕猴
1c亚型	中国、印度、日本、尼泊尔、吉尔吉斯斯坦、乌兹别克斯坦	导致了中亚的大规模流行或大暴发。通常在雨季前广泛传播	人
1d亚型	北非	仅在北非的阿尔及利亚和摩洛哥被发现	人
1e亚型	非洲、欧洲	整个非洲大陆，包括中部(苏丹和乍得)到北部(埃及、突尼斯和阿尔及利亚)和南部(纳米比亚)，并从东部(埃塞俄比亚)传入欧洲(西班牙)	人
HEV-2			
2a亚型	墨西哥	墨西哥本土毒株	人
2b亚型	尼日利亚和乍得	尼日利亚和乍得本土毒株	人

续表

HEV 基因型	地理分布	流行特点	传染源
HEV-3			
3a 亚型	美国、日本、韩国、荷兰、西班牙	美国本土毒株，已传播到其他国家	家猪、污水、人
3b 亚型	日本	日本本土毒株	人、鹿、家猪、野猪
3c 亚型	荷兰	荷兰本土毒株	家猪
3d 亚型	尚无明确分布	在美国出口我国台湾地区的猪中被发现。虽然被建议代表从美国输入台湾的 HEV 毒株，但尚未被确认	家猪
3e 亚型	希腊、法国、西班牙、英国、日本	欧洲本土毒株，部分已经传播到日本	人、污水、家猪
3f 亚型	西班牙、日本、希腊、荷兰	欧洲本土毒株，部分已经传播到日本	污水、人、家猪
3g 亚型	吉尔吉斯斯坦、西班牙	令人惊讶的是，在中亚国家吉尔吉斯斯坦发现的毒株与在欧洲国家西班牙发现的毒株亲缘性非常近	家猪
3h 亚型	意大利、新西兰	在相距较远的国家被发现。很少见，但其流行率可能被低估	人、家猪
3i 亚型	奥地利、阿根廷	在相距较远的国家被发现。很少见，但其流行率可能被低估	人、家猪
3j 亚型	加拿大、澳大利亚、墨西哥	在相距较远的国家被发现。很少见，但其流行率可能被低估	家猪
HEV-4			
4a 亚型	中国	来自中国北京、合肥和台湾地区	人、家猪
4b 亚型	中国、越南、日本、印尼	主要来自中国（包括北京、柳州、浙江、台湾地区）和越南。此外日本和印度尼西亚也有报道	人、家猪
4c 亚型	日本、中国	主要来自日本。中国辽宁和河南也有报道	人、家猪
4d 亚型	中国	主要来自中国新疆，北京和广州也有报道	人、家猪
4e 亚型	印度	由来自印度的序列构成的一个独立亚型	家猪

续表

HEV 基因型	地理分布	流行特点	传染源
4f 亚型	日本、越南	来自日本和越南	人
4g 亚型	中国	由来自中国的序列构成的一个独立亚型	人

在基因型和亚型的鉴定过程中，发现一些从 HEV 感染患者中分离出的人 HEV 基因型与从动物中分离出的 HEV 毒株的基因序列高度同源。此外，从不同动物中分离出来的一些 HEV 毒株的基因序列也存在高度同源现象。后来从戊型肝炎非流行区的散发病例中发现 HEV-3 和 HEV-4 其实是人兽共患型病毒，有时会发生动物间的跨物种感染，偶尔能引起有症状的人类感染。虽然 HEV 从动物传播给人的直接证据较少，但实验证明人和猪的分离株均能感染猪。此外，研究发现人 HEV 基因型 1、2 和 3 可在恒河猕猴体内复制，黑猩猩也可以感染猪 HEV 毒株，这提示了猪 HEV 有感染人类的可能性，特别是在从人类和猪分离出高度保守序列的一些地理区域，例如：极大可能在美国、日本（特别是北海道和岩手县）和欧洲国家发生猪 HEV-3 感染人类，而在日本、中国发生猪 HEV-4 感染人类。然而，在印度未观察到跨物种感染。在三种相关的亚型中，猪和人的 HEV 序列存在 95%～100%的核苷酸相似性。对于 RNA 病毒，一个病毒群体（准种）的基因组序列可能有一些小的变异。不同分离株之间核苷酸相似性如此高，说明它们可能来自共同的传染源。支持 HEV 是一种人兽共患型病毒的其他证据还有临床戊型病毒性肝炎患者发病之前曾食入未煮熟或未煮过的猪产品，和（或）食入过野生鹿或野猪肉。其他风险因素包括加工生肉、与猪密切接触的工作、与捕食老鼠的宠物猫密切接触，以及在特定地理区域食入生贝类等。这些流行病学数据表明，HEV-3 和 HEV-4 的跨物种感染往往涉及食源性传播途径，与人类习俗有关，但与 HEV-1 和 HEV-2 导致暴发或流行的感染途径不同，后者通常涉及饮用水污染（通过水传播）。已有文献表明，在灵长类动物中感染 HEV 是剂量依赖性的，因为接种的病毒粒子数量决定了疾病的严重程度。一例 HEV-3 和 HEV-4 重复感染患者的数据表明，HEV-4 比 HEV-3 具有更高的效价，这可能是感染 HEV-4 的患者比感染 HEV-3 的患者更易发生暴发性肝炎的原因之一。除了在猪、野猪、鹿和大鼠中已分离到 HEV 基因组序列外，其他一些动物，如奶牛、绵羊、骆驼、犬、山羊和啮齿类动物等也被认为易感染 HEV，因为这些动物的 HEV 抗体检测均呈阳性，但在这些动物中尚未分离到病毒基因组序列。用猪模型进行疫苗接种的研究发现，产生抗体后 HEV-3 能继续复制，但抑制了 HEV-1 和 HEV-2 的复制。有研究认为动物粪便会污染水源，导致 HEV 感染的传播，这可能可以解释为什么在污水污染地区生长的贝类会引起人类感染 HEV，同时从人类生活环境、养猪场和屠宰场的污水样本中分离出 HEV 序列也支持以上的假设。此外，在污水中发现的病毒被证明是具有感染性的，将其接种于猴子体内可以产生 HEV 感染颗粒。在促成 HEV 感染传播方面，动物可能存在的另一个作用是它们充当了扩增病毒的宿主，特别是 HEV 在野生动物中的循环可维持 HEV 在环境中长期存活或作为食物链的一部分，以创造适合人类感染的条件。

二、新型人兽共患传播 HEV 的研究进展

自从在猪中发现 HEV-3 感染以来，人们认识到 HEV 不仅是一种只流行于发展中国家

的病原体，也是在发展中国家和发达国家间传播的一种人兽共患型病原体。特别是在发达国家中，人兽共患型 HEV 是引起急性和慢性戊型病毒性肝炎的主要原因。研究新型 HEV 毒株的人兽共患潜力已成为当前关注的热点问题。随着对 HEV 认识的改变和检测技术的飞跃发展，到目前为止，在不同地理分布的动物和人群中相继发现了大量新的 HEV 毒株，对这些新的毒株的基因型分类不仅丰富了我们对 HEV 基因型地理分布特征的认识（表 1-3），同时也使我们意识到 HEV 在自然界存在庞大的宿主动物种类，除了 HEV-3 和HEV-4 被确定具有人兽共患性外，还发现了新的具有人兽共患性或者潜力的基因型。基于这些新的研究进展，有必要重新对不同基因型的 HEV 的人兽共患风险进行梳理。

（1）HEV-1 和 HEV-2

一直以来，HEV-1 与 HEV-2 被认为只存在于高级灵长类动物中，人类是其最适应的宿主。通过动物感染实验发现许多灵长类动物包括恒河猕猴、食蟹猕猴、黑猩猩、松鼠猴、赤斑猴、东方夜猴、毛绢猴和长尾黑颚猴等易受 HEV-1 和（或）HEV-2 的感染。在只存在有限物种的宿主前提下，HEV-1 和（或）HEV-2 是如何保持地方性流行的，目前仍不清楚。迄今为止，只存在零星的非灵长类动物的 HEV-1 感染的报道，如在一种生活在埃及的马中，发现存在 13％的 HEV 抗体血清阳性率，4％的 HEV RNA 阳性率。通过系统发育树比较，这些 HEV 毒株被归于 HEV-1 谱系中。在进行更深入的二次宿主易感性研究之前，HEV-1 和 HEV-2 的感染似乎只局限于更高级的灵长类动物体内，然而有可能存在一种非常罕见的潜在情况，在人和密切接触的驯养动物间发生了跨物种感染，如 HEV-1 可能在人与埃及马间进行传播。

（2）HEV-3

HEV-3 是研究最透彻的人兽共患型 HEV 毒株。除了最早在猪中发现 HEV-3 外，陆续从其他一些动物，包括山羊、绵羊、兔子和马中也分离出 HEV 毒株。此外在一些野生动物物种中也发现了 HEV-3 的存在，如野猪、鹿（包括梅花鹿、北海道鹿、狍子等）、野兔（如欧洲野兔）等。HEV-3 甚至在一些外来物种诸如爪哇猫鼬和宽吻海豚中被发现。最近在喜马拉雅兀鹫中发现了 HEV-3 的感染，这表明在特定的条件下，HEV-3 甚至可以成为一个机会病原体，导致哺乳类和鸟类间的跨物种感染。此外，体外证据表明，ORF1 内的高变区有助于宿主范围优化。此外，自然发生的宿主蛋白的插入事件增强了 HEV 在不同物种的细胞系中的复制能力。这两项证据表明，如果在适当的条件下给予感染机会，HEV-3 的实际宿主范围将可能非常广泛。可以预见，随着我们在不同物种中检测病毒的能力的增强和兴趣的增加，HEV-3 的宿主范围会逐渐扩大。

（3）HEV-3ra

2009 年中国学者首次在中国甘肃农场养殖兔中分离出兔 HEV 毒株，随后在中国、美国、法国和荷兰多地的农场兔群和野生兔群中分离出兔 HEV 毒株。数据显示，兔 HEV 毒株在农场兔群和野生兔群中广泛存在和传播，可能成为继猪之后的又一个 HEV 重要的动物宿主。通过遗传进化树分析和全基因组序列比对，提示兔 HEV 属于与 HEV-3 型相近的新基因型。兔 HEV 可感染猪、猕猴及人癌细胞系，证明了兔 HEV 可以跨物种传播，并提示其具有感染人的潜在可能性。自兔 HEV 毒株发现后不久，兔成了研究 HEV 复制和致病性的经济、有效的动物模型。同时，兔 HEV 毒株感染体外细胞系的研究模型也成了探索 HEV 受体及病毒复制机制等分子机制的有力工具。

表 1-3　HEV 传统与新基因型的地理分布特征与宿主种类

		HEV-1	HEV-2	HEV-3	HEV-4	HEV-3ra	HEV-5	HEV-6	HEV-7	HEV-8
地理分布	亚洲	孟加拉国、柬埔寨、中国、印度、以色列、日本、吉尔吉斯斯坦、伊朗、缅甸、尼泊尔、巴基斯坦、土库曼斯坦、乌兹别克斯坦、越南	—	柬埔寨、中国、印度、日本、韩国、吉尔吉斯斯坦、蒙古国、菲律宾、新加坡、泰国	柬埔寨、中国、印度、印度尼西亚、日本、韩国、蒙古国、越南	中国	日本	日本	巴基斯坦、阿拉伯联合酋长国	中国
	非洲	阿尔及利亚、中非共和国、乍得、吉布提、埃及、加纳、摩洛哥、纳米比亚、南非、苏丹、突尼斯、乌干达	中非共和国、乍得、纳米比亚、刚果、苏丹、突尼斯	布基纳法索、喀麦隆、中非共和国、埃及、马达加斯加、马约特、尼日利亚、南非、突尼斯	—	—	—	—	肯尼亚、索马里	—
	美洲	古巴、委内瑞拉	墨西哥	阿根廷、玻利维亚、巴西、加拿大、哥伦比亚、哥斯达黎加、墨西哥、乌拉圭、美国、委内瑞拉	—	美国	—	—	—	—
	欧洲	荷兰、俄罗斯、英国	—	奥地利、比利时、捷克共和国、爱沙尼亚、芬兰、法国、德国、希腊、匈牙利、意大利、荷兰、葡萄牙、罗马尼亚、俄罗斯、西班牙、瑞典、瑞士、英国	丹麦、法国、德国、意大利、西班牙	法国、荷兰	—	—	—	—
	大洋洲	—	—	澳大利亚、新西兰	—	—	—	—	—	—

续表

		HEV-1	HEV-2	HEV-3	HEV-4	HEV-3ra	HEV-5	HEV-6	HEV-7	HEV-8
宿主种类	灵长类	髭长尾猴、松鼠猴、东方夜猴、非洲绿猴、长尾黑颚猴、食蟹猕猴、冠毛猕猴、恒河猕猴、日本猕猴、灰叶猴、黑猩猩	髭长尾猴、松鼠猴、东方夜猴、非洲绿猴、长尾黑颚猴、食蟹猕猴、恒河猕猴、黑猩猩	食蟹猕猴、恒河猕猴、日本猕猴、黑猩猩	恒河猕猴、黑猩猩	食蟹猕猴	—	—	—	—
	其他哺乳动物类	奶牛、美洲野牛、好望角野牛、马	美洲野牛	美洲野牛、山羊、绵羊、梅花鹿、北海道鹿、狍子、赤鹿、家猪、野猪、马、兔、新西兰大白兔、日本大白兔、欧洲野兔、沟鼠、宽吻海豚	黄牛、荷斯坦-弗里生牛、牦牛、美洲野牛、梅花鹿、毛冠鹿、小麂、家猪、野猪、云豹、犬、亚洲黑熊	兔、獭兔、沟鼠	野猪	野猪	单峰骆驼	双峰骆驼
	鸟类	—	—	喜马拉雅兀鹫	白鹇、冠鹤	—	—	—	—	—

(4) HEV-4

与 HEV-3 不同,HEV-4 似乎主要局限于亚洲,但最近在欧洲地区也发现了 HEV-4 的身影。与 HEV-3 一样,HEV-4 最初在家猪和野猪中被发现,它们是其主要的宿主。来自中国的研究表明,牛(包括黄牛、荷斯坦-弗里生牛)、绵羊和山羊能感染 HEV-4,并通过这些动物的肉和奶进入人类食物链。除了这些家养动物,在小鹿、云豹和亚洲黑熊等中也检测出 HEV-4。除了这些哺乳动物物种,还在动物园的两种鸟类中检测到 HEV-4,分别是冠鹤和白鹇。与 HEV-3 一样,HEV-4 似乎具有广泛的宿主范围,在适当的机会下可感染许多不同的宿主。

(5) HEV-5 与 HEV-6

已从日本的野猪样本中分离到 HEV-5 与 HEV-6,但尚未在人类中检测到。最近的研究表明,源于 HEV-5 的感染性克隆病毒可导致食蟹猕猴感染。这项研究表明,HEV-5 可能对人类构成人兽共患威胁,并建议评估 HEV-5 与 HEV-6 感染灵长类动物的能力,此外还有必要进行人群筛查以确定其易感性。由于 HEV-5 与 HEV-6 的传播能力相对较低,同时考虑日本的地理隔离情况,目前其传染给人类的情况很少发生。

(6) HEV-7 与 HEV-8

HEV-7 与 HEV-8 是最近发现的 HEV 毒株,其自然宿主分别是单峰骆驼和双峰骆驼。在一个经常食用单峰骆驼奶和肉的免疫缺陷移植患者中检测到 HEV-7,这表明该基因型具有人兽共患的潜力。2019 年,中国学者报道在新疆双峰骆驼中发现了 HEV-8。研究者进一步研究了 HEV-8 致病性及其在长尾猕猴体内的跨物种传播情况。研究发现 HEV-8 RNA 在中国双峰骆驼的总阳性率为 1.4%,阳性样本分布在中国 3 个不同省份和地区。两只猴子的组织病理学分别证实为急性和慢性 HEV-8 感染。全基因组测序显示,与骆驼的粪便样本相比,猴子的粪便样本中 HEV-8 只出现了 1～3 个突变。中国的这项研究表明 HEV-8 存在于中国多个地区,具有很高的潜在人兽共患病风险。基于以上研究发现,HEV-7 与 HEV-8 应被认为是潜在的人类病原体,有必要在人群中进行 HEV-7 与 HEV-8 的筛查研究。

第三节　戊型肝炎病毒的细胞培养模型

一直以来 HEV 体外细胞培养的难度都很大,在细胞培养体系中,HEV 复制滴度极低。迄今为止,使用过的细胞体系有来自恒河猕猴的肝原代细胞、HepG2 人肝癌细胞系、A549 人肺腺癌细胞系、猿肾原代细胞等。既往在 HBV 等嗜肝病毒的研究中已经建立了多种复杂的原代细胞培养体系,这些体系也将有助于推动 HEV 领域的进步。

一、细胞系

研究发现,体外 HEV-1 较 HEV-3 和 HEV-4 更难培养。因此,目前能获得的适应细胞培养的毒株大部分为 HEV-3 和 HEV-4。2009 年,HEV-3 型毒株 JE03-1760F 和 HEV-4 型毒株 HE-JF5/15F 从 HEV 感染患者中被分离,这两种毒株在 A549 人肺腺癌细胞和 PLC/PRF/5 人肝癌细胞中的复制能力较强,可能与其在细胞培养中经过连续传代积累的一些突变有关。2011 年,HEV-3 型毒株 Kernow-C1 毒株从 1 名 HIV 合并慢性 HEV 感染患者中被分离。该毒株在经过细胞培养体系中连续传代 6 次后可有效感染人、鹿和猪细胞系。研究发现 Kernow-C1/p6 毒株复制能力的增强是因为 ORF1 HVR 区有来自人 40S 核糖体蛋白 S17 的 57 个氨基酸插入。这一含有 S17 插入的 Kernow-C1/p6 毒株分离自一名患者的粪便标本中，在这名患者长期慢性的 HEV 感染过程中，随着病毒突变的累积，多个病毒准种存在于该患者体内。通过在 HepG2/C3A 人肝癌细胞系中进行 6 次连续传代，Kernow-C1/p6 毒株的复制能力较同时存在的其他准种毒株更强，因而被筛选出来成为优势准种株。将 S17 插入引入另外一个 HEV-1 型毒株中，该毒株转导仓鼠 BHK-21 细胞的能力明显增强。类似的插入还可发生在 HEV-3 型毒株 LBPR-0379 中发现的人 40S 核糖体蛋白 S19 的 39 个氨基酸片段，插入后毒株在细胞培养体系中的生长更具有优势。这些插入的发现证实病毒在慢性感染过程中可以突变成不同准种形式，且可能获得新的能力，如提高病毒复制能力、拓宽病毒宿主范围等，但相关机制尚不清楚。

体外研究中已经使用过 HepG2、HepG2/C3A、HepaRG、Huh7、Huh7.5 和 S10-3 肝癌细胞系来研究 HEV 的复制。由于肝癌细胞的增殖、基因表达和调节等与原始肝细胞不同，因此 HEV 在肝癌细胞中难以复制，或复制水平极低。HepG2/C3A 肝癌细胞系是 HepG2 肝癌细胞系的一个亚克隆，是体外药物检测常用的模型，其肝细胞表型优于 HepG2 肝癌细胞系。已证实 Kernow-C1/p6 毒株在 HepG2/C3A 细胞系中的复制水平明显高于 Huh7.5、PLC/PRF/5 和 A549 细胞系，因此，Kernow-C1/p6 毒株结合 HepG2/C3A 细胞系是用于研究 HEV 的较好的细胞模型之一。

二、肝原代细胞

用肝原代细胞来进行 HEV 研究是较为理想的模型。已经报道 HEV 可以感染食蟹猕猴的肝原代细胞，但是否能感染人肝原代细胞尚未见报道。肝原代细胞分离培养后不能增殖且很快去分化，导致其表型不稳定，不利于对 HEV 感染进行长期观察。利用胶原铺板培养的方法可以使肝原代细胞聚集成球状，能够在一定程度上延迟或缓解肝原代细胞去分化的情况。已有研究报道肝原代细胞聚集成球状物后可被丙型肝炎病毒（hepatitis C virus, HCV）成功感染。或利用自组装培养（SACC）和微模式人肝原代细胞共培养（micro-patterned primary human hepatocyte co-culture，MPCC）方法使肝原代细胞与肝脏非实质细胞共培养，可有效稳定肝细胞的功能。利用 SACC 和 MPCC 方法培养的人肝原代细胞已成功感染乙型肝炎病毒（hepatitis B virus，HBV）、HCV 等肝炎病毒。因此，这些方法可用于探索建立 HEV 体外感染模型。此外，不同肝细胞供体易感性的差异也给人肝原代细胞的 HEV 感染实验带来了挑战。

三、干细胞来源的肝细胞样细胞和组织

2016 年，有研究报道可诱导多能干细胞（induced pluripotent stem cell，iPSC）来源的肝细胞样细胞支持 Kernow-C1/p6 毒株的复制，但复制水平较该病毒在 HepG2/C3A 细胞系低。iPSC 具有无限自我更新的优势，相比于完全分化的细胞更容易进行基因操控，可以分化成多种细胞类型，并可产生患者特异性和组织特异性的原代细胞。因此，相比肝癌来源的细胞，iPSC 可分化成更接近生理状态的肝细胞样细胞，从而有希望发展成为 HEV 研究的体外模型之一。

四、其他肝细胞培养模型

为了更好地模拟肝脏的真实环境，人们正在不断尝试更复杂的培养方法。例如，将肝脏常驻非实质性细胞群体，内皮细胞、胆管上皮细胞、Kupffer 细胞、成纤维细胞、星形细胞等按照生理环境下的比例组合到一起，可以更准确地模拟 HEV 感染期间肝脏内的炎性环境。此外，鉴于肝脏中肝细胞转录多样性的差异不仅影响肝脏中各种代谢基因的功能，也可能影响宿主对 HEV 等病原体的易感性和应答反应，可以通过进行肝原代细胞的 3D 培养来更好地模拟各种环境条件（如氧环境、营养梯度等）下肝脏中肝细胞的转录多样性，从而进行 HEV 感染的相关研究。

五、组织嗜性和非肝细胞来源的细胞培养模型

与 HBV、HCV 和丁型肝炎病毒（hepatitis D virus，HDV）等嗜肝病毒体内仅感染肝细胞不同，HEV 的组织嗜性更为广泛。来自猪和人的研究已经发现，HEV RNA 及其抗原可存在于小肠、结肠、淋巴结、胎盘、真皮微血管内皮细胞和神经元等部位。通过负链特异性 PCR 方法，人胎盘组织中可检测到 HEV 复制。这些研究结果表明，非肝来源的细胞可能具有发展成为 HEV 体外研究模型的潜力。已经证实 HEV 可在一些非肝细胞中复制。例如，A549 人肺腺癌细胞系是最早用于 HEV 培养的细胞系之一，HEV-3 型毒株 JE03-1760F 和 HEV-4 型毒株 HE-JF5/15F，以及猪、野牛和兔来源的 HEV 等均可在该细胞系中复制。

第四节　戊型肝炎病毒的动物模型

细胞或组织培养模型在研究病毒诱导的免疫应答和疾病方面存在局限性。因此，建立合适的 HEV 动物研究模型对于研究 HEV 致病机制，如致重症急/慢性戊型病毒性肝炎的机制，以及筛选新型抗病毒治疗手段等方面具有独特的优势。理想的动物模型应该具有完善的免疫力，能对多种能引起人类肝炎的 HEV 毒株易感，能模拟人体感染后的疾病全过程。另外，从实用性角度考虑，这种模型还应该具有价格便宜、容易建模、易于进行基因操作、可以耐受多种药物等优点。

目前，在 HEV 动物模型的选择方面有以下三种方式：①在一定程度上支持 HEV 自然感染的动物；②对不易感的动物进行改造，使其对 HEV 易感；③对病毒进行遗传适应性改造，使其克服物种屏障，能够感染自然条件下不易感的动物。

一、非人灵长类动物模型

1．非人灵长类动物模型用于 HEV 感染研究

非人灵长类动物并不是 HEV 感染的自然宿主，但已有研究发现非人灵长类动物可以实验性感染 HEV-1、HEV-2、HEV-3 和 HEV-4 等不同基因型的 HEV。第一个实验的非人灵长类动物是猕猴。给猕猴静脉注射来自 HEV 患者的粪便样品，可以引起猕猴产生肝炎的组织病理学和酶学改变。在猕猴粪便中可检测到 HEV 病毒样颗粒，且在猕猴体内能观察到病毒样颗粒特异性抗体反应。之后在大猩猩、食蟹猕猴以及恒河猕猴中比较 HEV 感染的情况，发现大猩猩对 HEV-1 更易感；同一基因型 HEV 在恒河猕猴中的毒力更强，可以

引起肝脏酶学水平的升高。在恒河猕猴中比较不同基因型 HEV 的差异，发现 HEV-3 较 HEV-1 和 HEV-2 的毒力弱。其他非人灵长类动物，包括豚尾猴、长尾黑颚猴、枭猴、松鼠猴等都可以感染 HEV。

目前认为，在非人灵长类动物中，大猩猩、食蟹猕猴和恒河猕猴是最适合的 HEV 感染模型。在大猩猩中已经用 HEV-1 进行了很多实验，包括分析与 HEV 感染有关的转录组学改变，检测粪便带毒时间、病毒血症持续时间等。大猩猩和恒河猕猴也被用于猪 HEV 的研究，发现猪 HEV 可以跨物种感染非人灵长类动物。被感染的非人灵长类动物产生类似于人 HEV 感染的临床表现，如局部肝细胞坏死、伴有巨噬细胞和活化的 Kupffer 细胞的聚集，以及产生抗 HEV 免疫应答等。因此，非人灵长类动物是研究 HEV 临床转归和免疫学机制的较好的动物模型。

恒河猕猴和食蟹猕猴也是用于评价 HEV 疫苗效果的优良模型之一。基于这两种动物模型分析得到的数据，已有两种以重组衣壳蛋白为主要成分的 HEV 候选疫苗进入Ⅱ期和Ⅲ期临床试验。如我国研制的 HEV 239 疫苗（商品名 Hecolin®），含有 HEV-1 基因型 ORF2 上第 368～606 位氨基酸肽段，由大肠杆菌表达。将该疫苗免疫恒河猕猴后，可产生 HEV 抗体，保护恒河猕猴免于被 HEV-1 和 HEV-4 感染。另外一种 HEV 疫苗，由来源于 HEV-1 型巴基斯坦毒株 Sar55 上的部分衣壳蛋白所组成，通过杆状病毒载体在昆虫细胞中表达产生。已经在食蟹猕猴和恒河猕猴中对该疫苗进行了一系列的研究，证实了该疫苗对 HEV-1、HEV-2 和 HEV-3 的保护效果。

2. 非人灵长类动物模型的局限性

尽管已经利用非人灵长类动物模型进行了很多有关 HEV 感染的研究，但该模型仍然具有以下一些局限性。因为非人灵长类动物不是 HEV 的自然宿主，因此在这些模型中观察到的临床表现可能比较有限。例如，孕妇感染 HEV 后的重症化和致死率较高，但在怀孕恒河猕猴中不能再现怀孕状态下 HEV 感染致死率高的现象，也观察不到 HEV 的垂直传播。另外，非人灵长类动物模型中也不能产生在免疫力低下人群中观察到的慢性 HEV-3 感染表现。并且非人灵长类动物饲养昂贵，存在伦理学限制等。这些因素均导致非人灵长类动物模型不能得到广泛的使用。

二、猪模型

1. 猪模型用于 HEV 感染研究

1995 年，首次发现猪是 HEV 的自然宿主。有研究发现绝大多数 3 月龄以上的猪的 HEV IgG 抗体为阳性，表明猪种群中 HEV 的血清学流行率较高。猪 HEV 与人 HEV-3 和 HEV-4 密切相关，其核苷酸相似性达 79%～80%，氨基酸水平的相似性达 90%～92%。猪主要通过与被感染动物直接接触或通过粪便污染的饲料或水发生感染。在实验猪模型中，主要通过静脉内接种病毒的方式使猪感染 HEV。相比之下，通过口服途径进行病毒感染的方式不稳定，病毒血症、粪便排毒、HEV IgG 抗体的血清学转换等指标有时观察不到。感染后，猪有持续 1～2 周的瞬时性病毒血症，粪便排毒 3～7 周。自然和实验感染的猪主要表现为隐性感染，观察不到临床病程以及肝脏酶学水平的升高，但在显微镜下可见组织病理学损伤，如轻度至中度的多病灶、门静脉周围淋巴细胞性肝炎和轻度的病灶性肝细胞坏死等。

猪是 HEV-3 和 HEV-4 的自然宿主，因此是用于研究 HEV 感染的重要动物模型。人

HEV-3 和 HEV-4 可感染猪。相较于猪 HEV-3，人 HEV 的感染可导致猪发生更严重的肝损伤。此外，来自其他动物的 HEV 毒株可以跨物种感染猪。用兔 HEV 接种猪，可引起病毒血症和粪便排毒。因此，猪模型适用于进行跨物种感染研究。在猪模型中可观察到 HEV 的肝外复制现象，包括在小肠、淋巴结、结肠等器官内的复制。猪模型也被用于评价来自感染性克隆中的带帽全长 HEV RNA 转录子的感染力。在猪模型中进行 HEV 感染性 cDNA 克隆的研究有助于分析 HEV 的基础生物学以及动物源性传播的潜在机制。通过该模型已证实，ORF3 的起始位点对于体内病毒的感染力至关重要，ORF1 的 HVR 区则对于感染和复制来说是非必需的。2017 年，已成功用免疫抑制剂处理的猪模型建立 HEV-3 型的慢性感染。在这一模型中，病毒排毒持续 5～14 周，且可模拟器官移植患者中慢性感染的免疫应答状态。因此该模型将可用于分析慢性 HEV 感染的致病机制和免疫应答情况。

一些疫苗研究也已在猪模型中进行。研究结果表明预先感染猪 HEV-3 后，再接种同源的猪 HEV 毒株或异源的人 HEV 毒株可以阻止猪产生病毒血症以及进行粪便排毒等。这一结果提示来源于一种 HEV 基因型的疫苗足以对其他基因型的 HEV 产生保护效果。来源于猪、大鼠、鸡 HEV 的截短的重组衣壳蛋白可在猪中诱导产生强烈的抗 HEV IgG 应答，从而提供针对 HEV-3 的部分的交叉保护作用。

2. 猪模型的局限性

与恒河猕猴可以感染 HEV-1、HEV-2 和 HEV-3 不同，猪仅对 HEV-3 和 HEV-4 易感，因此不适用于对导致大部分临床病例的基因型 HEV-1 和 HEV-2 进行研究。此外，猪模型感染 HEV-3 和 HEV-4 后不能产生完全类似于人 HEV 感染的全病程。另外，猪的购买和饲养费用昂贵，建模也存在一定难度。

三、兔模型

1. 兔模型用于 HEV 感染研究

2009 年，第一株兔 HEV 毒株从来自中国的一个农场中分离得到。之后，全球相继发现了不同的兔 HEV 毒株。这些发现提示兔是 HEV 的自然宿主。兔感染 HEV 后出现急性感染的症状，其典型表现为粪便排毒、肝酶学水平升高，肝脏发生组织病理学改变，血清中出现 HEV 特异性抗体以及病毒血症等。有一些研究发现兔接种了 CHN-BJ-rb14 HEV 毒株后，出现慢性感染，表现为病毒血症持续时间延长，粪便排毒时间延长甚至持续 9 个月以上等；此外，肝组织病理学检查表现出慢性炎症细胞浸润等改变。病毒接种剂量与慢性感染的发生相关。肝外器官或组织，如脑、心、肺、胃、小肠、肾脏和胎盘等也可检测到病毒复制的情况。

鉴于兔 HEV 病毒基因组和感染人 HEV-3 基因组序列的相似性，兔是适用于 HEV 研究的自然感染动物模型之一。2015—2016 年，在一项在法国 HEV 感染人群的调查中，发现 919 例 HEV 感染人群中检测出 5 例兔 HEV 感染，表明存在从兔到人的动物源性传播。从这些患者中分离出的毒株在 ORF1 的 X 区多出了 93 个核苷酸，与从农场和野兔中分离的毒株相似。兔可以成功地被人 HEV-4 型毒株感染，临床表现为粪便带毒，肝酶学水平升高，以及肝组织病理学改变。此外，可以感染人的猪 HEV-4 型毒株经静脉接种到兔之后，也可产生 HEV 感染，表现为粪便带毒、病毒血症，以及肝外 HEV 复制现象，如脾内存在 HEV 负链 RNA 等。近期有人已经证实 HEV-1 和 HEV-3 型毒株可在人胎盘来源的细胞中有效复制并产生感染性的病毒颗粒。因此兔模型有助于研究孕期 HEV 感染的致病机制。

HEV 感染可导致肝外神经症状，有研究小组用兔模型来研究病毒如何入侵神经系统，发现在兔脑和脊髓中可检测到 HEV RNA 以及 HEV ORF2 编码蛋白；中枢神经系统中也可观察到一些病理学改变，如淋巴细胞的血管周围浸润以及小胶质细胞结节等。这些发现均表明兔可能是一个潜在的可用于研究 HEV 感染导致的神经紊乱的模型之一。

兔模型也被用于 HEV 疫苗研究。有研究人员将 HEV 候选疫苗 p179 分别以 0 g、10 g 和 20 g 的剂量接种到兔身上，然后用 HEV-4 型毒株(H4-NJ703)进行攻毒，发现所有接种 20 g 剂量疫苗的兔均未感染病毒。另外一项研究用兔模型评价了 HEV 239 疫苗的效果，发现相比于两剂 20 g 剂量或单剂 30 g 剂量，接种两剂 10 g 剂量的 HEV 239 疫苗能产生最佳保护效果。国外有研究小组用重组 HEV 衣壳蛋白免疫兔，兔可免受 HEV-3 感染。这些研究都表明兔可能是一个比较好的用于评价预防性疫苗以及抗 HEV 药物的动物模型。

2. 兔模型的局限性

兔作为小型动物模型，已被证实适用于研究跨物种感染、致病机制、孕期 HEV 感染以及疫苗等。然而，多项研究发现兔模型不适用于进行 HEV-1 和 HEV-3 感染研究。

四、大鼠模型

大鼠 HEV 最初是在德国的褐家鼠中检测到的，主要被归类于正戊肝病毒 C 种，并分成 3 个组。大鼠 HEV 与人 HEV 核苷酸序列的相似性大约为 60%。进化树分析表明大鼠 HEV 与雪貂 HEV 更接近。在大鼠中，褐家鼠和黑鼠是大鼠 HEV 感染的自然宿主。目前，已从亚洲、美国和一些欧洲国家的大鼠中分离到大鼠 HEV。近来一些报道发现大鼠 HEV 可在一名中国肝移植患者中引起持续性肝炎，提示大鼠 HEV 可能引起潜在的动物源性传播。

在实验室大鼠中建立持续的 HEV 感染一直是难题。近来有研究发现大鼠 HEV 毒株 LA-B350 通过静脉内接种到无胸腺裸鼠后，可于接种后第 4 天，在所有接种的动物中检测到病毒 RNA。血清中的病毒滴度可达每毫升 4×10^6 拷贝。用 HEV-1、HEV-2、HEV-3 和 HEV-4 在 Wistar 大鼠中进行实验性感染并未成功。用感染未知基因型的人类便重悬液接种大鼠后，可在大鼠粪便中检测到 HEV RNA。另外一项在 Wistar 大鼠中进行的研究发现，Wistar 大鼠静脉内接种来源于食蟹猕猴的 HEV-1、家猪 HEV-3 以及野牛 HEV-4 等毒株并不能产生感染。这些发现表明在大鼠中，无胸腺裸鼠可能是最适用于研究 HEV 致病机制的一种模型。但因为在这些大鼠中缺乏有功能的免疫系统，将无法分析适应性免疫系统在活动性肝炎中所起的作用。

五、小鼠模型

1. 小鼠模型用于 HEV 感染研究

大部分人类病原体不能自然感染小鼠。为了利用小鼠模型来研究人类病原体，一般会对小鼠进行改造，如表达一些特定的人类因子，使得它们能对人类病原体易感。与其他肝炎病毒一样，人 HEV 不能自然感染小鼠。通过建立人肝嵌合小鼠模型可实验性感染 HEV-1 和 HEV-3。人肝嵌合小鼠模型的基本原理如下：通过在小鼠肝脏中过表达尿激酶型纤溶酶原激活物(urokinase-type plasminogen activator，uPA)基因，引起小鼠严重的肝损伤，从而便于人肝细胞的移植。为避免对移植的人肝细胞产生排斥反应，uPA 小鼠首先需要与有重症联合免疫缺陷病(severe combined immunodeficiency，SCID)的小鼠进行杂交得到 uPA-SCID 小鼠。在这种小鼠中，达 90%的小鼠肝实质可被人肝细胞移植。另外还有一种方法，是利用延胡索酰乙酰乙酸盐水解酶(FAH)基因敲除的小鼠来构建人肝嵌合小鼠模型。由于 FAH 是酪氨酸分解代谢途径中的关键酶，敲除该酶后，具有肝毒性的酪氨酸代谢产物在肝脏中大量聚集，导致严重的肝损伤，从而便于进行人肝细胞的移植。由于 FAH 敲除小鼠事先已与重组活化基因 2 敲除(recombination activating gene 2 knockout，$RAG2^{-/-}$)小鼠以及 IL-2 受体γ敲除(IL-2 receptor γ knockout，IL-2R $\gamma^{-/-}$)小鼠杂交，因而这种小鼠被称为 FRG 小鼠。这两种人源化的小鼠模型已被用于研究其他嗜肝性病原体，如 HCV、HBV、HDV 以及恶性疟原虫等。

在 HEV 研究方面，用人 HEV-3 型毒株 Kernow C1/p6 感染后的细胞培养基接种 uPA-SCID 小鼠(每只 1.7×10^6 IU)，可在小鼠粪便中检测到病毒 RNA，滴度可达 6.2×10^4 IU/mL。用 HEV-1 型毒株 Sar-55 感染的猩猩的粪便悬液经脾内接种 uPA-SCID 小鼠，接种后 1 周开始粪便和血浆中可检测到 HEV RNA。在 uPA-SCID 小鼠中的实验表明，HEV-1 感染比 HEV-3 感染明显强烈得多。静脉内接种粪便和肝脏来源的 HEV-3 阳性感染物至 $uPA^{+/+}$ Nod-SCID-IL2R $\gamma^{-/-}$ 小鼠可引起 HEV 的成功感染。有研究小组利用 FRG 小鼠模型比较了不同接种途径的 HEV 感染情况。将 HEV-3 感染患者的粪便悬液脾内接种于 FRG 小鼠后可建立感染，粪便中可检测到 HEV RNA，并可检测到延迟的病毒血症。用来源于同一患者的血浆进行接种，也可建立感染，但粪便带毒水平低于用粪便悬液进行接种的水平。此外，用 HEV-1 型毒株 Sar-55 接种小鼠，感染后 2 周开始 RNA 水平可达 10^4 IU/mL。在 uPA-SCID 小鼠和 FRG 小鼠中进行口服接种不能建立感染。人源化的 uPA-SCID 小鼠也已经被用于检测细胞培养物来源的病毒制备物的感染能力。

除了前述几种小鼠模型之外，BALB/c 和 C57BL/6 小鼠也已被用于 HEV 感染模型的探索研究。如用猪粪便来源的 HEV-4 接种于 BALB/c 小鼠可成功建立感染。在肝、脾、肾、小肠、结肠、回肠等部位可检测到 HEV 抗原和 RNA，肝酶学水平升高，血清中可检测到 HEV IgG 抗体。利用反向遗传学方法构建猪 HEV-4 型毒株的全长 cDNA 克隆可在常规 BALB/c小鼠中建立感染，BALB/c 小鼠粪便、血清及肝、脾、结肠、肾等组织中可检测到 HEV RNA。另外，用兔 HEV-3 型毒株经粪-口途径可在 BALB/c 小鼠中成功建立感染，感染小鼠出现肝脏炎性损伤表现，其他提示 HEV 感染的特征还有粪便带毒、病毒血症以及血清学转换等。还有研究尝试在不同的 C57BL/6 小鼠品系(如野生型、$IFNAR^{-/-}$、$CD4^{-/-}$、$CD8^{-/-}$)和 BALB/c 小鼠中经静脉或通过口服等途径接种野牛来源的 HEV-3 型毒株，但尚未成功建立感染。其他一些研究还有利用家猪来源的 HEV-3 型毒株、野牛来源的 HEV-4 型毒株以及 HEV-1 感染的食蟹猕猴的粪便样品等不同接种物接种 C57BL/6 小鼠也未成功，在这些受接种动物的粪便和血清样本中检测不到病毒核酸。因此，在 BALB/c 和 C57BL/6 小鼠这些常用小鼠品系中是否能建立 HEV 感染尚有待于进一步研究。

2. 小鼠模型的局限性

uPA-SCID 小鼠和 FRG 小鼠是较好的适用于 HEV 研究的小动物模型。利用该模型可进行 HEV 感染动力学研究，新型抗病毒治疗方法效果评价等。如在 uPA-SCID 小鼠模型中已观察到经利巴韦林治疗后，HEV 病毒载量有剂量依赖性降低的情况出现。但是，缺乏有功能的适应性免疫系统使得这些小鼠用于研究免疫介导的HEV的致病机制尚存在不足。更好的方式是利用有免疫力的野生型小鼠来进行研究，但目前在这些小鼠模型中得到的研究结果存在明显差异，因此是否能在这些野生型小鼠中成功建立HEV感染尚存在争议。

六、其他小动物模型

1. 小鸡模型

2001年，最先从表现出肝脾肿大综合征（hepatitis-splenomegaly syndrome，HSS）的鸡胆汁中分离得到禽类HEV，进化分析揭示出该病毒与人HEV毒株的基因组序列相似性为60%。之后发现在小鸡中出现的肝/脾肿大疾病以及肝破裂出血综合征等都是由禽类HEV感染引起的。某些在小鸡中出现的亚临床感染可能也是由禽类HEV感染引起的。

小鸡是目前唯一知道的禽类HEV的宿主，通过粪-口途径禽类HEV感染可在鸡群中快速传播。通过静脉内或口鼻途径，小鸡可成功感染禽类HEV。感染后，小鸡粪便带病毒，血清、胆汁以及肝脏样品中均可检测到病毒核酸；在25%感染的小鸡中可出现肝损伤病理学表现。鉴于禽类HEV与人类HEV的相似性，小鸡模型已被用于HEV的母婴垂直传播研究和疫苗研究。然而，小鸡对人或猪HEV不易感，出现的临床表现也与人类临床表现无法对应，使得小鸡模型的广泛应用受到限制。

2. 雪貂模型

2010年在荷兰首次描述了雪貂的HEV毒株。目前知道雪貂HEV不同于人HEV，其与大鼠HEV的相似性最高，因而归属于正戊肝病毒属C种。因此，用雪貂作为一种动物模型来评价抗人类HEV的抗病毒药物或疫苗的效果不是特别合适。实验性感染雪貂可引起雪貂出现亚临床感染、急性肝炎或持续性感染，粪便和血清中可检测到核酸，有明显的转氨酶水平升高及血清学转换等。特别值得注意的是，雪貂中的持续性感染是自然发生的，并不是使用了免疫抑制药物等后才出现的。

3. 沙鼠模型

沙鼠对HEV易感，可以实验性感染猪HEV-4或人HEV-1，感染后出现粪便带毒，肝转氨酶水平升高，血清学转换以及组织病理学改变等，在肝脏、肾脏、脾和小肠中可检测到病毒。因此，沙鼠已被用于研究与HEV有关的肝外表现：在HEV-4感染的沙鼠的脑部和脊髓可检测到HEV核酸；观察到的病理学改变有神经元和Purkinje细胞的坏死和再生，炎症细胞在室管膜上皮和脉络丛中的浸润，以及脉络丛、背侧正中隔和脊髓中央管的出血等。这些表现与人感染HEV后出现的神经症状相似。因此，沙鼠是一种适合研究与HEV感染有关的神经紊乱的动物模型。

七、小结

HEV作为世界范围内流行的新发感染性疾病的病原体之一，长期以来，由于受限于低效的细胞培养系统以及缺乏便捷的动物模型等，有关其复制分子机制、致病机制、引起的宿主免疫应答，在免疫力低下人群中观察到的慢性感染，以及在孕妇中引起的不良预后等的研究都受到极大的阻碍。随着对这一病原体认识的增加，以及新的HEV宿主的发现，已建立了前述几种新的实验性或自然感染动物模型，虽然这些模型尚不能模拟病毒感染和疾病发生、发展的全过程，但它们的出现为未来 HEV 的研究提供了新的契机。

（白慧敏　毕　昊　赵瑶瑶　吴春晨　乔　瑜）

主要参考文献

[1] Kenney S P, Meng X J. Therapeutic targets for the treatment of hepatitis E virus infection[J]. Expert Opin Ther Targets, 2015, 19(9): 1245-1260.

[2] Himmelsbach K, Bender D, Hildt E. Life cycle and morphogenesis of the hepatitis E virus[J]. Emerg Microbes Infect, 2018, 29, 7(1): 196.

[3] Nimgaonkar I, Ding Q, Schwartz R E, et al. Hepatitis E virus: advances and challenges [J]. Nat Rev Gastroenterol Hepatol, 2018, 15(2): 96-110.

[4] Karpe Y A, Lole K S. Deubiquitination activity associated with hepatitis E virus putative papain-like cysteine protease[J]. J Gen Virol, 2011, 92(Pt 9): 2088-2092.

[5] Lhomme S, Abravanel F, Dubois M, et al. Characterization of the polyproline region of the hepatitis E virus in immunocompromised patients[J]. J Virol, 2014, 88(20): 12017-12025.

[6] Karpe Y A, Lole K S. RNA 5′-triphosphatase activity of the hepatitis E virus helicase domain[J]. J Virol, 2010, 84(18): 9637-9641.

[7] Karpe Y A, Lole K S. NTPase and 5′ to 3′ RNA duplex-unwinding activities of the hepatitis E virus helicase domain[J]. J Virol, 2010, 84(7): 3595-3602.

[8] Agrawal S, Gupta D, Panda S K. The 3′ end of hepatitis E virus(HEV) genome binds specifically to the viral RNA-dependent RNA polymerase(RdRp)[J]. Virology, 2001, 282(1): 87-101.

[9] Rehman S, Kapur N, Durgapal H, et al. Subcellular localization of hepatitis E virus (HEV) replicase[J]. Virology, 2008, 370(1): 77-92.

[10] Koonin E V, Gorbalenya A E, Purdy M A, et al. Computer-assisted assignment of functional domains in the nonstructural polyprotein of hepatitis E virus: delineation of an additional group of positive-strand RNA plant and animal viruses[J]. Proc Natl Acad Sci U S A, 1992, 89(17): 8259-8263.

[11] Graff J, Torian U, Nguyen H, et al. A bicistronic subgenomic mRNA encodes both the ORF2 and ORF3 proteins of hepatitis E virus[J]. J Virol, 2006, 80(12): 5919-5926.

[12] Yin X, Ying D, Lhomme S, et al. Origin, antigenicity, and function of a secreted form of ORF2 in hepatitis E virus infection[J]. Proc Natl Acad Sci U S A, 2018, 115(18): 4773-4778.

[13] Montpellier C, Wychowski C, Sayed I M, et al. Hepatitis E virus lifecycle and identification of 3 forms of the ORF2 capsid protein[J]. Gastroenterology, 2018, 154(1): 211-223.

[14] Corneillie L, Banda D H, Meuleman P. Animal models for hepatitis E virus[J]. Viruses, 2019, 11(6): 564.

[15] Mizuo H, Suzuki K, Takikawa Y, et al. Polyphyletic strains of hepatitis E virus are responsible for sporadic cases of acute hepatitis in Japan[J]. J Clin Microbiol, 2002, 40(9): 3209-3218.

[16] Erker J C, Desai S M, Schlauder G G, et al. A hepatitis E virus variant from the United States: molecular characterization and transmission in cynomolgus macaques [J]. J Gen Virol, 1999, 80(Pt 3): 681-690.

[17] Schlauder G G, Mushahwar I K. Genetic heterogeneity of hepatitis E virus[J]. J Med Virol, 2001, 65(2): 282-292.

[18] Schlauder G G, Desai S M, Zanetti A R, et al. Novel hepatitis E virus (HEV) isolates from Europe: evidence for additional genotypes of HEV[J]. J Med Virol, 1999, 57 (3): 243-251.

[19] Wang Y, Levine D F, Bendall R P, et al. Partial sequence analysis of indigenous hepatitis E virus isolated in the United Kingdom[J]. J Med Virol, 2001, 65(4): 706-709.

[20] Worm H C, Schlauder G G, Wurzer H, et al. Identifification of a novel variant of hepatitis E virus in Austria: sequence, phylogenetic and serological analysis [J]. J Gen Virol, 2000, 81(Pt 12): 2885-2890.

[21] Meng X J. Novel strains of hepatitis E virus identified from humans and other animal species: is hepatitis E a zoonosis? [J]. J Hepatol, 2000, 33(5): 842-845.

[22] Tei S, Kitajima N, Takahashi K, et al. Zoonotic transmission of hepatitis E virus from deer to human beings[J]. Lancet, 2003, 362(9381): 371-373.

[23] Wang Y C, Zhang H Y, Xia N S, et al. Prevalence, isolation, and partial sequence analysis of hepatitis E virus from domestic animals in China[J]. J Med Virol, 2002, 67(4): 516-521.

[24] Luk K C, Coller K E, Dawson G J, et al. Identification of a putative novel genotype 3/rabbit hepatitis E virus (HEV) recombinant [J]. PLoS One, 2018, 13 (9): e0203618.

[25] Wang L, Teng J L L, Lau S K P, et al. Transmission of a novel genotype of hepatitis E virus from bactrian camels to cynomolgus macaques[J]. J Virol, 2019, 93(7): e02014-e02018.

[26] Lu L, Li C, Hagedorn C H. Phylogenetic analysis of global hepatitis E virus sequences: genetic diversity, subtypes and zoonosis[J]. Rev Med Virol, 2006, 16(1): 5-36.

[27] Smith D B, Simmonds P, Jameel S, et al. Consensus proposals for classification of the family Hepeviridae[J]. J Gen Virol, 2014, 95(Pt 10): 2223-2232.

[28] Spahr C, Knauf-Witzens T, Vahlenkamp T, et al. Hepatitis E virus and related viruses in wild, domestic and zoo animals: a review[J]. Zoonoses Public Health, 2018, 65(1): 11-29.

第二章 戊型肝炎病毒感染的流行病学

第一节 传 染 源

HEV 最初被认为局限于人类，传染源主要是潜伏期和急性期早期患者，慢性期患者及HEV 携带者也有可能作为传染源。随着对 HEV 传染源研究的深入，发现 HEV 为人兽共患型病毒，人类与动物均可作为 HEV 宿主。在促进 HEV 传播方面，动物作为 HEV 的天然蓄池，发挥了扩增病毒的作用，特别是在野生动物中的循环可维持 HEV 在环境中的生存或作为食物链的一部分，以创造适合人类感染的条件。近几十年发现能被 HEV 感染的动物种类迅速增加，其中有些动物体内的 HEV 可以通过各种途径传染给人类，导致人类戊型病毒性肝炎的暴发，严重危害人类健康。为了有效预防 HEV 的传播，首先需要找到 HEV 的各种传染源。经过科学家们的不懈努力，发现可作为传染源的多种 HEV 宿主动物，其所携带的 HEV 基因型不尽相同。根据宿主和基因型的差异，可以将 HEV 的传染源进行分类；并进一步根据各种动物宿主的活动区域、生活习性等特征，制订相应的预防或阻断措施，尽可能避免感染 HEV 的动物向人传播 HEV，从而保障人们的生命健康。

一、HEV 宿主——人

人作为宿主感染的基因型主要有 HEV-1、HEV-2、HEV-3 和 HEV-4。正戊肝病毒 A 种的 1 和 2 基因型（HEV-1 和 HEV-2）为人类所特有，也被称为人源性 HEV。人源性 HEV 仅能感染人类和非人灵长类动物（现在也发现一些例外），主要是通过水源经粪-口途径传播，引起发展中国家人类戊型病毒性肝炎的暴发性或散发性感染。人源性 HEV 的感染通常是自限性的，与 HEV 的慢性疾病的发生、发展基本无关。正戊肝病毒 A 种的 3 和 4 基因型（HEV-3 和 HEV-4）主要存在于猪和野猪种群中，也可以通过某些途径感染人类，因此HEV-3 和 HEV-4 也被称为人兽共患型 HEV。现有的研究发现，HEV-3、HEV-4 和HEV-7 主要通过食入动物产品来实现人兽共患传播，发生在工业化国家的散发性或集群性病例与此有关。目前已经报道了多起由 HEV-3、HEV-4 和 HEV-7 引发的慢性戊型病毒性肝炎病例。经研究发现，这些患者大多是免疫功能低下的个体，如器官移植受者和感染了人类免疫缺陷病毒（human immunodeficiency virus，HIV）的个体等。与 HEV-3 感染相比，HEV-4 感染人后更有可能引起症状性疾病的出现，并进一步发展成更为严重的疾病。

二、HEV 宿主——猪

现在已确认 HEV 是一种全球性的猪易感性病毒，几乎在全世界的猪种群中都可以找到 HEV 的身影。研究发现，猪型 HEV-3 毒株对灵长类动物具备侵袭能力；人源性 HEV-3 毒株也同样能够感染猪。猪感染 HEV 的途径和人类相似，由粪-口途径传播。猪在感染 HEV 后，疾病发展通常存在亚临床阶段，在肝脏和局部淋巴结中引起轻度到中度的病变。尽管早在 1980 年，HEV 被发现能够引起人类肝脏疾病，但直到 1995 年，尼泊尔才首次在猪种群中发现了 HEV，随后美国也报道了类似发现。在此之前，研究人员就已经发现，猪和灵长类动物可以自然产生 HEV 抗体，并且在猪粪便和血清中可以检测到 HEV RNA。猪体内 HEV RNA 和 HEV 抗体的发现引起了人们的担忧，既然 HEV 感染可以同时存在于人类和猪种群中，那么它很有可能是一种人兽共患型病毒。通过对猪和人 HEV 基因组的部分测序和比较，发现二者显示出高度的相似性。随着研究的深入，科学家发现猪和人 HEV 毒株之间的相似性高达 90%，随后多个国家的研究都发表了类似的观点，但是，更深入的研究表明，家猪中发现的 HEV 基因型与已发现的人类的 HEV-1 和 HEV-2 在基因组序列上其实并不相同。此外，在野猪中鉴定出了两种不同的基因型，即 HEV-3 和 HEV-4。

据推测，HEV-3 起源于 19 世纪初期的欧洲，100 年后到达亚洲，并从那里传播到北美和世界其他地区。HEV-4 被认为起源于 19 世纪初期的日本。目前 HEV-3 和 HEV-4 在家猪和野猪种群中均已被检测出来。此外，日本已成功从野猪体内分离出 HEV-5 和 HEV-6，这两种基因型目前尚未在人体内被发现。全世界许多地区已证实了 HEV-3 在家猪和野猪种群中的高流行率。在欧洲，家猪的 HEV 基因型主要是 HEV-3，它也是迄今为止在欧洲野猪种群中检测到的唯一基因型，HEV-3 被认为是欧洲人群本土源性 HEV 感染的始作俑者。多年来，欧洲家猪种群中只发现 HEV-3 的存在，直到 2011 年才在欧洲家猪中首次检测到 HEV-4，随后在意大利、比利时和丹麦的家猪种群中也发现了 HEV-4 的存在。在中国，猪种群中存在 HEV-3 和 HEV-4，但 HEV-4 比 HEV-3 更为常见，HEV-4 可能是中国人群罹患戊型病毒性肝炎的罪魁祸首，而由 HEV-3 导致的戊型病毒性肝炎在中国似乎并不多见。在日本、印度、印度尼西亚和韩国等其他亚洲国家，猪体内也经常能见到 HEV-4 的身影。在日本的 HEV 本地感染案例中，HEV-3 和 HEV-4 扮演的角色分量不相上下，然而在欧洲，仅发现少数由 HEV-4 引发的本地感染案例。

现有的调查数据显示，HEV 在全球范围内广泛存在于猪种群中。近来对养殖猪的戊型病毒性肝炎的调查发现，养殖猪的 HEV 血清阳性率为 8%～93%，罹患病毒血症的养殖猪在 1%～89%，在 30%～98%的农场中猪的血清呈 HEV 阳性。被 HEV 感染后，猪通常会引发病毒血症，但没有明显的临床症状，且感染 HEV 并不会影响母猪的产仔数量。同一个养猪场内可以出现多种 HEV 毒株，并且在该区域的多个猪群中相互传染。世界多国的研究均显示，猪体内的 HEV RNA 或抗体浓度通常很高。对幼龄猪而言，病毒血症和病毒排泄高峰通常出现在 2～4 月龄时。通常情况下，新出生的猪体内存在母源性抗体，但在 2～3 月龄母源性抗体效力已经减弱。此时混合饲养的不同来源的幼龄猪之间可通过直接接触或粪便及尿液传播 HEV 并发生 HEV 的感染。多项研究显示血清阳性率随着年龄的增长，总体呈现上升趋势，然后大约到 25 周龄时开始降低，降至 20%以下。但是需要注意的是，已有多个国家在屠宰场的猪粪便、胆汁、肝脏、血清和肌肉中检测到 HEV RNA，这表明达到屠宰年龄的猪仍然存在 HEV 感染。屠宰年龄的猪感染 HEV 的危险因素主要包括牧群混合、过早屠宰、遗传背景和卫生条件缺乏等。HEV 感染在野猪中也很常见，野猪的 HEV 血清阳性率有3%～57%。欧洲国家的野猪体内 HEV-3 较为常见，日本的野猪体内则通常为

HEV-4。目前尚不明确在家猪中出现的与年龄相关的 HEV 感染趋势是否也同样适用于野猪。此外,已在成年野猪的肝脏、血液、脾脏、肾脏和肌肉中检测到 HEV RNA 的存在。

英国的一项研究推测,猪在屠宰时发生病毒血症的概率为 0.5%~3.8%,该结论的可信度高达 95%,此项研究证实了 HEV 可以通过猪肉制品进入人类食物链的猜想。日本以及其他地区都曾有与食物有关的感染报道或可支持戊型病毒性肝炎可能是人兽共患病的假设。然而,由于病毒的潜伏期长达 3~8 周(平均 40 天),许多情况下,当消费者第一次出现临床症状时,那些疑似导致感染的食品早已被丢弃,因此很难证明二者之间存在必然的因果关系。尽管如此,仍然有大量数据证明,家猪是最大的感染源,也是人兽共患型 HEV 感染最可能的来源。瑞典 73%的养猪场在其猪粪便中检测到 HEV RNA,西班牙的 47%养猪场在猪血清中检测到 HEV RNA,法国也有 24%的养猪场在猪肝中检测到 HEV RNA 的存在。通过对商用猪肉食品中 HEV RNA 的研究发现:47%的加拿大猪肉酱,22%的德国猪肝香肠和 30%的法国科西嘉香肠(猪肝经过大蒜熏制做成)样本中均检测到 HEV-3 RNA。然而,HEV 对猪的感染是亚临床的,仅会引起轻度的肝损伤,因此,在家猪养殖以及猪肉食品加工过程中,未开展猪的 HEV 检测,这意味着每年会有相当大一部分携带 HEV 的猪肉制品流入市场。猪肉在肉类市场中常年占有很大的比重,尤其在我国,猪肉是我们主要的肉类产品,因此保证猪肉产品的食品安全与国民健康息息相关。鉴于 HEV 可在 71 ℃下加热 20 min 灭活,为了避免猪肉制品来源的 HEV 的传播,在日常生活中对猪肉制品进行充分的烹煮后食用是行之有效的预防手段。目前,对来自猪肉制品的 HEV 的食源性传播已得到证实,大量间接证据包括食品调查、流行病学研究和系统学研究均支持猪肉产品是 HEV 感染的媒介,但仅以此认定猪为 HEV 主要宿主还为时尚早,食用其他动物肉类产品是否同样能够实现人兽传播的相关数据还非常少,这可能导致我们忽略其他潜在的食源性 HEV 感染来源。

三、HEV 宿主——鹿

通过对鹿群的调查发现,在大多数野生鹿群中,检测到的血清 HEV 抗体和 HEV RNA 阳性率很低,通常低于 10%,甚至根本检测不到。现有的基因分型数据显示,HEV-3 主要在欧洲国家的野生红马和麋鹿中传播。鹿与野猪之间存在跨物种传播的现象。德国一项研究发现,即使是生活在同一片栖息地的鹿和野猪,它们的血清 HEV 阳性率和病毒血症发生率也有明显差异,鹿的血清 HEV 阳性率和病毒血症发生率分别为 0 和 4%。与之相比,野猪的血清 HEV 阳性率和病毒血症发生率显然要高得多,分别高达 45%和 17%,但它们体内的 HEV 毒株类型基本是一致的。西班牙的一项研究发现,未与野猪或家猪接触的圈养鹿体内的血清 HEV 阳性率明显低于野生鹿。如果圈养鹿与野猪或家猪接触,其血清 HEV 阳性率则明显升高。这项研究初步说明了鹿与猪之间可能存在跨物种传播现象。支持跨物种传播最有利的证据来自日本,科学家分别对一只野猪、一年前在同一片森林中捕捉到的鹿以及食用过这头鹿的 4 名患者进行 HEV 测序,发现从他/它们体内分离出的 HEV-3 毒株有99.7%的相似度,从而证实了 HEV 在野猪、鹿中传播以及由食物传播给人类的这种联系。目前已在鹿的肝脏、肌肉、脾脏和肾脏中均检测到 HEV RNA,说明鹿也是 HEV-3 的宿主之一,但是由于缺乏通过接触活鹿、死鹿或鹿的栖息地传染人类的证据,因此尚不足以说明鹿是否也能造成人兽共患传播。

三、食源性传播途径

食物在生产和加工过程中被 HEV 污染，可导致食源性戊型病毒性肝炎暴发。我国已有多起食源性戊型病毒性肝炎暴发的报道，多为集体聚餐时吃了被污染的食物引起。1993 年北京曾发生两次食源性戊型病毒性肝炎暴发；其中一次发生在一家工厂，在该厂食堂用餐的 107 名工人中，20 天内共发生 11 例戊型病毒性肝炎病例；另一次发生在一所机关，在参加聚餐的 600 名职工中，9 人于聚餐后 30～50 天患急性戊型病毒性肝炎，可能是处在戊型病毒性肝炎潜伏期的炊事员的粪便污染了食物所致。

另外，经食物传播也可能是跨物种传播的主要方式。一些研究通过分子水平的证据，直接证实了经食物发生的人兽共患传播：①日本报道了 4 例 HEV 感染者曾食用了野生梅花鹿的生肉。从剩余肉片中所提取的 HEV ORF1 片段与来自 3 例感染者的片段相似度达 100%，与来自第 4 例感染者的片段相似度达 99.7%。②从一例日本患者中提取的 HEV-3 ORF2 片段与她曾食用的烧烤野猪肉提取的片段相似度为 99.95%。③法国报道了一例来自 HEV 感染患者的 ORF1 和 ORF2 序列与来自该患者食用的科西嘉香肠的 ORF1 和 ORF2 序列 100%相同。④在西班牙，一例急性 HEV 感染患者所感染的 HEV 与其食用猪肉中测出的 HEV 序列相同，同为 HEV-3。⑤西班牙还报道了一个八口之家在食用野猪肉后都感染了 HEV-3。从患者和剩余肉片中分离的 HEV ORF2 片段，经测序显示 100%相同。这些报道证实，鹿肉和猪产品是 HEV 传播给人类的媒介。HEV 可以存在于感染动物的肉或内脏中，或存在于发生交叉污染的生肉或内脏表面。HEV 也可能存在于碎肉（如肉末和香肠）的表面或之内。有关食物中 HEV 存活和失活的数据很少，常用的基于 PCR 的 HEV 检测方法也不能判断有关食物中 HEV 的传染性。然而研究发现，存在于科西嘉香肠的 HEV 具有传染性，这表明 HEV 能够经受低温、加热和烟熏的处理，以及能够耐受生产流程中的弱酸性条件。尚缺乏有关在干燥、高盐、烟熏、发酵等处理或混合处理后的 HEV 活性数据，也缺乏在以生肉或内脏为食物的天然食物链条件下 HEV 存活状况的数据。烹饪可以灭活 HEV，但灭活效果与烹饪时间、温度和食物类型有关，例如，经 71 ℃ 5 min 的炒肝中，HEV 能被灭活，但在猪肝酱中未被灭活。在猪肝匀浆中，HEV-3 可在 4 ℃存活 70 天、22 ℃存活 50 天、37 ℃存活 50 天。在反复冻融后，HEV 仍可保持传染性。通过食品调查、疫情报道和流行病学研究，获得了大量间接证据，也支持猪产品能作为 HEV 媒介的论断。但目前对其他动物来源食品的调查非常稀缺，对猪来源的食品调查也偏重于猪肝产品。只有一项针对猪和鹿以外肉类的调查，在 240 份羊肉样本中未检测到 HEV。

1. 猪产品

在由猪肉或猪内脏制成的香肠、生的猪肝、猪肉及肉酱等多种猪产品中检测到 HEV RNA，阳性率不高于 58%，浓度可高达每克 10^7 拷贝。对猪肝的大量调查发现，在多达四分之一的样本中能检测出 HEV。在法国和德国热销的以猪肝为主要成分的即食香肠中，HEV 的阳性率为 17%～58%，测得的最高浓度达每克 2.3×10^6 拷贝。由于肝脏内可能存在高浓度的 HEV，少量肝脏即可导致整批香肠的 HEV 污染。一项纳入 6 项研究的 Meta 分析显示，在欧洲销售的猪肉香肠中 HEV RNA 的阳性率为 13.4%（95%CI：0.4～36.7），其中纳入的 3 项研究是对科西嘉香肠的调查。除了香肠和猪肝以外，对其他猪产品的研究较少，而且结果各不相同。例如，在加拿大零售的猪肉肉馅样品中，近一半（36/76）样品的

HEV RNA 呈阳性，但在猪排中只有 1%。在用于调料的液状和干状猪血中也检测到了 HEV。需要对其他类型的猪产品如肉片，加工产品如发酵肉、火腿和熏肉进行更多的研究。猪产品中 HEV 的基因型最常见的是 HEV-3。日本的一项研究在猪肝中发现了 HEV-3 和 HEV-4。研究还提示，进口食品可能是 HEV 新基因型引入的途径。尽管已有的研究已证实在零售猪产品中可能存在 HEV RNA，但只有少数研究了 HEV 的活性与传染性。其中一项研究中将 3 只猪的肝匀浆(经 RT-PCR 检测均为 HEV 阳性)进行感染猪的实验，发现其中 2 份引起了猪的感染。在 4 份 HEV 阳性的猪肝香肠样本中，其中一个样品所含的 HEV 能在细胞培养系统中生长，证明病毒具有活性。这些研究表明，HEV RNA 检测阳性的猪产品中可能存在活的、具有传染性的 HEV。

在 HEV 散发国家中，猪产品被认为是引起大多数食源性 HEV 感染暴发的媒介。据报道，这些食品通常为生吃或未经煮熟食用。由于 HEV 的潜伏期较长，在疫情暴发后很少有剩余的食物样本可供检测，因此主要通过回顾性研究和队列研究来确定潜在的感染媒介，特别是在病史询问时更加着重询问是否食用过猪产品。一些研究则通过比较从患者和食物中分离出的 HEV 的基因序列，收集间接证据。例如在日本北海道报道的一项研究中，将 9 名急性感染患者分离出的 HEV 与从患者住所附近的杂货店购买的 7 份猪肝进行 HEV 的基因序列比较。因为这些患者均食用过从该杂货店购买的猪肝，这些猪肝大多是生吃或者用于烧烤，可能未烤熟。其中从一位患者分离出的 HEV 与一份猪肝分离出的 HEV 的序列 100%相同，基因型为 HEV-4。两份从肝脏分离出的 HEV 与另一位患者分离出的 HEV 的序列相似度为 98.5%～100%。法国也有类似的报道，在一些食用过科西嘉香肠的 HEV 感染者中所分离出的 HEV 的基因型与从这些即食香肠分离出的 HEV 的基因相似度达 92.2%～99.4%，基因型为 HEV-3。还有一些已报道的本土散发性病例进一步支持食入生的或未煮熟的猪产品能引起食源性 HEV 的传播。例如，日本在 2007—2013 年期间报道的 68 例本土 HEV 感染病例中，有 50.0%(34/68)与食用猪肝相关，27.9%(19/68)与食用生的猪肉/肝相关。此外，20.5%(8/39)的病例被报道生吃过进口野猪。在捷克，53.2%(25/47)的本土 HEV 感染病例与食用未煮熟或生的猪肉和(或)猪内脏，接触猪肉、猪内脏、猪血、猪肉汁相关。在英国，25.0%(7/28)的病例报道由食用猪肝引起。

一些病例对照研究显示猪产品的消费是致病因素之一，但研究结果受研究方法和地理位置包括当地烹饪习惯的影响。德国的一项研究发现，本地的 HEV 急性感染与食用煮熟或未煮熟的野猪肉或内脏显著相关，但与食用家猪肝不相关。考虑到生的家猪肉或科西嘉香肠在德国很常见，因此在该研究中，研究人员认为食用生的家猪肉或香肠在对照组和实验组中并无差异。在法国，食用科西嘉香肠和内脏则是显著的危险因素。英国的一项研究表明，即食猪肉产品可能是该国的一个重要的戊型病毒性肝炎传播媒介。对不同饮食习惯人群的 HEV 感染研究也表明，猪产品是一个重要的媒介，如在意大利阿布鲁佐地区习惯生吃猪肝制成的肠干，保加利亚生吃猪肉干，法国南部吃科西嘉香肠，这些地区的人群具有更高的 HEV 感染率。

2. 鹿类产品

除了在一些 HEV 暴发地区中，鹿类产品被认为涉及或被确认为感染媒介外，尚缺乏支持 HEV 可从鹿类产品向人传播的进一步证据。日本 2007—2013 年报道的 462 例本土 HEV 感染病例中，有 20 例食用过鹿类产品，其中 50.0%(10/20)食用过生的鹿类产品。日本的一项病例对照研究发现，食用未煮熟的鹿肉与 HEV IgG 阳性率显著相关。

3. 贝类产品

苏格兰的一项调查显示，贻贝样本中有 81.3%(39/48)检测到 HEV RNA，平均浓度为 4.3 lg IU/mL(范围为 3.7～5.5 lg IU/mL)，其中大多数被鉴定为 HEV-3，与人源性和猪 HEV 相似。其中一个监测点位于生猪屠宰场和加工厂的排污口附近，但作者没有说明有多少阳性样本与排污口有关。在西班牙加利西亚批准渔猎地区所捕捞的贻贝中，有 14.8%(12/81)检测到 HEV RNA，其浓度范围为每克 6.7×10 至 8.6×10^4 拷贝。所有被测序的 6 株毒株都属于 HEV-3 基因型。在西班牙零售市场收集的双壳贝类中，3/51(5.9%)为 HEV RNA 阳性；意大利的双壳贝类样本中为 10/384(2.6%)；日本市售的河川贝类样本中为 2/32(6.3%)；香港的零售牡蛎样本中为 1/479(0.2%)；荷兰的牡蛎样本中为 3/84(3.6%)。韩国海岸的牡蛎中的 HEV 为 HEV-3，中国渤海湾的蛤蜊中的 HEV 为 HEV-4。不同的是，来自法国不同沿海地区的 274 个贝类样本中没有检测到 HEV RNA，尽管其中 146 个样本(53.2%)来自两个可能受到猪或野猪粪便污染的地点。还有一些调查也未能在贝类中检测到 HEV。上述研究结果的差异可能部分归因于检测方法的不同，或因为浓度可能低于所用检测方法的检测限。

已有证据表明贝类可能是 HEV 感染的媒介，但迄今没有强有力的实验室证据。一篇高引用率文献，报道的是一次游轮上暴发的 HEV 疫情，该研究的结论将食用贝类确定为风险因素。这里，“贝类”包括螃蟹、龙虾、双壳贝类、虾和对虾。在日本，两起独立的病例涉及生吃贝类。同时在意大利的一项调查中，2/5 的本地 HEV 感染病例与食用贝类有关。法国的一项研究也支持食用贝类是本地 HEV 感染病例的一个可能的风险因素。31.9%(15/47)的患者在出现症状前的 2～9 周生吃了贻贝和(或)牡蛎，其中大多数患者生活在法国南部。然而，作者似乎没有调查这些患者是否吃过科西嘉香肠，但食用科西嘉香肠在法国已被确定为风险因素。有趣的是，美国一项大型研究($n=18695$)发现，HEV 血清阳性率与每月食用鱼 3 次及以上显著相关，但与其他典型风险因素如食用猪肉或火腿、肝脏或其他器官无关。法国的一项病例对照研究通过多变量分析确定贻贝摄入量是 HEV IgG 阳性献血者的一个独立、显著的危险因素(优势比为 1.4，95%可信区间为 1.1～1.8)。但德国报道，食用贻贝或贝类不是 HEV 的显著危险因素。

4. 乳制品

来自中国的研究表明，牛奶可能是中国感染 HEV-4 的媒介。这项研究在未煮熟的牛奶中检测到了 HEV RNA，其浓度高达每毫升 10^6 拷贝。恒河猕猴在摄取含 1×10^5 基因组拷贝量的生牛奶后感染了 HEV，表明牛奶中的 HEV 具有传染性。通过对每头奶牛的粪便和牛奶进行 HEV 测序，确证 HEV 能存在于粪便和牛奶中。所有的 HEV 均为 HEV-4，这与同一区域内的人和猪的 HEV 基因型相同。此外，在从当地市场购买的经巴氏消毒的牛奶中也能检测到 HEV RNA，并被证实具有感染性。实验发现 62 ℃ 30 min 或 72 ℃ 30 s 的巴氏消毒不足以灭活牛奶中的 HEV，但 100 ℃ 3 min 消毒可使 HEV 失去感染能力。德国的一项调查显示，在 400 份散装牛奶样本中没有检测到 HEV(HEV-3 或 HEV-4) RNA。样品的长期冷冻保存或稀释可能会抑制检测。已有的研究显示存在于奶牛的 HEV 为 HEV-4。在中国农村，因为猪与牛经常混合饲养，猪与牛更容易发生 HEV 的跨物种传播，然而在德国，混合饲养农场并不常见。中国的另一项研究报道，在 4 只 HEV 感染羊的羊奶中也检测到了 HEV RNA，其浓度与粪便和血清中检测到的相似。其中两株 HEV 的部分序列与 HEV-4 相似。需要进一步调查在 HEV 散发国家中，牛奶和其他乳制品中是否存在 HEV。

5. 园艺产品

新鲜水果、蔬菜和香草也有可能是食源性 HEV 传播的媒介，但仍缺乏充足的证据，有必要进行进一步的研究。HEV 可能在灌溉、清洗过程中或通过其他来源的食品配料污染园艺产品。一项包括 5 个欧洲国家的研究显示，在用于灌溉水果或绿叶蔬菜作物的 1%(1/76)的水样中检测到了 HEV。法国的一项研究显示，在用经处理后的废水灌溉的农作物上方的空气中检测到了 HEV。此外，从用河水灌溉的草莓中分离出 HEV。意大利的一项研究在 0.7%(6/911)的零售蔬菜食品如混合沙拉、芝麻菜、菠菜中检测到 HEV RNA。欧洲其他地区也有从冷冻水果和新鲜生菜中检测到了 HEV RNA 的研究报道。还有报道从胡椒和月桂叶粉中也检出了 HEV。

四、人-人传播

在 HEV 流行国家，感染 HEV 的孕妇将 HEV 垂直传播给胎儿是导致胎儿和孕妇围产期死亡的一个重要原因。这种传播途径与 HEV-1 和 HEV-2 基因型相关，HEV-3 和 HEV-4 基因型的相关报道比较少见，因此垂直传播在 HEV 散发国家中引起的病例似乎很少。西班牙曾报道在一名感染者的乳汁中检测到了 HEV RNA，其浓度与在该患者血液中检测到的相似，但基因型未见报道，这种传播途径需要进一步研究。

1. 垂直传播

HEV 可由 HEV 感染孕妇垂直传播给胎儿或婴儿。一项研究追踪观察了 8 名 HEV 感染孕妇，其中 6 名孕妇发生了垂直传播。在另一项研究中，对 26 名 HEV 感染孕妇进行了垂直传播 HEV 临床结局的研究，其中 5 位母亲在分娩前死亡，2 位流产，4 位早产，15 位正常分娩完成妊娠。在接受评估的 19 名婴儿中，12 名产生抗 HEV IgM，10 名出现病毒血症。15 例(78.9%)被证实发生宫内 HEV 感染。HEV 感染婴儿中，黄疸性肝炎 7 例，无黄疸性肝炎 5 例，单纯黄疸 3 例；6 例新生儿死于肝衰竭，1 例死于早产，9 例存活的婴儿有短暂的病毒血症，没有 1 例有慢性肝炎或肝硬化的迹象。在这篇报道之后，有许多研究相继报道了 HEV 的宫内传播导致了产妇和胎儿的高死亡率。有研究报道，在急性肝衰竭中，胎盘是否有 HEV 的复制与胎儿和产妇死亡率的高低相关。一项研究评估了 36 例 HEV 感染孕妇的结局和垂直传播型 HEV 感染的发生率以及胎儿/婴儿的临床疾病严重程度，结果显示胎儿疾病的严重程度与母亲疾病的严重程度和结局明显关联，推测 HEV 感染孕妇出现的急性肝衰竭可能会导致孕妇出现类似于妊娠急性脂肪肝的镜像综合征的症状。

2. 粪-口传播

现在，无论是在疫情流行国家还是散发国家，人-人间的直接粪-口传播途径都不常见。在已报道发生家庭聚集暴发的地区，病例之间发现的时间间隔很短，表明源于同一个接触事件，如饮用受污染的水或食用受污染的食物，而不是人-人间直接粪-口传播。有人认为在乌干达暴发了人-人间直接粪-口传播，但一直具有争议。法国报道了 1 例可能的人-人间粪-口传播病例，一名入院的患者在与另一名慢性 HEV 感染患者同住一个病房后感染了 HEV。

已报道的经粪-口途径的人-人间传播出现在一些特殊病例中，例如，一些来自 HEV 散发国家的医疗工作者，在 HEV 流行国家发生疫情时，前往提供帮助，在那里通过粪-口途径感染上 HEV。此外还可见于男男性行为者之间的感染(采取特殊的性交方式如口交与肛交)，尽管研究结果不一致。目前，已在动物中建立了 HEV 的粪-口传播模型，但缺乏 HEV 在人-人间经粪-口传播的直接证据。高比例的无症状病例和长潜伏期可能阻碍相关研究的进展，特别是在 HEV 散发国家。

3. 输血和器官移植

研究表明已经在多个疫情国家的健康献血者的血液中检测到了 HEV RNA。此外，在 HEV 散发国家中，献血者样本的 HEV RNA 阳性率范围为 1：15000(如澳大利亚、苏格兰)到 1：1500(如德国、荷兰、美国)。然而在加拿大检测的近 14000 份样本中未检测到 HEV RNA。在 HEV 散发国家中，曾报道了一些由 HEV 污染的血液制品输血导致的感染和症状。在这些病例中，献血者最有可能是在吃烧烤的猪肝和猪肠时感染上 HEV，然后通过输血使受血者感染了同一 HEV 毒株。在英格兰东南部进行的一项回顾性研究中，对 22.5 万份献血标本进行了 HEV RNA 筛查，发现 79 份阳性样本。对 54 份 HEV 阳性样本进行基因分型，发现所有样本中的 HEV 基因型为 HEV-3。此外，18 名接受 HEV 阳性血液制品(血细胞、血小板、血浆和粒细胞)的患者被证实感染了 HEV，其中 12 位受血者感染的 HEV 序列与供血者一致。同时该研究提示，血液中 HEV 浓度越高，越容易发生感染。但只有一名受血者出现临床肝炎症状。输血相关的 HEV 传播对总体疾病的经济负担的影响仍不清楚，主要原因是存在大量无症状和未确诊的 HEV 感染者，以及缺乏血液制品中 HEV 的流行率和感染者生存率的数据。

在德国，一名行肝脏移植的受者出现肝炎症状，随后发现供者有 HEV 感染，从供者和受者中分离的 HEV RNA 片段完全相同。同样在法国，两名患者在接受来自 HEV 感染供者的肾后患上了慢性戊型病毒性肝炎。HEV 可能是通过移植物内携带的血液传播给移植受者的。法国的一项研究显示，在 HEV 感染的实体器官移植中，输血是导致受者感染 HEV 的重要原因。但也存在不同看法，有学者认为，对于实体器官移植受者而言，食源性传播可能比输血具有更高的感染风险。

第三节　人群易感性

戊型病毒性肝炎是一种全球性疾病，它在发展中国家和发达国家有两种不同的流行病学和疾病模式。在发展中国家，HEV 感染是导致流行性和地方性急性戊型病毒性肝炎的原因之一。在这些国家，由于环境卫生条件不佳，HEV 主要通过经粪便污染的水源实现人-人间的传播。仅在非洲和亚洲地区，每年就有大概 2000 万新感染病例和 340 万有症状的感染病例。

身体羸弱的群体在其生命的任何阶段都有可能感染 HEV。有两个群体特别容易出现有症状的急性 HEV 感染。其一就是感染了 HEV-1 或 HEV-2 的孕妇。与非孕妇和男性相比，孕妇感染 HEV 后有可能增加其出现症状性疾病、暴发性肝衰竭和死亡的危险性。研究发现，孕期感染 HEV 的患者，其死亡率高达 15%～20%。其二，无论地理位置如何，与没有肝脏疾病患病史的人相比，患有慢性肝病的人因 HEV 感染而发生慢加急性肝衰竭和死亡的风险更高。除此之外，居住环境也至关重要，比如在偏远地区生活的民众、内陆地区难民营中生活的难民、无家可归的流浪者、城市贫民窟内的贫民、跨境人口等，由于生活地域偏远且环境恶劣，他们感染 HEV 和其他传染病的风险大大增加。2014 年 4 月至 2015 年 1 月，在埃塞俄比亚甘贝拉地区居住的难民中总共报道了 1117 例戊型病毒性肝炎疑似病例。在所有疑似病例中，死亡 21 例，死亡率达到 1.9％。

在 HEV 流行性感染国家中，自发性 HEV 感染主要依靠水源性传播，并频繁出现偶发病例或出现由 HEV-1、HEV-2 导致的暴发性感染。在戊型病毒性肝炎暴发时期，受感染后风险更高的反而是年龄在 15～40 岁的健康青壮年。幼儿感染 HEV 后却不太可能诱发相关疾病。

在部分 HEV 散发性感染国家中，自发性 HEV 感染的始作俑者主要包括人兽共患或食源性传播的 HEV-3 和 HEV-4，感染后出现相应症状的病例往往是成年人，而对于患有潜在慢性肝病和免疫力低下的男性而言，其健康所受到的威胁大大增加。在这些 HEV 散发性感染的国家中，绝大多数由 HEV-1 或 HEV-2 感染导致的患者通常有前往 HEV 流行性感染国家的旅居史。

当体内血清或粪便中存在 HEV RNA 超过 3 个月时即可定义为慢性 HEV 感染。慢性感染几乎只与 HEV-3 有关，由 HEV-4 导致的慢性感染鲜有耳闻，而 HEV-1 和 HEV-2 则与慢性 HEV 感染之间基本无关。慢性感染通常发生在免疫受抑制的个体中，包括实体器官移植受者、遗传性或获得性免疫障碍患者以及因血液恶性肿瘤接受化疗的患者。在这些易感群体中，慢性 HEV 感染可能并无症状，或对健康的影响较小，但也有可能在 1～3 年的时间内发展为肝纤维化和肝硬化。

肝外感染是指 HEV 在非肝组织中复制的一种感染情况，目前在发达国家和发展中国家均有报道，其最常见的症状往往伴随着神经系统的并发症。也有研究发现，肝外感染伴随有血液异常和肝脏以外器官感染的情况。大多数情况下，HEV 感染是自限性疾病，并不需要刻意治疗。但有免疫抑制情况的患者的慢性感染通常需要用抗病毒药物进行治疗。

目前关于二次感染的报道很少，现有的报道提示，有既往 HEV 感染史的人群并不能提供足够的免疫力去抵抗新一轮的感染，只能在一定程度上限制二次感染的程度并减轻疾病的严重性。有限的病毒暴发数据显示，人体摄入 10^5 个基因组拷贝足以致病。从对猪的研究中可以发现，至少需要摄入 10^4 个 HEV-3 基因组拷贝才能够对猪进行有效感染，但目前尚不清楚 HEV 对人和猪的感染力是否具有可比性。由于缺乏来自临床试验的剂量反馈数据，因此 HEV 有效感染人类所需的剂量尚未明确，且不同的基因型和不同的人群之间可能存在一定的差异性。

目前急需在医学、兽医学、与环境有关的学科以及其他卫生科学领域之间，建立一种平等、全面的研究合作和疾病预防机制。倡导民众养成良好的个人卫生习惯、改进我们的环境卫生情况，应提供清洁的饮用水，这些是预防 HEV 感染的非常好的途径。在前往流行地区旅行时，必须特别注意个人的护理以预防 HEV 感染，包括饮用煮沸后的水或瓶装水，避免进食生活在污染水域的水产品。特别是那些生活在流行地区或到流行地区旅游的孕妇，由于其受感染的风险尤其高，因此应根据标准防护指南特别注意自我防护是十分必要的。

第四节　普通人群病毒的流行特征和全球分布

一、HEV 流行的地区分布

按 HEV 的流行特征，HEV 流行的地区分布可分为四个不同的区域：高流行区域、流行区域、特有模式区域和零星散发性区域。

1．高流行区域

HEV 的高流行区域包括南亚（印度、孟加拉国、不丹、尼泊尔、巴基斯坦和斯里兰卡等）、东南亚（缅甸、印度尼西亚、越南和老挝等）、中亚（哈萨克斯坦、塔吉克斯坦和乌兹别克斯坦等）、北非（阿尔及利亚、摩洛哥、苏丹和突尼斯等）、东非（肯尼亚、乌干达和布隆迪等）、西非（科特迪瓦、利比里亚、尼日利亚等）和一些北美国家（墨西哥）。在这些国家中，HEV 的感染表现为流行病或地方病。在高流行区域，HEV 的感染通常是由 HEV-1 引起的，但在墨西哥和一些非洲国家，则由 HEV-2 引起。

2．流行区域

HEV 在中东许多国家（土耳其、沙特阿拉伯、也门、利比亚、阿曼、巴林、科威特和阿拉伯联合酋长国）、东南亚（新加坡）及南美洲的一些国家（巴西、阿根廷、厄瓜多尔和乌拉圭）流行。HEV 是引起 1/4 以上的急性散发性肝炎和暴发性肝炎的原因。然而，在这些国家，HEV 感染并没有导致黄疸性肝炎的流行。

3．特有模式区域

埃及的 HEV 流行病学特征与世界其他地区不同。该病常见于年轻人，社区的血清流行率与甲型病毒性肝炎类似。孕妇的 HEV 感染要么无症状，要么表现为轻度疾病。感染埃及人群的 HEV 基因型主要为 HEV-1，还有在亚洲人群中未见的亚型。

4．零星散发性区域

在发达国家，本土源性的 HEV 感染逐渐被重视。这些感染多由 HEV-3 和 HEV-4 引起。法国、德国、英国和其他许多欧洲国家每年平均有 50～100 例戊型病毒性肝炎的报道，然而这些报道的数据可能远低于实际的感染率。大多数 HEV 感染没有被识别，因为这些感染可能没有被检测，感染者或者无症状，或者被误诊为药物性肝损伤（drug-induced liver injury，DILI）。

二、HEV 流行的人群分布

戊型病毒性肝炎多发生于青少年，15～35 岁的病例占 70％以上，多表现为临床型感染；儿童和老年人发病较少，多表现为亚临床或隐性感染。男性发病率高于女性，尤其是戊型病毒性肝炎散发性病例，主要可能与男性感染 HEV 机会多有关。孕妇感染 HEV 后，常会导致流产、产低体重儿和死胎。孕妇戊型病毒性肝炎发病率和死亡率高。

中国学者曾调查了甘肃不同民族中的戊型病毒性肝炎流行情况，从临夏回族自治州、兰州、甘南藏族自治州等地区的回族、汉族、藏族三个民族中采集了 2090 份人血清样本，检测 HEV IgG 和 HEV IgM、HEV 抗原及 HEV RNA，结果表明，在回族、汉族、藏族中抗 HEV IgG 的抗体阳性率分别为 89％、8.7％和 32.9％，差异具有统计学意义。该调查显示，随着接触家畜的机会及肉类消费(尤其是猪肉)的增多,可能会增高 HEV 的感染率。

三、HEV 流行的时间分布

流行性戊型病毒性肝炎有较明显的季节性,多见于暴雨与洪水发生后,故雨季或夏季是暴发流行的高发季节,但散发性戊型病毒性肝炎全年均有发生,无明显季节高峰。随着近年来我国经济的发展和卫生设施的改善,戊型病毒性肝炎流行已基本控制,但散发性戊型病毒性肝炎仍时有发生。

四、HEV 的流行病学和疾病模式

HEV 是一个重大的全球健康问题,引起了世界三分之一人口的感染。HEV 包含多种基因型,其流行特征和疾病模式具有多样性和复杂性。在发展中国家和工业化国家,HEV 的流行病学和疾病模式截然不同(表 2-1)。

表 2-1　HEV 的全球流行病学和临床概况

基因型	HEV-1	HEV-2	HEV-3	HEV-4
地理分布	非洲、拉丁美洲、亚洲	西非、墨西哥	全球	东亚、中欧
流行模式	流行性、地方性		散发性	
患病率	约 50%		67%～98%无症状	
季节性	是		否	
储存宿主	人类		动物(猪、野猪、鹿等)	
传染途径	水、人-人、垂直传播		人兽共患——食源性、职业接触、污染水源	
与输血相关	仅有零星报道		相关(已确证)	
流行率	＜15 岁:低,且快速增长 15～30 岁:稳定在 30%～40%		各年龄组稳步增长;7%～21%	
年龄/岁	15～40		＞50	
性别(男∶女)	2∶1		＞3∶1	
临床结局	大部分自限		大部分自限	
风险因素	怀孕、肝硬化		肝硬化、肝移植、艾滋病	
孕期死亡率	高(25%)		未见报道	
HEV 的双重感染	常见,临床结局不良		有报道,临床结局不良	
肝外疾病	有		有	
慢性感染	未见报道		由 HEV-3 引起;常见于实体器官移植与 HIV 阳性患者	
医疗经济负担	每年 340 万例,7 万例死亡,3000 例死产		未知	

1. 发展中国家

据估计，2005 年全球发生了 2000 万例 HEV 感染、340 万例病例、7 万例死亡和 3000 例死产。数据同时显示出 HEV 的一些流行病学特征。

(1) HEV 可引起反复流行。

(2) 这些地区的发病率约为 6%。

(3) HEV 抗体呈现动态变化，并在一段时间后消失。

(4) 最近，有报道称 HEV 再感染能引起免疫应答的改变。考虑到以上因素，统计数据有可能严重低估了这些国家的实际疾病经济负荷。

在资源贫乏的国家，HEV 曾引起了大规模黄疸性肝炎的流行。这些地区的社会经济条件很差，饮用水源受到污染。HEV 感染造成大量感染病例与死亡病例，对流行地区造成严重危害。最令人担忧的是流行病会反复发生。在四年(1978—1982 年)间，克什米尔地区发生了四次 HEV 流行，共约影响了 52000 人，造成约 1700 人死亡。在疫区，HEV 占散发性病毒性肝炎的 30%～70%。据统计，在印度，该病的发病率约为每年 45/1000 人，感染人数约 220 万人每年。HEV 相关的暴发性肝衰竭非常常见，约占所有暴发性肝衰竭病例的 43%，死亡率为 51.9%。流行性和地方性感染是 HEV 在发展中国家显著的流行特征，同时妊娠期发病率和死亡率较高。孕妇的发病率是同龄男性和非孕妇的 8 倍，孕妇急性肝衰竭的发生率是同龄男性和非孕妇的 13 倍。妊娠晚期发生急性肝衰竭的比例为 44.4%。妊娠期急性肝衰竭可迅速引起脑部病变，伴高发生率的脑水肿和小脑扁桃体锥缩。频发弥散性血管内凝血也是本病的独特特点。临床表现类似于施瓦茨曼现象。孕妇感染 HEV 会导致胎儿和其本身围产期死亡。多项研究报道显示，HEV 的宫内传播会导致较高的胎儿和孕妇围产期死亡率。肝硬化患者感染 HEV 会导致肝功能迅速恶化，具有高死亡率。据估计，印度约 21%的肝硬化患者合并 HEV 感染发展为快速进行性肝衰竭，30 天死亡率约为 34%。

2. 工业化国家

在工业化国家，本土起源的 HEV 常被误诊为 DILI，因为临床医生缺乏对该病的重视。大多数本土源性的 HEV 感染性疾病常见于老年人，这类患者的肝脏疾病更加严重，肝或非肝并发症(15%)和急性肝衰竭(8%～11%)的发生率较高。有报道称，慢性酗酒者和酒精性慢性肝病合并 HEV 感染，最终导致肝失代偿，死亡率接近 70%。工业化国家的本土源性 HEV 感染不会对孕妇造成严重疾病。在一些免疫缺陷患者包括实体器官移植(solid organ transplant，SOT)患者、人类免疫缺陷病毒(human immunodeficiency virus，HIV)阳性患者以及血液肿瘤患者中，HEV-3 可导致长时间病毒血症、慢性肝炎、肝纤维化和肝硬化。病毒血症存在超过 3 个月提示有慢性戊型病毒性肝炎。在欧洲，SOT 患者的 HEV RNA 阳性率为 0.9%～3.5%。大多数患者无症状或有轻微的肝脏检查异常和轻微体征。然而，在一些特殊患者中，慢性戊型病毒性肝炎导致了快速进行性肝纤维化和 2～3 年的持续性肝硬化。在 85 例 HEV-3 感染的 SOT 患者中，29 例有自限性疾病，56 例有慢性病毒血症伴轻度肝病，9 例有肝纤维化或肝硬化。一些因素如使用他克莫司作为免疫抑制剂、血小板减少和 CD4 低计数(常见于 HIV 感染者)等被列为肝脏疾病进展、肝纤维化和肝硬化发展的高危因素。

五、特殊人群的 HEV 感染流行病学特征

有关孕妇、儿童及老年人的 HEV 感染流行病学特征将在后面专门章节讲述。

（毕　昊　赵瑶瑶　刘　赞　夏剑波）

主要参考文献

[1] Serracca L, Battistini R, Rossini, I, et al. Molecular investigation on the presence of hepatitis E virus (HEV) in wild game in north-western Italy [J]. Food and Environmental Virology, 2015, 7(3): 206-212.

[2] Boadella M, Casas M, Martin M, et al. Increasing contact with hepatitis E virus in red deer, Spain[J]. Emerging Infectious Diseases, 2010, 16(12): 1994-1996.

[3] Di Bartolo I, Ponterio E, Angeloni G, et al. Presence of hepatitis E virus in a red deer (*Cervus elaphus*) population in central Italy [J]. Transboundary and Emerging Diseases, 2017, 64(1): 137-143.

[4] Kukielka D, Rodriguez-Prieto V, Vicente J, et al. Constant hepatitis E virus (HEV) circulation in wild boar and red deer in Spain: an increasing concern source of HEV zoonotic transmission[J]. Transboundary and Emerging Diseases, 2016, 63 (5): e360-e368.

[5] Pérez-Gracia M T, García M, Suay B, et al. Current knowledge on hepatitis E[J]. Journal of Clinical and Translational Hepatology. 2015, 3(2): 117-126.

[6] Hartl J, Wehmeyer M H, Pischke S. Acute hepatitis E: two sides of the same coin[J]. Viruses, 2016, 8(11): 299.

[7] Marano G, Vaglio S, Pupella S, et al. Hepatitis E: an old infection with new implications[J]. Blood Transfus, 2015, 13(1): 6-17.

[8] Murali A R, Kotwal V, Chawla S. Chronic hepatitis E: a brief review [J]. World Journal of Hepatology, 2015, 7(19): 2194-2201.

[9] Goel A, Aggarwal R. Advances in hepatitis E-Ⅱ: epidemiology, clinical manifestations, treatment and prevention [J]. Expert Rev Gastroenterol Hepatol, 2016, 10 (9): 1065-1074.

[10] Khuroo M S, Khuroo M S, Khuroo N S. Hepatitis E: discovery, global impact, control and cure[J]. World Journal of Gastroenterology, 2016, 22(31): 7030-7045.

[11] Sridhar S, Lau S K, Woo P C. Hepatitis E: a disease of reemerging importance[J]. Journal of the Formosan Medical Association, 2015, 114(8): 681-690.

[12] Bazerbachi F, Hafar S, Garg S K, et al. Extrahepatic manifestations associated with hepatitis E virus infection: a comprehensive review of the literature[J]. Gastroenterology Report, 2016, 4(1): 1-15.

[13] Debing Y, Moradpour D, Neyts J, et al. Update on hepatitis E virology: implications for clinical practice[J]. Journal of Hepatology, 2016, 65(1): 200-212.

[14] Kamar N, Bendall R P, Peron J M, et al. Hepatitis E virus and neurologic disorders

[J]. Emerging Infectious Diseases, 2011, 17(2): 173-179.

[15] Dalton H R, van Eijk J J J, Cintas P, et al. Hepatitis E virus infection and acute non-traumatic neurological injury: a prospective multicentre study [J]. Journal of Hepatology, 2017, 67(5): 925-932.

[16] Murali A R, Kotwal V, Chawla S. Chronic hepatitis E: a brief review[J]. World Journal of Hepatology, 2015, 7(19): 2194-2201.

[17] Renou C, Roque-Afonso A M, Pavio N. Foodborne transmission of hepatitis E virus from raw pork liver sausage, France[J]. Emerging Infectious Diseases, 2014, 20(11): 1945-1947.

[18] Rivero-Juarez A, Frias M, Martinez-Peinado A, et al. Familial hepatitis E outbreak linked to wild boar meat consumption[J]. Zoonoses Public Health, 2017, 64(7): 561-565.

[19] Andraud M, Dumarest M, Cariolet R, et al. Direct contact and environmental contaminations are responsible for HEV transmission in pigs [J]. Veterinary Research, 2013, 44(1): 102.

[20] Bouwknegt M, Teunis P F, Frankena K, et al. Estimation of the likelihood of fecal-oral HEV transmission among pigs[J]. Risk Analysis, 2011, 31(6): 940-950.

第三章 戊型肝炎病毒感染的临床表现

第一节 急性戊型肝炎病毒感染

一、戊型肝炎的诊断

（一）戊型肝炎的概述

戊型病毒性肝炎（简称为戊型肝炎）一般为急性起病，通常被认为是自限性传染性疾病，同时这是一种人兽共患病。HEV 广泛存在于自然界，一般认为猪和家禽可作为宿主，在许多物种中高度感染，多数临床表现为亚临床状态。戊型肝炎临床表现、预后和传播方式与甲型肝炎相似，戊型肝炎孕妇死亡率高是戊型肝炎的临床特点。戊型肝炎的潜伏期比乙型肝炎短，比甲型肝炎稍长。戊型肝炎潜伏期为 2～9 周，平均约为 40 天。诊断标准应结合病情经过、症状、体征及检查结果等进行综合分析。

（二）戊型肝炎患者的临床症状

戊型肝炎一般起病急，黄疸多见。戊型肝炎通常是自限性的，在正常免疫的患者中，病毒存在的时间也可能会延长。一半的戊型肝炎患者有发热、乏力、恶心、呕吐和肝区疼痛表现。约 1/3 的患者有关节痛。常见胆汁淤积的一系列临床表现，如皮肤瘙痒、大便颜色变浅，较甲型肝炎更为明显，多数病例有肝脾大的症状。体格检查显示肝大、触痛、肝区叩击痛、巩膜黄染。出现黄疸的患者，大多数在半个月左右消退，一般病程可持续 6～8 周，一般来说，病程比甲型肝炎要长、病情比甲型肝炎更严重。妊娠期妇女感染 HEV 后，临床表现及体征表现得更严重，很有可能发展为肝衰竭，尤其是在妊娠晚期，流产和死产出现的概率显著高于正常妊娠期妇女。其原因可能与血清免疫球蛋白水平低有关。HEV 可能发生合并感染，HEV 感染可能在乙型肝炎表面抗原阳性患者中出现，这类患者往往病情更为严重。

1．潜伏期

戊型肝炎潜伏期为 2～9 周，平均 40 天左右，略长于甲型肝炎，短于乙型肝炎。

2．临床表现及分型

戊型肝炎根据临床症状和体征结合病情发展可分为以下临床类型：急性戊型肝炎（包括急性无黄疸性戊型肝炎、急性黄疸性戊型肝炎）、重型戊型肝炎（肝衰竭）、淤胆型戊型肝炎。通常认为戊型肝炎都是急性自限性的，几乎不可能发展成慢性肝炎。最近有报道称，部分肝移植患者感染 HEV 后会变成慢性戊型肝炎，长期接受免疫抑制治疗的患者也可能出现病程延长或反复发作的趋势，并可能长期携带病毒。

1）急性戊型肝炎

戊型肝炎通常表现为急性肝炎，约占90%，根据急性戊型肝炎患者是否出现黄疸，可分为急性黄疸性戊型肝炎和急性无黄疸性戊型肝炎。

(1) 急性黄疸性戊型肝炎

急性黄疸性戊型肝炎占急性戊型肝炎的75%左右。

①黄疸前期：急性黄疸性戊型肝炎患者，在黄疸前期，大多数有非特异性的前驱症状，如低热和关节痛，常被误认为是上呼吸道感染。一般表现为寒战、发热、恶心、全身乏力、厌食、呕吐、厌油等。还可出现腹痛、腹泻、肝区疼痛、尿色逐渐加深，甚至出现浓茶色尿。本时期多数患者征象不明显，少数有浅表淋巴结肿大。此阶段患者症状的严重程度在不同患者中迥然不同，持续时间为数天到两周。部分患者没有明显的黄疸前期的临床表现，而是以皮肤、巩膜黄染为最早的症状。

②黄疸期：黄疸期患者的体温可逐渐下降，畏寒、乏力、厌食、恶心、呕吐等症状可能在患者发生黄疸后4～5天逐渐缓解。同时，尿液颜色逐渐加深，如呈浓茶色；粪便颜色逐渐变浅，可能出现白色黏土样的粪便。巩膜和皮肤出现黄疸，并伴全身皮肤瘙痒。少数急性黄疸性戊型肝炎黄疸期患者有眼结膜发痒。体格检查示肝脏质软，肝脏可肿大，有肝压痛和叩击痛。部分病例有脾大（儿童病例多见）。黄疸期一般持续14～28天，偶有病例可持续2个月。

③恢复期：症状逐渐消失，黄疸、肝大、脾大逐渐恢复正常。此阶段时间多为1～2个月，总病程一般不超过4个月。

(2) 急性无黄疸性戊型肝炎

患者临床表现较急性黄疸性戊型肝炎轻，部分患者表现为亚临床型，多无症状，容易被忽视。患者早期容易出现困倦、乏力、纳差、厌油、恶心、呕吐、腹胀、低热及右上腹隐痛等临床症状。此病多见于儿童，病情多在3个月内恢复。

2）重型戊型肝炎

重型戊型肝炎（又称肝衰竭）的诱因包括劳累、精神刺激及妊娠等。重型戊型肝炎具有发病急、预后差、死亡率高的特点，表现出一系列肝衰竭综合征的表现。肝衰竭综合征有以下临床表现。

(1) 症状重

极度乏力，严重消化道症状，神经、精神症状。

(2) 黄疸深

每天总胆红素（TBil）水平上升不少于17.1 μmol/L或TBil＞171 μmol/L。

(3) 出血现象

凝血酶原时间（PT）显著延长，凝血酶原活动度（PTA）＜40%。

(4) 并发症

可出现中毒性鼓肠、肝性脑病、肝肾综合征。

(5) 特异体征

肝臭、肝浊音界进行性缩小。

(6) 生化特征

胆-酶分离、胆-胆分离、血氨升高。

根据病情特点，重型戊型肝炎可分为急性重型戊型肝炎和亚急性重型戊型肝炎，临床表现与其他类型的重型病毒性肝炎相似。

(1)急性重型戊型肝炎(也称为急性肝衰竭、暴发性肝炎)

急性重型戊型肝炎起病急,病情进展快,死亡率高,是以起病2周内出现Ⅱ度及以上肝性脑病为特征的症候群。临床特点:①严重的全身中毒症状及消化道症状:患者可能在疾病早期出现发热,如果持续发热表明内毒素血症或持续肝细胞坏死;全身情况极差,可出现食欲不振、极度疲劳、烦躁不安、顽固性呃逆、恶心、呕吐和明显腹胀等临床表现。②黄疸迅速加深:往往黄疸在短时间内进展迅速,随着病情进展会出现浓茶水样尿,且皮肤、巩膜黄染迅速进展,胆红素水平平均以每天增加17.1 μmo/L的速度迅速上升。此阶段血清转氨酶水平明显升高,但胆红素水平并不太高,这是急性重型戊型肝炎的临床特点之一,一般情况下无明显胆-酶分离现象。③出血倾向和出血:凝血酶原时间显著延长,凝血酶原活动度显著降低。出血倾向明显,一般表现为皮下淤点、淤斑,临床上往往在注射和损伤部位更明显,可有牙龈渗血、鼻黏膜出血,严重者可出现上消化道出血。黄疸程度与出血程度呈正相关,部分病例出现弥散性血管内凝血。④腹水:腹水出现迅速,体检肝浊音界逐渐缩小或正常,移动性浊音呈阳性,肝区叩击痛。⑤肝性脑病:该类患者可能有肝性脑病的表现,如人格改变、昼夜节律逆转、重复讲话、行为异常、思想不受控制等。在严重的情况下,重型戊型肝炎者可出现意识障碍和明显神经症状及体征,如肌肉紧张度增加、阳性锥体束体征、髌骨和(或)踝阵挛、定向障碍和计算异常等。肝性脑病患者前期就可出现大蒜气味或者烂苹果气味,称为肝臭,与肝脏损伤程度有关。⑥心脏的表现:患者可出现心悸、胸闷胸痛、气短、顽固性低血压、休克、心力衰竭,严重时可出现心脏停搏。行心电图检查可提示各类心律失常,如心房颤动、心房扑动、窦性心动过缓、窦性心动过速等。⑦呼吸衰竭:患者可出现急性肺水肿,表现为喘息、气急、呼吸困难、血性泡沫痰等,体检可闻及满肺湿啰音。⑧其他:低血糖、电解质紊乱等。

(2) 亚急性重型戊型肝炎(也称为亚急性肝衰竭、亚急性肝坏死)

亚急性重型戊型肝炎起病15天至26周出现肝衰竭综合征,病情进展稍缓于急性重型戊型肝炎。临床特点:①脑病型:早期出现Ⅱ度以上肝性脑病,可出现肝臭、扑翼样震颤等症状,体检可出现锥体束征阳性、踝阵挛、膝反射亢进等一系列病理征阳性,一般情况下伴血氨水平升高。②腹水型:病程中首先出现腹水、胸水等,称为腹水型。患者可表现为乏力、食欲不振、腹胀、恶心、呕吐等,体格检查示腹部移动性浊音阳性。③黄疸加重:黄疸程度在短时间内加重,血清总胆红素水平每天上升超过17.1 μmmol/L或血清总胆红素水平大于正常值10倍,可出现胆-酶分离。④晚期可出现难治性并发症,如消化道出血、肝性脑病、肝肾综合征、脑水肿、肺水肿、失血性休克及继发感染(以呼吸道感染及泌尿系统感染多见),出现并发症后,往往预后不良。

3) 淤胆型戊型肝炎

淤胆型戊型肝炎以肝内淤胆为主要表现,也称毛细胆管炎性肝炎。早期症状较轻,后期随病情发展可出现肝内梗阻性黄疸,患者可表现为皮肤瘙痒、小便深黄、大便颜色变浅、右肋区疼痛、消瘦、恶心、呕吐、食欲不振等。淤胆型戊型肝炎极为少见,仅占0.1%,多发生于老年人。

4) 慢性戊型肝炎

大多数学者仍然相信没有慢性HEV携带者,同时也无慢性化过程,但近年研究提示,免疫力低下人群、器官移植人群等有患慢性戊型肝炎倾向。

3. 特殊人群患戊型肝炎的临床特点

1）妊娠期妇女戊型肝炎的临床特点

（1）妊娠期妇女戊型肝炎急性起病，临床表现、体征、影像学表现及血生化指标等，均与急性肝炎大致相似。

（2）妊娠期妇女戊型肝炎肝衰竭发生率很高，在妊娠3～9个月时感染HEV后暴发性肝炎发生率最高，死亡率也最高。

（3）妊娠期妇女戊型肝炎在向重型戊型肝炎的发展中相继出现凝血因子Ⅱ、Ⅴ、Ⅶ、Ⅸ、Ⅹ低下，PT延长，PTA降低，血小板和纤维蛋白原相对于绝大多数患者来说是大致正常的。仅个别病例出现血小板减少和发生弥散性血管内凝血，可出现皮肤淤点淤斑、消化道黏膜出血，甚至由于凝血功能改变，妊娠期妇女产后也可出血。

（4）患有戊型肝炎的妊娠期妇女易发生流产、早产、死胎、死产和产后感染，即使胎儿可以顺利生产，但新生儿HEV感染的发生率和死亡率远远高于非戊型肝炎产妇的新生儿。

2）小儿戊型肝炎的临床特点

（1）小儿戊型肝炎，多为急性肝炎，且黄疸性多见，50%以上患儿有发热、恶心、呕吐、纳差、厌油，少数患儿腹痛且较剧烈，应引起临床医生的注意。

（2）患儿年龄越小发病越少，发病率与死亡率均低。起病急、病程短、症状轻，发病时呼吸道症状多，体征中有脾大、黄疸，肝功能改变以丙氨酸转氨酶（ALT）水平升高为主。

（3）多通过母婴垂直传播，HEV严重威胁胎儿和新生儿的健康；新生儿戊型肝炎的预后与HEV感染的妊娠期妇女大致相似。研究表明，HEV感染的妊娠期妇女分娩的新生儿HEV感染率很高。

（5）HEV感染后的新生儿死亡通常是由暴发性肝衰竭引起的。若出现呼吸窘迫综合征、脓毒血症和肝脾大，则表明预后差。

3）老年人戊型肝炎的临床特点

（1）老年人戊型肝炎发病率低，起病隐袭，病程时间长，恢复慢。临床上往往可见严重的消化道症状，可表现为体温升高、乏力、恶心、食欲不振、呕吐、尿黄、肝区疼痛、腹泻、皮肤瘙痒、陶土样大便等。

（2）老年人出现淤胆型戊型肝炎的比例相对较高，常见血清胆红素和转氨酶水平升高，可出现胆-酶分离现象。

（3）老年妇女戊型肝炎出现重型的较多，但发生率低于妊娠期妇女戊型肝炎。其与乙型肝炎相比，病情轻，预后好，但比甲型肝炎略重。

（4）患者病程出现并发症概率高，继发多种感染，尤其是呼吸道感染。若合并有严重的基础老年疾病，如心血管系统疾病、糖尿病等，则预后差，严重时危及生命。

在中国，HEV重叠HBV感染大多数是在慢性乙型肝炎基础上合并戊型肝炎，但慢性丙型肝炎合并戊型肝炎也较常见。合并感染后，原有肝病加重，肝衰竭的发病率和死亡率明显增高。

二、戊型肝炎的并发症

（一）肝性脑病

（1）肝性脑病是基于代谢异常和中枢神经系统功能不全，由严重的肝脏疾病引起的症候群。主要症状是意识障碍、行为异常，严重时会出现昏迷。

（2）肝性脑病的发生机制包括氨中毒学说、假性神经递质学说、γ-氨基丁酸/苯二氮䓬复合体学说，胺、硫醇和短链脂肪酸的协同毒性作用，以及氨基酸代谢不平衡等。

（3）重型戊型肝炎肝性脑病发病率为60%～70%，肝性脑病是最常见的并发症。主要临床症状是意识障碍，即肝性脑病的精神症状和神经症状。根据意识障碍的程度、神经系统的表现及脑电波的改变，临床症状分为以下四个阶段。

①前驱期：患者会出现轻度行为异常和性格的改变。可表现为情绪激动或神情淡漠、随地大小便、随处脱衣服等，回答问题尚准确，但语速较慢且吐词不准确。部分患者可出现扑翼样震颤，亦称肝震颤。此阶段一般无明显神经症状，多数患者脑电图正常，有时因症状不容易被发现，易被耽误诊治。

②昏迷前期：患者会出现以意识错乱、睡眠障碍、行为失常为主的临床表现。可以表现为言语含糊不清、书写表达障碍、睡眠昼夜颠倒、定向力及理解力下降、计算和智力构图异常，甚至部分患者可有幻觉、烦躁不安及暴力倾向。患者在此阶段有明显神经体征，如腱反射亢进、肌张力增高、踝痉挛及巴宾斯基（Babinski）征阳性等体征。昏迷前期扑翼样震颤仍存在，脑电图有特征性异常。

③昏睡期：患者会出现以昏睡和精神错乱为主的临床表现，部分患者神经体征会明显加重，表现为肌张力较前增加、四肢被动活动多有抵抗力。锥体束征常常表现为阳性。大部分时间，患者处于昏睡状态，刺激下可以唤醒患者。唤醒后可以做简单应答。扑翼样震颤在此阶段仍可引出。脑电图出现异常波形。

④昏迷期：患者神志完全丧失，不能唤醒。因为患者无法配合不能引出扑翼样震颤。浅昏迷时患者对疼痛尚有反应，腱反射和肌张力仍亢进。深昏迷时，患者各种反射均消失，肌张力降低。此阶段脑电图可出现明显异常。

（4）肝性脑病患者可出现脑水肿，体格检查可发现神经系统病理征阳性、球结膜水肿、瞳孔扩大和固定、呼吸缓慢、节律不规则和视乳头水肿等一系列临床表现。

（二）凝血功能障碍和出血

肝衰竭时常出现凝血机制异常，凝血因子减少是导致出血的主要原因。出血部位多为皮肤、口腔黏膜、鼻黏膜、球结膜及胃黏膜。有肝硬化门静脉高压者可因食管胃底静脉曲张破裂出血。临床上，消化道出血是重型戊型肝炎主要的并发症之一。消化道出血的临床症状取决于出血的量和速度。出血少的情况下，一般不会感到不适，但会有轻度的恶心、黑便。如果出血速度快，可能会出现呕血及头晕、口渴、倦怠等休克症状。当患者感觉到胃肠道有出血的症状时，必须积极去医院进行进一步诊治。

（三）继发感染

戊型肝炎继发感染是指由戊型肝炎患者免疫力和抵抗力下降引起的细菌感染，多为内源性感染，常见于成人局部病变，一般不累及邻近淋巴结。呼吸道感染最常见，其他如尿路感染大多是革兰阴性杆菌、革兰阳性球菌感染，也有厌氧菌和真菌感染。急性重型戊型肝炎发病时间短，很少发生感染。亚急性重型戊型肝炎常见继发感染。

（四）肝肾综合征

在排除了已知病因的器质性肾衰竭情况下，肝衰竭患者出现继发性肾衰竭，则称之为肝肾综合征。肝肾综合征是重型戊型肝炎的一个非常危险的征兆。临床上患者可出现尿量减少，严重时可出现无尿，继而出现循环血容量增加、脑水肿、高钾血症、惊厥甚至脑水肿引起的脑疝等。临床上，其发生与肝细胞坏死、内毒素血症、利尿剂的不合理使用、低血容量和消化道出血引起的低血压有关。大多数由肝衰竭引起的肝肾综合征会导致多器官衰竭，且死亡率高，一般的内科治疗很难逆转。

（五）电解质酸碱平衡紊乱

重型戊型肝炎患者病情加重时，可出现严重电解质紊乱和酸碱失衡，临床上可出现低钠、低钙、低镁、低钾/高钾，以及酸碱平衡紊乱等，难以逆转，严重时危及生命。

（六）急性胰腺炎和低血糖

肝脏对于血糖具有双向调控功能，急性胰腺炎与病毒性肝炎的关系可能与胰腺细胞的直接损伤或细胞免疫介导的损伤有关，患者可出现发热、恶心、呕吐、腹部疼痛等临床表现。低血糖是由肝脏组织大面积坏死，肝内糖原被消耗，血糖降低所致，多发生于急性重型戊型肝炎的早期，并与患者预后有关。

（七）其他

其他并发症有肝肺综合征、肺水肿等。

三、急性戊型肝炎的诊断

诊断原则：依据流行病学史、症状、体征和实验室检查进行综合诊断，确诊依据特异性的血清学检查。

诊断分类：急性戊型肝炎按有无黄疸，可分为急性无黄疸性戊型肝炎和急性黄疸性戊型肝炎，急性黄疸性戊型肝炎可以进展为急性/亚急性戊型肝炎肝衰竭。

急性戊型肝炎的诊断流程见图 3-1。

四、鉴别诊断

1. 其他嗜肝病毒引起的急性病毒性肝炎

可通过实验室病原学检查与急性甲型肝炎、乙型肝炎、丙型肝炎和丁型肝炎区分开来。

2. 巨细胞病毒性肝炎

巨细胞病毒（cytomegalovirus，CMV）是通过唾液、性接触、子宫内或母体传播，也被称为人类疱疹病毒 5 型。CMV 感染后往往不能被宿主完全清除，潜伏在宿主体内，许多条件可使感染重新激活。当免疫功能正常时，病毒受到细胞介导的免疫控制，患者往往没有临床症状。然而，当 T 细胞的免疫功能受损时，CMV 就会被重新激活，肝功能经常受损，容易被忽视，CMV DNA 检测可以协助诊断。

3. EB 病毒性肝炎

EB 病毒感染后引起的肝脏炎症称为 EB 病毒性肝炎，是除五种嗜肝病毒外常见的引起肝脏损伤的病毒。多数患者表现为急性自限性感染，少数患者可进展为慢性肝脏损害。患者可出现发热、咽痛、皮疹、乏力、纳差、皮肤及巩膜黄染等临床症状，体格检查可见扁桃体肿大、颈部淋巴结增大、肝脾大，伴疼痛和压痛。EBV 抗体 IgM 和 EBV DNA 检测可协助诊断。

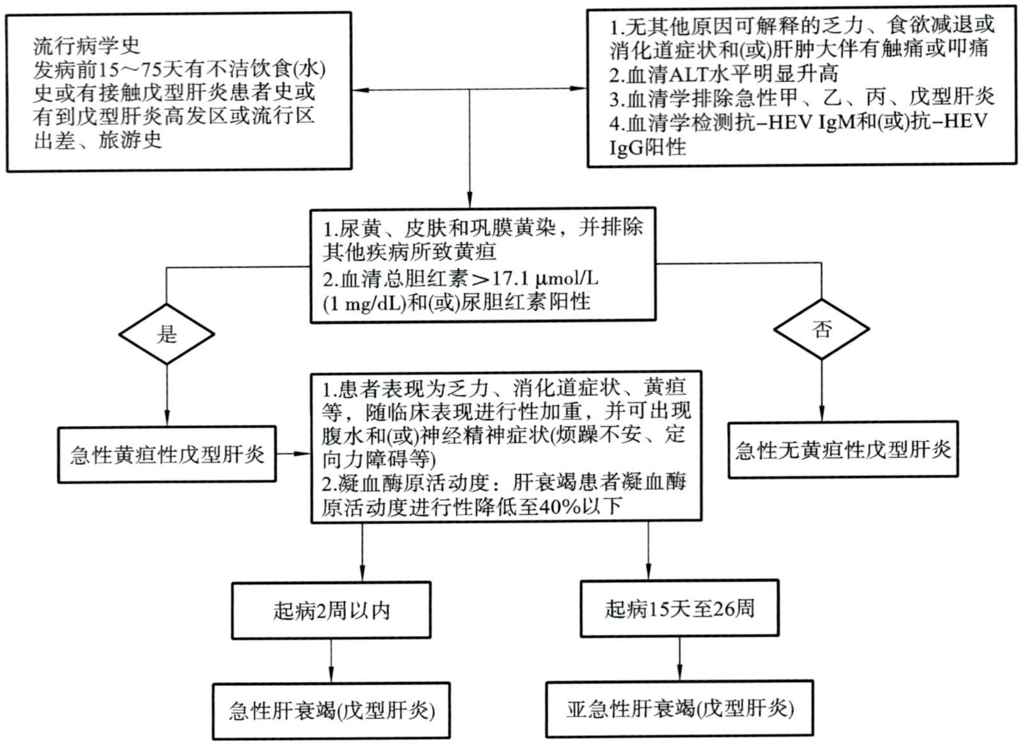

图 3-1　急性戊型肝炎的诊断流程

4．妊娠急性脂肪肝

妊娠急性脂肪肝患者可出现肝功能显著异常，妊娠的急性脂肪肝也被称为产科急性黄色肝萎缩，是妊娠晚期特殊的致命性疾病。临床表现为重型戊型肝炎的临床症状。过去的文献资料显示，患有妊娠急性脂肪肝的孕妇和其胎儿的死亡率很高，但如果早期诊断、早期治疗和及时终止妊娠可以降低母婴死亡率。孕妇患病初期，只有持续性恶心、呕吐、疲劳和头痛。黄疸在几天到一周出现，皮肤无明显瘙痒，但黄疸逐渐加深。部分患者可出现上腹部不适，常常伴随着高血压、蛋白尿和水肿。一些人有短暂的多尿和多饮。如果孕妇不分娩，孕妇的病情将继续恶化，患者可能会在短时间内出现凝血功能障碍、低血糖、意识障碍、精神症状、肝性脑病、尿失禁、肾衰竭和死亡。

5．胆石症

胆石症又称为胆结石，指胆囊和(或)胆管出现结石的一种疾病，可引起肝功能异常。疾病的形成是遗传因素、环境因素及个人生活习惯因素多因素相互作用的结果。胆石症的发病率相当高，一般情况下在普通人群中约为10%，也就是说，每10个人中就有1个人患有胆石症。多数胆石症患者无明显症状，往往体检时发现。部分患者可因胆结石引起炎症出现右上腹隐隐作痛。若结石引起胆道痉挛，可引起患者右上腹绞痛。胆绞痛的患者常伴恶心、呕吐等，随病情进展可发生为梗阻性胆管炎，表现为腹痛、寒战、高热和黄疸，被称为是夏科特(Charcot)三联征。

6．中毒性肝炎

中毒性肝炎是由某些化学因素或药物引起的肝炎。患者多有特殊物质接触史，导致肝细胞损伤，肝功能异常。临床表现为疲劳、恶心、食欲不振、低热、腹胀、尿黄、皮肤瘙痒。药物性肝炎与其他原因引起的肝炎临床表现相似，诊断较为困难。需结合患者用药史、临床症状、肝功能检查及影像学检查予以确认，可参考 RUCAM 评分协助诊断。建议患者在医生指导下服药，避免药物性肝炎的发生。如发生药物性肝炎，可在专业医生指导下治疗，预后较好。

7. 酒精性肝病

5 年以上的饮酒史，男性每日饮酒量≥40 g，女性每日饮酒量≥20 g，或近两周饮酒较多，每日饮酒量≥80 g，即达到酒精性肝损害的酒精摄入量。酒精性肝病表现为转氨酶升高、腹部不适、恶心、疲劳、食欲不振等。根据临床表现、实验室检查、影像学及肝脏病理学检查结果，临床上酒精性肝病可诊断为单纯酒精性脂肪肝、酒精性肝炎和酒精性肝硬化。绝大多数酒精性肝炎患者体检无明显表现，往往容易忽视，可在患者不察觉的情况下发展为酒精性肝硬化。除上述表现外，体格检查还可发现腹壁静脉曲张、肝掌、腹膨隆、蜘蛛痣、双下肢水肿等。部分患者出现胃肠道出血、肝性脑病等并发症，酒精性肝病患者若发生酒精性肝硬化，预后较差。

8. 钩端螺旋体病

钩端螺旋体病是由致病性钩端螺旋体感染导致的一种急性传染病，早期一般为钩端螺旋体败血症，中期为多器官损伤和功能障碍，后期为各种过敏后的并发症。病情较轻时与流感相似，病情严重时可有多器官损害，主要病理改变是全身毛细血管毒性损害，钩端螺旋体病是世界上分布广泛的动物源性疾病之一。钩端螺旋体培养和钩端螺旋体 DNA 检测可协助诊断。

第二节 慢性戊型肝炎病毒感染

一、慢性戊型肝炎的定义

戊型肝炎病毒(HEV)引起的戊型肝炎一直被认为是一种急性自限性感染的过程，几乎不发展为慢性戊型肝炎。然而最近发现，器官移植、HIV 感染等免疫力低下的患者感染 HEV 能够发展为慢性戊型肝炎。HEV 感染的慢性化又可以称为慢性戊型肝炎，指的是感染 HEV 后，患者肝功能的指标持续异常超过 6 个月，同时 HEV RNA 可以在血清、粪便和(或)肝穿刺活检肝组织中检测到持续阳性。该类患者通常无明显临床症状，有症状者以乏力常见。

二、慢性戊型肝炎的研究概况

据统计，感染 HEV 的患者临床病例人数占感染 HEV 的 15%左右，其中戊型肝炎发生死亡的人数约占 0.283%，大多数以急性戊型肝炎为主。长期以来人们一直认为戊型肝炎不形成慢性戊型肝炎，戊型肝炎临床表现多类似于甲型肝炎。近几年的研究发现，器官移植和 HIV 感染等免疫缺陷患者感染 HEV 后随着疾病持续进展，戊型肝炎迁延不愈逐步发展为慢性戊型肝炎，甚至进展为肝硬化。世界上公认 HEV 主要有 4 种基因型，分别为基因 1 型(HEV-1)、基因 2 型(HEV-2)、基因 3 型(HEV-3)及基因 4 型(HEV-4)。通常情况下，引起暴发流行的是 HEV-1 和 HEV-2，而 HEV-3 和 HEV-4 被认为是一种既能感染人，又可以感染部分动物的一种病毒，可在人与部分动物间传播，患者以散发最为多见。在老年人及有基础肝脏疾病的患者中主要流行的是 HEV-3，为动物源性的跨物种病原体，导致人兽共患病。它通常在机体免疫力下降的时候引起相应的感染，如在实体器官移植患者、干细胞移植患者、HIV 感染患者、接受化疗的血液病患者和接受免疫治疗的风湿病患者中，它可能导致小范围流行。HEV-1 和 HEV-2 主要流行于无基础肝疾病的青壮年，非灵长类动物的感染几乎未曾发现，主要在人与人之间传染，为人类源性病毒。据国内外相关报道，器官移植的患者通常免疫力低下，在他们当中 HEV 的患病率为 1%～2%，HEV 感染后，大约有 60%的患者会由急性转为慢性，通常表现在血液、粪便和肝活检样本中可以持续检测病毒阳性。器官移植患者合并慢性戊型肝炎的重要表现之一是从肝脏炎症到肝纤维化，最后形成肝硬化，时间一般不超过 3 年。慢性戊型肝炎在低流行区和高流行区的发病率是不相同的，患者在进行器官移植后，低免疫力的戊型肝炎患者在低流行区慢性戊型肝炎的发生率约0.4%，在高流行区可达 1.9%。而在其他免疫缺陷患者中，急性戊型肝炎可随病情进展转化成慢性戊型肝炎，慢性戊型肝炎可以引起肝纤维化、肝硬化，甚至最终引起终末期肝病。

三、慢性戊型肝炎的研究前景

目前对于全世界慢性戊型肝炎所波及的范围以及引起的后果还不是很清楚。首先，截至 2017 年，联合国艾滋病规划署根据数据估计，全球共有 3000 多万 HIV 感染者存活，大多数患者生活在发展中国家。对于 HIV 感染者来说，即使促进免疫重建的高效抗反转录病毒治疗(俗称“鸡尾酒疗法”)覆盖率明显提高，但这部分患者免疫力仍会低于正常人，也易感染 HEV。同时，绝大多数患慢性戊型肝炎的存活者也生活在发展中国家，所以发展中国家 HIV 感染合并慢性戊型肝炎的患者比发达国家多。对发展中国家的慢性戊型肝炎的高流行区进行调查发现以 HEV-1 和 HEV-2 感染为主。其次，随着当代医疗技术的不断进步，器官移植的患者存活率升高，术后患者需长期服用抗移植排斥反应的药物，可导致机体免疫应答下降，器官移植后患戊型肝炎的患者不断增多，部分患者可迁延不愈而发展为慢性感染。

四、HEV 感染后发生戊型肝炎慢性化的机制

目前，患者感染 HEV 后发生戊型肝炎慢性化的机制尚不完全明确，现有数据显示，其机制与宿主免疫功能不全和 HEV 基因变异均相关。

1. 宿主免疫功能不全

免疫功能低下的中老年人最容易出现慢性戊型肝炎，器官移植、恶性肿瘤、HIV 感染或长期使用免疫抑制剂的患者通常免疫力低下，其中最常见的是实体器官移植患者。临床回顾性研究表明，如果器官移植患者出现急性戊型肝炎，高达 60%的患者会发展成慢性戊型肝炎。以他克莫司为基础的免疫抑制治疗会引起患者免疫力低下，若这类患者发生急性戊型肝炎易发展为慢性戊型肝炎。其发病机制是缺乏 HEV 特异性 T 细胞免疫应答，当 HEV 被机体清除之后，免疫功能得到改善。AIDS 患者感染 HEV 易发展为慢性戊型肝炎的原因是，其 $CD4^+$ 细胞计数低于 $100/mm^3$。经高效抗反转录病毒治疗(HARRT)后，随着 $CD4^+$ 细胞计数的升高，HEV 可被清除。来自瑞士的一项研究表明，由于 $CD4^+$ 细胞计数很低，血清转换(IgG)可能会延迟或不发生，单独进行血清学筛查可能无法诊断 AIDS 患者感染

HEV。但研究者建议，在HIV感染者中，出现不明原因ALT升高时，应考虑合并HEV感染。目前发现了5个参与Ⅰ型干扰素应答的基因表型与慢性戊型肝炎的发生和发展息息相关，它们分别是IFIT1、IFI44L、RSAD2、EPSTI1和ISG15，而适应性干扰素γ免疫反应与HEV清除密切相关。

以上研究表明，宿主免疫功能不全是急性戊型肝炎迁延不愈，逐渐形成慢性戊型肝炎的高危因素，同时也是重要原因。

2. 病毒基因变异

在报道的慢性戊型肝炎病例中分离出的HEV基因型为HEV-3，极少数可分离出HEV-4。目前，还没有证据表明HEV-1、HEV-2感染的戊型肝炎会慢性化进展。由于HEV的特殊性，其长期缺乏有效的细胞培养系统。Okamoto等研究者成功地将从急性感染患者中分离出来的HEV-3和HEV-4毒株在肝细胞癌细胞系(PLC/PRF/5)内复制。随后，Shukla等研究者从慢性戊型肝炎患者体内分离出HEV-3 Kernow-C1毒株在HepG2/C3A细胞系内复制，从而发现引起慢性戊型肝炎和急性戊型肝炎的毒株有明显不同，除了存在点突变外，还有病毒基因超变区含有编码人S17核糖体蛋白58个氨基酸的171个核苷酸插入序列。这些原因引起了HEV Kernow-C1复制能力和生长能力增强。Nguyen等研究人员发现，HEV基因高变区出现大量连续缺失和少量宿主基因序列插入。其中一个插入序列是编码S19核糖体蛋白39个氨基酸的基因序列，并将产物融合到病毒非结构蛋白中。体外传代实验表明，含有插入序列的毒株能够长期复制，并逐渐成长为优势株。Johne等研究人员对基因组序列进行仔细检查后发现，在HEV基因组的病毒开放阅读框超变区中插入了186个核苷酸。在插入核苷酸过程中，保留了原来的开放阅读框。因此，ORF1编码蛋白包含来自高变区的38个氨基酸和来自RNA依赖的RNA聚合酶结构域相邻的区域的24个氨基酸，该插入序列有利于病毒的生长并成为优势株。Lhomme等发现HEV准种的异质性越大，急性HEV感染患者进行实体器官移植时越容易发生慢性HEV感染。

综合上述研究显示，HEV可通过插入自身或宿主的基因片段来增强自身的复制和生长能力，从而促进慢性戊型肝炎的发生和发展。

五、慢性戊型肝炎的临床表现与诊断

绝大多数慢性HEV感染患者没有明显临床症状，若有症状则以疲劳感为主要临床表现，偶有消化道及精神等症状，表现为恶心、呕吐、肝区痛、肌肉痛、关节痛、共济失调、认知障碍等相关肝外表现，大约1/3的患者有关节痛。多数患者以肝大常见，脾大较少见。体格检查显示肝大，伴有触痛和叩击痛等。对于患有慢性戊型肝炎的个体来说，转氨酶水平普遍升高，多数为轻度升高，几乎没有黄疸。同时，几乎所有患者都能检测到HEV RNA，部分患者可能有抗HEV IgM和抗HEV IgG阳性，$CD4^{+}$细胞计数可小于$200/mm^3$，同时伴随的是T细胞明显减少。早期的肝组织学以肝细胞炎症浸润、局灶性坏死和胆汁淤积为主要病理表现，病理结果与急性肝炎相似，随着病程的不断延长，3年内多数患者会出现轻中度肝纤维化，2年内大约有10%的慢性戊型肝炎患者可发展为进行性肝硬化。HEV感染的诊断主要依靠血清学检测及病毒RNA检测确定，主要包括以下几个项目：抗HEV IgM、抗HEV IgG及HEV RNA等。免疫功能低下的患者中由急性戊型肝炎发展为慢性戊型肝炎的患者占绝大多数，免疫功能低下可引起血清抗体的产生延迟，所以慢性戊型肝炎患者的血清学抗体可能产生延迟，甚至几乎不产生，在这种情况下，仅仅通过检测血清标志物来确定是否已感染 HEV，很容易出现漏诊。因此，判定 HEV 是否为持续性感染需要通过巢式反转录聚合酶链反应（RT-PCR）或实时聚合酶链反应（real-time PCR）技术检测血浆或检测粪便中的 HEV RNA。一般认为慢性持续性 HEV 感染与慢性戊型肝炎在概念上没有区别，但是实际情况是慢性持续性 HEV 感染是指在患者血液中检测到 HEV RNA 持续存在 6 个月以上。而对于慢性戊型肝炎来说，除了须在患者血清中检测 HEV RNA 在体内持续存在，还需要转氨酶水平异常升高或病理结果显示肝脏有相应的组织学改变。

六、器官移植与慢性戊型肝炎

在治疗肾脏、肝脏、心脏和肺等终末期疾病时，随着医疗技术的不断进步，器官移植已然登上了历史的舞台，它在提高生存率和改善患者的生活质量上起着重要作用，但是在进行器官移植的手术过程中、治疗手术术后并发症时和术后对于器官移植患者的管理中所应用的免疫抑制剂使患者易发生感染。报道提示，器官移植与慢性戊型肝炎的发生密切相关。关于慢性戊型肝炎的报道比较少，而且主要是在国外的报道。2008 年 Kamar 等首先报道了 8 例器官移植合并慢性戊型肝炎的病例，217 例接受肝、肾、胰腺等器官移植的患者作为研究对象，研究者对这些患者进行了 HEV 感染的调查，其中只有 14 例患者在排除 HAV、HBV、HCV、HDV 等感染后，转氨酶水平异常升高且血清 HEV RNA 阳性，可确诊为 HEV 感染。随后对符合诊断要求的 14 例患者进行持续的追踪观察，结果显示有 8 例患者血清中能测到 HEV RNA 持续阳性超过 6 个月。同时这 8 例患者的转氨酶水平是高于正常的，肝脏的影像学和组织学符合慢性肝炎的特征，故此，认为这 8 例器官移植的患者在感染 HEV 后逐渐发展成了慢性戊型肝炎。在 2008 年后，器官移植患者中合并患有戊型肝炎的病例不断被报道出来，这进一步解释了这项研究。研究者认为，就感染率而言，接受器官移植的患者和不接受器官移植的患者 HEV 感染率几乎相同，然而，患者感染 HEV 后，器官移植患者易由急性戊型肝炎转变为慢性戊型肝炎，初步推断，可能与患者的免疫力低下有关系，这类患者容易形成慢性感染。一项关于器官移植合并慢性戊型肝炎的回顾性研究显示，器官移植受者中 60%以上的 HEV 感染者发展为慢性戊型肝炎，这个概率还是比较高的。

对于接受实体器官移植的患者来说，慢性戊型肝炎非常重要的特点之一就是肝纤维化发展迅速，患者肝脏组织形成肝硬化时间短，通常情况下该类患者进展为慢性戊型肝硬化的时间往往少于 3 年。在临床上，肝硬化是常见的慢性进行性肝病之一，慢性肝病是由一种或多种病因长期或反复作用引起的，弥漫性肝损害是许多慢性肝病特别是病毒性肝炎发生、发展到中晚期的结果，然后出现肝细胞纤维组织增生和结节性再生，对于非器官移植患者从肝炎进展到肝硬化，时间最多可达几十年，在此期间可能有反复肝炎活动。但进行实体器官移植的患者，由戊型肝炎发展为肝硬化的时间，比未接受器官移植的患者要短得多，所以，这是急性戊型肝炎发展成为慢性戊型肝炎的一个重要特征。慢性戊型肝炎的患者中，可持续应用 RT-PCR 法检测粪便中 HEV RNA，也可用免疫荧光或免疫电镜检测粪便中 HEV 病毒颗粒。除此之外，据国外研究报道，器官移植患者术后管理长期使用免疫抑制剂，导致免疫功能低下，比普通患者更易患慢性戊型肝炎，相关研究显示慢性戊型肝炎患者 $CD4^+$ 细胞数明显少于急性戊型肝炎患者。因此，患者的免疫状态与慢性戊型肝炎的形成与否有关。而且相关数据显示，器官移植患者感染 HEV 的时间距离手术时间越近则越容易迁延不愈、发展为慢性 HEV 感染，并且感染后 CD2、CD3 和 $CD4^+$ T 细胞亚群数量都显著减少。与此同时，也有研究发现在器官移植患者体内 HEV 特异性 T 细胞的增殖也会相对较少，特别是在发生慢性戊型肝炎的患者中，因此可以推测 T 细胞在清除 HEV 的过程中也发挥了重要作用。

七、HIV 感染与慢性戊型肝炎

艾滋病又称为获得性免疫缺陷综合征，是一种由人类免疫缺陷病毒（human immunodeficiency virus，HIV）感染人体所致的感染性疾病。HIV 感染的特点就在于长期感染，逐渐破坏免疫系统，最终导致免疫系统崩溃。患者失去了正常免疫保护功能，从而能引起各种机会性感染、肿瘤、肺结核等疾病。患者最终多因严重的肺部感染而危及生命。目前认为艾滋病不能治愈，但有效的抗病毒治疗可以延缓疾病进展，改善总体预后，延长生存时间。艾滋病合并 HEV 感染也能形成 HEV 的持续性感染，并有可能形成慢性活动性肝炎。感染 HIV 后，HIV 在 1～2 天到达局部淋巴结，从而导致病毒在人体内感染，5 天左右在血液中可以检测到 HIV 成分，引起病毒血症，从而导致急性感染。急性感染期 $CD4^+$ T 细胞水平迅速下降。大多数感染者无须特殊治疗 $CD4^+$ T 细胞，其即可恢复正常或接近正常水平。但是，由于免疫系统不能完全清除病毒，从而形成慢性感染，未经治疗的 HIV 感染者将经历无症状感染和症状性感染两个时间段。临床表现有典型进展、快速进展和长期缓慢进展三种类型。Dalton 等首先报道了 1 例 HIV 合并 HEV 感染，疑似发展成慢性戊型肝炎的病例：一名男性患者在确诊为 HIV 感染 6 年后出现艾滋病症状并开始应用抗逆转录病毒药物进行治疗，在治疗期间发现其转氨酶水平逐渐升高并持续异常，同时检测 HEV 抗体发现为阳性，血清检测和粪便标本可检测到 HEV RNA，说明患者感染了 HEV。研究者对此被调查者进行了为期 18 个月的追踪观察，发现在患者的血清和粪便中能检测到 HEV RNA 持续存在，同时合并转氨酶水平异常升高，根据诊断标准可以断定该患者应该已发展成慢性戊型肝炎。到目前为止，只有少数几例 HIV 感染合并慢性 HEV 感染的个案被报道，研究数据缺乏。经调查下列一些原因可以引起病例的漏诊。第一，因为艾滋病患者需要长期大量使用一些引起肝损害的药物（抗逆转录病毒药物），若肝功能出现异常，一般都会被诊断为是由药物引起的，从而会忽略 HEV 这个致病原因。因此，有部分研究者建议，对于艾滋病合并肝功能异常的患者，应该常规进行 HEV 感染的检测。第二，由于 HIV 感染者 $CD4^+$ T 细胞减少，特异性抗体的产生会受到影响，故研究者使用血清学方法检测技术诊断 HEV 感染并不完全可靠。因此，RT-PCR 法检测 HEV RNA 是诊断 HEV 感染的必要方法。然而，艾滋病患者应用抗逆转录病毒药物后，HEV 的复制和转录有可能受到影响，结果会降低患者血清中 HEV 病毒载量，影响 PCR 检测结果。在这种情况下，HEV 感染就很容易被漏诊。HIV 感染者中 HEV 的感染率、慢性感染形成的情况和对患者整个病程的影响作用，以及 HEV 持续感染在 HIV 感染者中的流行病学进程的作用有待进一步研究。

感染 HIV 后的自然发病过程见图 3-2。

八、总结

由于 HEV 感染临床上多以急性自限性为主要表现，HEV 的慢性感染在临床上相对很少见，所以临床研究资料匮乏成为研究慢性戊型肝炎的阻碍之一。患者感染 HEV 后发生

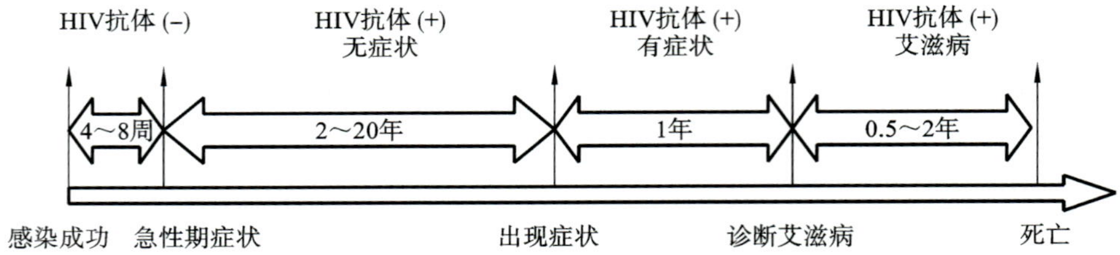

图 3-2　感染 HIV 后的自然发病过程

戊型肝炎慢性化的机制尚不完全明确。目前数据显示，其机制与宿主免疫功能不全和 HEV 基因变异相关。接种戊型肝炎疫苗，对于该类疾病的预防尤为重要。慢性 HEV 感染者一般情况下未见明显特异性临床表现，但相较其他普通肝炎患者发展为肝硬化的进程明显加快。对于慢性戊型肝炎患者而言，目前主流的治疗方法是调整免疫抑制方案、使用抗病毒药物和行一般对症支持治疗。

第三节　戊型肝炎病毒感染的肝外表现

戊型肝炎病毒（HEV）是引起急性肝炎的常见病因之一，在发展中国家尤为常见。HEV 感染除引起肝脏病变外，还能引起肝脏外其他系统的损伤，包括神经系统、血液系统、肾脏、心脏等损伤（图 3-3），其中神经系统的损伤最为常见。目前研究显示肝外表现的发生机制分为 HEV 在肝外器官组织中复制的直接损伤和交叉免疫或免疫复合物引起的间接损伤两种。

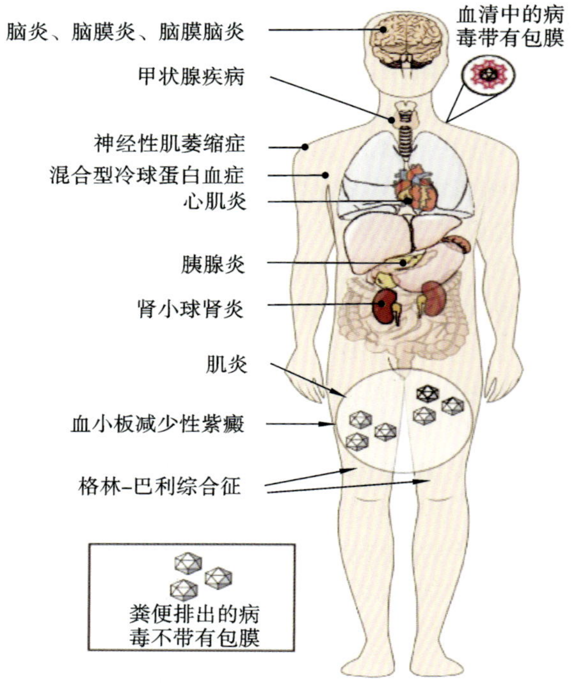

图 3-3　HEV 感染相关的肝外表现

一、神经系统功能障碍

神经系统损害是HEV感染的常见肝外表现之一。首次病例报道见于印度，之后越来越多的病例证实HEV感染可伴发神经系统损害，包括周围神经系统和中枢神经系统受累，其中周围神经受累最常见的是格林-巴利综合征（又称为吉兰-巴雷综合征），其他包括神经痛性肌萎缩、肌炎和多发性单神经炎、贝尔面神经麻痹等；中枢神经系统受累患者可以出现脑膜炎、脑炎、脊髓炎等表现，还可有前庭神经炎。有研究证明HEV具有嗜神经性，可以直接感染宿主的周围神经根或中枢神经系统，HEV感染患者出现明显神经系统功能障碍时通常肝功能损害轻，大多数无黄疸，部分患者甚至肝功能正常，另有报道此类患者更易发生双侧臂丛神经损伤或膈神经损伤。在罗春香等调查的56例HEV患者中，4例（7.1%）出现脑电图异常、神经系统异常表现，肝功能恢复正常后神经系统症状消失，病程中脑、脊椎CT检查未发现异常，这些患者均无高血压等慢性疾病史。Zhou等在神经胶质细胞模型中证实，利巴韦林可以治疗戊型肝炎合并神经损伤。以下就几种常见的HEV感染相关性神经系统病变进行概述。

1. HEV相关的周围神经损伤

（1）格林-巴利综合征（GBS）

GBS是一种急性免疫介导、以急性炎症性脱髓鞘性多发性神经病变为主的疾病，临床表现为急性神经肌肉麻痹，多数患者发病时出现完全性、对称性瘫痪，常累及四肢，部分患者伴有脑神经损害，少数患者会引起呼吸肌麻痹。该病的表现形式有多种，包括急性炎症性脱髓鞘性多发性神经病（AIDP）、急性运动轴突性神经病（AMAN）、急性运动感觉轴突性神经病（AMSAN）和米-费综合征（Miller-Fisher综合征，MFS）。引起GBS的常见病原体还有空肠弯曲杆菌、巨细胞病毒（CMV）、EB病毒（EBV）、肺炎支原体、流感嗜血杆菌和乙型肝炎病毒等。但近年来有研究表明HEV感染可以引起GBS，可能与HEV-3c型感染相关。Zheng等对11例GBS合并HEV感染患者进行了基因分型，发现10例患者为HEV-3型，只有1例患者为HEV-1型，提示GBS可能对HEV-3型有较高的趋向性。2016年Stevens等通过回顾性队列研究发现73例GBS患者中6%～8%合并HEV感染，合并HEV感染的GBS与其他GBS病例的临床特征没有差异，5%的GBS患者在发病前或发病初期有急性戊型肝炎的临床表现。Choudhary等在病例调查中发现，急性戊型肝炎患者发病时，首先表现出恶心、呕吐等消化道症状，随后出现GBS的临床表现。相关研究表明肌腱反射减弱或缺失的严重程度与肢体无力程度相关，其病理反射通常为阴性，这是HEV感染相关性GBS最有意义的临床表现。目前认为其致病机制主要是分子模拟和交叉免疫反应，如HEV相关性GBS患者体内可检测到抗神经节苷脂抗体，这意味着病毒可以通过引起自身免疫而导致神经受损，但抗神经节苷脂抗体和HEV感染相关性GBS是否密切相关，以及抗神经节苷脂抗体的存在是否会导致GBS症状更严重仍有待进一步研究。

戊型肝炎是一种自限性疾病，大多数患者不需要治疗。目前HEV感染相关性GBS的治疗主要采用静脉注射丙种球蛋白或广谱抗病毒药物利巴韦林。由于感染早期通常为无症状或轻度症状，因此预防和早期诊断HEV感染相关性GBS具有挑战性。HEV感染相关性GBS患者可能会出现营养不良或恢复不完全等预后不良的表现，有些患者可能出现进行性神经损伤或复发。因此应进一步探索更好的治疗方法，以提高HEV感染相关性GBS的疗效。

(2) 神经痛性肌萎缩(NA)

神经痛性肌萎缩(NA),也称为特发性臂丛神经病,是戊型肝炎的另一常见神经并发症。该病可以导致臂丛多灶性麻痹发作和感觉丧失,可能是病毒感染后免疫损伤所致,大多与HEV-3型有关。经调查发现10%的NA患者合并急性戊型肝炎,与年龄、性别、严重程度、病程或结局无关。但也有研究表明戊型肝炎相关性神经痛性肌萎缩(HEV-NA)更容易发生于男性,临床预后较差。HEV-NA患者电生理检查和HEV阴性的NA患者没有差异,但两者的转氨酶水平升高存在显著差异。而Fritz等调查发现75% HEV-NA患者和14%非HEV相关的NA患者转氨酶水平均升高,两组间转氨酶水平升高是否存在差异并没有被描述。HEV-NA患者主要表现为双侧不对称和更广泛的臂丛神经损伤,累及臂丛外更常见,且该种类型的患者通常无胆红素水平升高。Arányi等研究3例HEV感染所引起的NA患者,均出现神经损伤部位相关的麻木、瘫痪、剧烈疼痛等临床表现,神经受损呈双侧对称性,且病变范围较广,病程较长,病情容易反复,超声显示受损神经出现束状异常(节段性增大或沙漏样收缩)。HEV-NA主要使用激素治疗,部分患者的神经症状可以改善。

(3) 其他周围神经病变

Swinnen等报道了第一例在急性HEV感染后出现亚急性骨间前单神经病变的患者。该患者静脉注射皮质类固醇(甲泼尼龙1000 mg,3天)后,相关神经性病变逐渐完全恢复正常。此外,2012年报道了一例HEV感染相关性贝尔麻痹患者,这种疾病是一种急性的、单侧的面部神经麻痹,其发病机制尚不清楚,患者经支持治疗和物理治疗后肝炎和神经系统的症状均好转。2015年,Higuchi等首次报道了由GBS引起的味觉障碍与急性HEV感染相关的病例。该患者在出现肝炎症状两周后出现神经系统的症状,并伴有酸、甜、苦、辣等味觉的损伤,在静脉注射免疫球蛋白治疗后该患者的味觉损害和运动障碍均迅速缓解。

2. HEV相关的中枢神经系统损伤

HEV感染引起中枢神经系统的损伤比较少见,相关报道为个例。在研究HEV感染的家兔和蒙古沙鼠中发现,兔感染HEV后,在其大脑和脊髓中均能检测到HEV RNA,提示HEV可透过血脑屏障侵犯中枢神经使之受损。Zhou等在接种了戊肝病毒颗粒的小鼠和猴子的脑组织中检测到病毒RNA和蛋白质,Shi等也表明HEV能够透过血脑屏障,在大脑和脊髓中复制。随后石蕊寒等通过建立猪源HEV-4型感染的沙鼠及兔等动物实验模型,探究HEV感染引起中枢神经系统损害的相关机制,结果表明HEV可能通过网络蛋白介导的内吞作用进入血管内皮细胞,影响ATP合成并引发内皮细胞氧化应激,导致血脑屏障受损,并通过跨细胞转运以及细胞旁途径穿过血脑屏障而感染中枢神经,这可能是HEV侵入中枢神经的机制之一。Pasha等也报道了一例急性脑炎后帕金森综合征并发急性戊型肝炎的患者。目前报道的HEV感染相关性中枢神经系统损伤的患者预后良好,但是否有远期神经系统的后遗症,还需进一步观察探究。

二、HEV相关性肾损伤

HEV感染造成肾损伤最常见的表现是肾小球肾炎,多为HEV-3型感染所致,近年来也有报道HEV-7型感染的患者出现肾损伤的表现,主要发生在免疫抑制人群,特别是接受肾移植后需长期服用免疫抑制剂的男性患者,约60%的病例最终演变为慢性肾炎。

有研究证实 HEV 可引起感染沙鼠的肾小管上皮细胞和睾丸生精小管上皮细胞线粒体结构的明显损伤，并且可激活感染细胞线粒体的凋亡途径，促进肾脏和睾丸的细胞凋亡。这可能是 HEV 感染引起肾脏损伤的机制之一。另有研究表明，肾脏损伤常与 HEV 抗原、抗 HEV IgG 和肾小球中沉积的免疫复合物有关，这可能也是引起 HEV 感染相关性肾功能损伤的机制。Del 等报道了一例患者在肾移植后 13 个月出现 HEV 感染，随后 3 个月出现严重高血压、肾功能受损、高蛋白尿和镜下血尿等肾病综合征的症状，肾脏活检显示肾小球肾炎伴广泛渗出性增生，免疫荧光显示内皮下有 IgM、IgG 和 C3 补体成分沉积，提示 HEV 感染可能会引发肾小球损伤，更应注意 HEV 感染与肾脏病变的因果关系。丁美燕等的研究发现，戊型肝炎患者尿液中各相对分子质量低的蛋白质浓度均有不同程度的升高，说明 HEV 感染患者存在肾小球损伤。

此外，还有研究报道了一例免疫功能良好的 HEV 感染相关性膜增生性肾小球肾炎的患者，免疫分析法检测抗 HEV IgG 和 IgM，肾脏活检标本组织学分析显示新月形和膜增生性肾小球肾炎的特征。徐虹等报道了 2 例戊型肝炎合并肾衰竭的患者，此类患者黄疸进展较快，少尿出现时间较早，一般在肝炎发病早期出现。与 HEV 感染相关的肾脏损伤治疗主要包括利巴韦林抗病毒治疗、血浆置换、激素冲击、对症治疗等，病情严重者可用血液透析治疗，预后良好。

三、血液系统

1. HEV 相关性冷球蛋白血症(cryoglobulinemia)

文献报道至少有 9 种病毒感染可以引起混合型冷球蛋白血症。近年来有研究表明，HEV 感染也会引起混合型冷球蛋白血症。有研究发现器官移植患者中冷球蛋白血症的患病率为 23%，但在 HEV 感染的急性期器官移植患者中患病率为 36%，所有患者均无明显的临床表现。在利巴韦林治疗后，随着 HEV 被清除，冷球蛋白血症的患病率由 53.5%下降到 20.9%，由此说明，HEV 感染可导致器官移植患者发生冷球蛋白血症。Guinault 等研究了 1 例类似病例，该患者出现疲乏、水肿、高血压等症状后，经检查发现肾小球滤过率为 19 mL/(min・1.73 m^2)，血清白蛋白为 2.6 g/dL。尿镜检查示显微镜下每高倍视野有 46 个红细胞，同时有肝功能异常，血清学检测到抗 HEV IgG、IgM 和 HEV RNA 以及冷球蛋白血症引起的Ⅱ型单克隆 IgG κ 轻链，进一步检查排除了引起冷球蛋白血症的其他常见病因，比如 HCV、HIV、巨细胞病毒感染等，该患者经血浆置换和强的松治疗(1 mg/(kg・d)，持续 18 天)后，核酸转阴及冷球蛋白血症的相关症状均消失。

2. HEV 相关性再生障碍性贫血

肝炎相关性再生障碍性贫血(hepatitis associated aplastic anemia，HAAA)少见，在病毒性肝炎急性发作后 2 或 3 个月出现全血细胞减少，通常病情进展快，预后较差。因常发生在肝炎的恢复期，大多数患者容易忽视。HEV 相关性再生障碍性贫血的致病机制可能与其他病毒相似，发病机制大概有以下几种：①病毒对造血干细胞的直接抑制作用；②病毒介导的自身免疫异常或产生 T 细胞抗体；③肝炎病毒损伤骨髓造血微环境，导致骨髓基质细胞活性及促造血细胞生长因子的基因损伤；④肝炎病毒导致凋亡相关基因激活及激酶功能紊乱等。一项研究对有相关临床表现的 4 例戊型肝炎患者展开调查，骨髓穿刺结果均为骨髓红系增生低下，且相关临床表现均出现在戊型肝炎患者的肝炎恢复期，其中 1 例患者死亡，3 例患者经治疗后好转。此外程雨和谌蔚雯报道了2例HEV感染相关性纯红细胞再生障碍性贫血，均在肝炎发病1个月左右出现血红蛋白降低等表现。因此在HEV感染患者中出现全血细胞、血红蛋白、网织红细胞降低等相关临床表现时，特别是在肝炎恢复期，应高度警惕HAAA的可能，及时行骨髓穿刺、及时治疗，降低死亡率。HEV相关性再生障碍性贫血的治疗主要包括应用利巴韦林等抗病毒药物、糖皮质激素、环孢素及免疫球蛋白等。

3. HEV相关性溶血性贫血

目前研究表明HEV相关性溶血性贫血的机制可以分为两种：其一，HEV可直接作用于红细胞，使红细胞膜结构发生改变，发生自身抗原-抗体反应而破裂，引起急性溶血；其二，红细胞葡萄糖-6-磷酸脱氢酶缺乏症（G-6-PD）者发生HEV感染时，血红蛋白的巯基发生氧化而沉淀，导致红细胞的流动和变形功能障碍，从而发生溶血。有研究证实G-6-PD、高脂血症、PTA增加、PT延长是戊型肝炎患者发生溶血性贫血的独立危险因素。赵平等研究的11例戊型肝炎患者中有1例（9.1%）患者合并溶血性贫血。吴春明等和Monga等也报道了类似病例，患者均有发热、明显黄疸、血红蛋白进行性下降等特征，且肝损伤明显，库姆斯试验（Coombs试验）均为阴性，其中1例患者检查葡萄糖-6-磷酸脱氢酶含量降低，1例患者未查。因HEV感染相关性G-6-PD性溶血性贫血可导致严重溶血、肾衰竭、贫血、黄疸等并发症，使病情恶化，因此，在戊型肝炎患者中，应注意对溶血性贫血进行筛查，以降低死亡率，改善预后。除了HEV感染相关性G-6-PD性溶血性贫血外，Subhashchandra等还报道了1例自身免疫性溶血的戊型肝炎患者。该患者经皮质类固醇治疗后，肝功能和血红蛋白均恢复正常。

4. HEV相关性血小板减少

血小板减少有多种机制，包括脾功能亢进、肝内血小板生成素生成减少、嗜肝病毒抑制骨髓巨核细胞成熟障碍、抗血小板自身抗体与血小板相关免疫复合物形成等因素。病毒性肝炎继发血小板减少大多发生于HBV、HCV慢性感染者，HEV感染引起的血小板减少比较少，Woolson等的一项回顾性研究发现，在106例戊型肝炎患者中，12例（11.3%）患者出现血小板减少。程丽姗等在HEV体外感染模型的研究中发现HEV可以直接感染血小板，其致病机制可能与病毒直接作用及免疫复合物相关，与肝损伤发生经过同步。2007年Singh等报道了1例HEV感染相关性自身免疫性血小板减少性紫癜的患者。随后Colson等报道了1例HEV感染患者，该患者无血小板减少病史。入院前出现发热，体温最高39 ℃，有黄疸、腹痛和恶心等症状，血清丙氨酸转氨酶水平1155 IU/L，γ-谷氨酰转肽酶水平197 IU/L、血清总胆红素39 μmol/L和肌酐168 μmol/L，并伴有血小板显著减少，血清学检测抗HEV IgG、IgM阳性，大便中检查到HEV RNA，经检查排除了其他可引起血小板减少的常见病因，经利巴韦林抗病毒治疗后，肝炎指标和血小板计数均恢复正常。Masood等和Fourquet等也报道了类似病例，均存在轻至中度血小板减少，血小板减少可随肝炎好转而恢复，一般不需要特殊治疗，预后良好。如果病情严重，可以采取输注血小板、静脉注射球蛋白和（或）皮质类固醇等对症治疗。

四、HEV相关性心肌炎

急性病毒性心肌炎主要是由柯萨奇病毒、埃可病毒和脊髓灰质炎病毒等感染所致，近年来也有肝炎相关性病毒性心肌炎的少量报道。病毒性心肌炎的发病机制为病毒介导的细胞裂解可以直接破坏心肌细胞，引起免疫失调，最终可导致扩张型心肌病。Premkumar 等报道了 1 例 26 岁男性患者，既往无糖尿病、高血压、肺结核、甲状腺疾病等病史。该患者首先出现发热、腹泻等症状，随后出现黄疸、左侧胸痛及呼吸困难，听诊闻及 S3 杂音，动脉血气分析显示 Ⅰ 型呼吸衰竭伴低氧血症，心电图显示窦性心动过速和动态 ST-T 改变，超声心动图提示弥漫性运动功能减退，射血分数降至 25%～30%。肌钙蛋白 I 0.5 ng/mL，CK-MB 68 IU/L。胆红素、天冬氨酸转氨酶、丙氨酸转氨酶均升高，抗 HEV IgM 呈阳性，HAV、HBV、HCV、HIV、登革热病毒、钩端螺旋体等均呈阴性。外周血涂片和疟疾快速检测均呈阴性。因此作者认为 HEV 感染可引起病毒性心肌炎。此外 Sengupta 等也报道 1 例 79 岁女性患者，既往无高血压、糖尿病等病史，出现呼吸急促逐渐加重、胸痛、心悸等症状，实验室检查示天冬氨酸转氨酶(2451 U/L)、丙氨酸转氨酶(904 U/L)、γ-谷氨酰转肽酶(116.5 U/L)、NT pro-BNP(30.5 pg/mL)、CK-MB(239.1 U/L)等指标均明显升高，心电图示窦性心动过速、PR 段升高，ST-T 动态改变，血清学检测示抗 HEV IgM 阳性，并排除了其他病毒，如 HAV、HBV、HCV、HIV、登革热病毒等，作者认为 HEV 感染也可以诱发病毒性心肌炎，在治疗上主要是对症治疗。于金珍等也有类似报道。黄丹文等报道的 47 例戊型肝炎患者中有 19 例(40.4%)有心电图异常。罗春香等报道的 56 例戊型肝炎患者中有 37 例(66.1%)表现为心电图异常。由此可见在戊型肝炎患者中，可以并发心肌损害，会引起患者病情加重。此外在心脏移植患者中 HEV 感染也比较常见，因此在心脏移植的戊型肝炎患者中，要警惕病毒性心肌炎的发生。

五、HEV 相关性急性胰腺炎

急性胰腺炎的常见病因是酒精和胆石症，病毒感染也可以引起急性胰腺炎。常见的引起急性胰腺炎的病毒有流行性腮腺炎病毒、柯萨奇病毒、风疹病毒、EB 病毒、巨细胞病毒和水痘-带状疱疹病毒，肝炎病毒相关性急性胰腺炎也比较常见，主要由 HAV、HBV、HCV 引起，而由戊型肝炎引起的急性胰腺炎报道少见。HEV 相关性急性胰腺炎多发生在肝炎的早期阶段，主要表现在疾病的第二或第三周，多为轻型，保守治疗后缓解，预后良好。病毒相关性急性胰腺炎的发病机制可能与病毒直接破坏胰腺腺泡细胞以及 HEV 引起机体免疫损伤有关。Raj 等回顾性研究发现 790 例急性胰腺炎患者中有 16 例(2.0%)戊型肝炎患者，病史回顾这部分患者均未发现有酒精摄入、胆结石、腹部创伤等可以引起急性胰腺炎的其他因素。15 例为男性患者，13 例患者均在黄疸出现后(平均 8 天)出现急性胰腺炎的症状；其余 3 例患者黄疸和急性胰腺炎的症状几乎同时出现，按病情分型轻型胰腺炎 10 例(62.5%)，重型胰腺炎 6 例(37.5%)，除 1 例患者病情恶化外，其余患者经保守治疗均完全康复。由于此类报道很少，HEV 基因型与 HEV 感染相关性急性胰腺炎的关系仍不清楚。对于其发病机制到底是遗传易感性还是由特定毒株毒力引起，还需进一步研究来证实。Thakur 和 Haffar 等在文献中均有类似报道。虽然 HEV 相关性急性胰腺炎大多为轻型，但是也会发展成重型，甚至死亡，总体死亡原因跟其他急性胰腺炎相似。因此戊型肝炎患者出现急性腹痛时，应注意排查急性胰腺炎，早诊断早治疗，防止病情恶化。

六、HEV 相关性生殖系统损伤

李饴等在小鼠模型中证实了 HEV 可以在雌性小鼠生殖系统复制，并且能通过胎盘垂直传播，造成早产、流产及死胎等。张晓红等对51例孕妇的回顾性研究分析表明，HEV感染可影响围产期胎儿的正常发育（表3-1），而且孕妇中HEV感染者的死亡率明显高于非HEV感染孕妇；HEV感染妊娠晚期妇女易并发妊高症、弥散性血管内凝血、产后大出血等并发症，且母婴死亡率高。HEV感染也会造成男性生殖系统的损伤，可能是引起男性不育的原因之一。在Huang等的研究报道中发现不育男性精液中存在HEV-4 RNA，提示HEV可感染男性生殖道并造成睾丸损伤。Situ等研究的小鼠模型中也证实这一点。HEV感染生殖系统的具体机制尚不清楚，有待进一步研究证明。

表3-1　孕妇中HEV感染者对围产期胎儿的影响

围产儿结局	早产/例	足月儿/例	百分率/(%)
胎儿窘迫	4	2	11.8
胎膜早破	4	1	9.8
低体重儿	3	0	5.9
胎儿生长受限	1	0	2.0
巨大儿	0	1	2.0
羊水过少	0	1	2.0
胎盘早剥	0	1	2.0
死胎	1	0	2.0

七、HEV相关性胆道系统病变

黄丹文等调查47例伴有肝外表现的戊型肝炎患者，29例(61.70%)伴有胆道系统损伤，B超显示胆囊壁粗糙增厚或胆囊壁水肿，胆道系统病变随着肝炎好转而恢复。HEV相关性胆道系统病变的致病机制可能如下：病毒直接损害、胆汁排泄障碍、胆汁成分异常、免疫损害等。Beer等研究19例戊型肝炎患者的肝组织学改变，发现此类均存在胆管炎，经免疫组化染色证实HEV可以感染胆管上皮细胞，且均为HEV-3型，此研究表明HEV感染引起的胆道系统损伤可能有HEV-3型倾向性。曹群奋等调查了35例阻塞性黄疸的患者，其中2例(5.7%)患者血清抗HEV IgM阳性，经护肝治疗后肝功能明显改善。目前发现的由戊型肝炎引发的胆道系统损伤较轻，与一般胆道损伤没有明显的临床差异，且预后良好。

八、HEV相关性甲状腺损伤

HEV感染引起的甲状腺损伤，包括自身免疫性甲状腺炎、亚急性甲状腺炎和弥漫性毒性甲状腺肿等。杨丽霞等报道7例急性戊型肝炎合并甲状腺功能亢进患者，5例患者在入院前就存在甲状腺功能亢进（以下简称甲亢），2例患者在肝炎发病期间发生甲亢。刘政芳等观察32例戊型肝炎合并甲亢患者，12例(37.5%)是在戊型肝炎患者住院治疗期间发现的。同时也发现戊型肝炎合并甲亢患者肝损伤明显严重，AST、TBil等明显升高，A/G明显减小，且病程较长，在调查中证实此类患者使用丙硫氧嘧啶治疗，疗效显著，可以早期使用，但是在使用丙硫氧嘧啶治疗甲亢时应密切观察肝损伤情况。肝脏是甲状腺激素的主要灭活器官，肝细胞损伤导致体内甲状腺激素灭活减少，血中T3、T4浓度增高，导致甲亢。甲亢时代谢亢进，耗氧量增加，使肝细胞缺氧，造成肝细胞坏死，以及肝糖原、必需氨基酸等消耗增加，肝细胞营养物质缺乏，加重肝细胞损害；此外，甲状腺激素对肝脏有直接毒性作用。两者相互影响，造成恶性循环，使甲亢和肝炎症状加重。因此，此类患者应尽早行甲亢及护肝治疗。

九、HEV 相关性其他疾病

随着医疗技术的进步，HEV 感染引起的肝外疾病也越来越多地被临床医生认识和发现。HEV 感染除了可以引起以上疾病外，还可以引起紫癜、重症肌无力、葡萄膜炎等。关于这些症状或疾病的报道很少，有待于进一步研究。

十、总结和展望

综上所述，HEV 感染可引起多器官与组织的损伤，大多数器官和组织损伤程度较轻，在诊疗过程中，应注意观察病情变化，及时发现肝外器官与组织的损伤，以改善预后，降低死亡率。

（王　莹　甄永利　孟忠吉　张振华）

主要参考文献

[1] 中国医师协会感染科医师分会. 戊型病毒性肝炎诊疗规范[J]. 中华临床感染病杂志，2009，2(5)：260-262.

[2] 中华医学会感染病学分会肝衰竭与人工肝学组，中华医学会肝病学分会重型肝病与人工肝学组. 肝衰竭诊治指南(2018 年版)[J]. 临床肝胆病杂志，2019，35(1)：38-44.

[3] 杨震，郝春秋，刘光伟. 肝病用药策略[M]. 北京：人民军医出版社，2014.

[4] 周明行. 重型肝炎并发症及其处理[J]. 临床内科杂志，2008，25(5)：302-304.

[5] 陈艳红. 病毒性肝炎相关检验项目的回顾性分析[J]. 中外医学研究，2012，10(12)：35-36.

[6] 臧红，朱冰，游绍莉，等. 成人巨细胞病毒性肝炎临床表现及病理特点分析[J]. 实用预防医学，2012，19(11)：1684-1686.

[7] 韩静，肖丽，张会，等. EB 病毒性肝炎 40 例临床分析[J]. 实用临床医药杂志，2018，22(5)：23-25.

[8] 王爽. 钩端螺旋体病[J]. 中国实用乡村医生杂志，2004(8)：11-12.

[9] 蒋莎义，尹洪臣，李桂梅. 传染性单核细胞增多症[J]. 山东医药，2000，40(12)：48-49.

[10] 赵平. 戊型病毒性肝炎的临床表现[J]. 中国社区医师，1999(8)：26-28.

[11] 张宝忠，周鹏志. 妊娠期肝衰竭近期预后的影响因素[J]. 临床肝胆病杂志，2019，35(2)：414-418.

[12] 夏夷. 妊娠期急性脂肪肝发病机制及治疗进展[J]. 中华全科医学，2016，14(11)：1936-1938.

[13] 周力，刘宇琼，王亮，等. 戊肝流行病学特征及慢性化研究现状[J]. 中国卫生工程学，2013，12(4)：345-346.

[14] 中华医学会感染病学分会艾滋病丙型肝炎学组，中国疾病预防与控制中心. 中国艾滋病诊疗指南(2018 版)[J]. 中国传染病杂志，2018，36(12)：705-724.

[15] 郑玲，柳丽娟，胡莹盈，等. 抗戊型病毒性肝炎病毒 E2 IgM 诊断急性戊型病毒性肝炎的敏感性和特异性[J]. 中华肝脏病杂志，2005，13(8)：590-593.
[16] 马元吉，唐红. 戊型病毒性肝炎病毒感染慢性化的研究进展[J]. 中华肝脏病杂志，2017，25(10)：785-788.
[17] 忽立理. 戊型病毒性肝炎临床分析[J]. 中国卫生产业，2012，9(34)：154.
[18] 耿彦生，周艳，王佑春. 慢性戊型病毒性肝炎的研究进展[J]. 世界华人消化杂志，2012，20(2)：125-130.
[19] 陈书，卫飞雪，吴婷，等. 器官移植病人戊型病毒性肝炎病毒慢性化感染及治疗[J]. 病毒学报，2015，31(3)：293-298.
[20] Shukla P，Nguyen H T，Faulk K，et al. Adaptation of a genotype 3 hepatitis E virus to efficient growth in cell culture depends on an inserted human gene segment acquired by recombination[J]. J Virol，2012，86(10)：5697-5707.
[21] Kenfak-Foguena A，Schöni-Affolter F，Bürgisser P，et al. Hepatitis E virus seroprevalence and chronic infections in patients with HIV，Switzerland[J]. Emerg Infect Dis，2011，17(6)：1074-1078.
[22] Kamar N，Garrouste C，Haagsma E B，et al. Factors associated with chronic hepatitis in patients with hepatitis E virus infection who have received solid organ transplants [J]. Gastroenterology，2011，140(5)：1481-1489.
[23] Johne R，Reetz J，Ulrich R G，et al. An ORF1-rearranged hepatitis E virus derived from a chronically infected patient efficiently replicates in cell culture[J]. J Viral Hepat，2014，21(6)：447-456.
[24] 赵一鸣，刘秀红，李伟华，等. 戊型肝炎研究进展[J]. 中华实验和临床感染病杂志(电子版)，2018，12(3)：216-220.
[25] 何启瑜，王玲，庄辉. 戊型肝炎病毒感染相关的肝外疾病[J]. 中国病毒病杂志，2019，9(2)：123-129.
[26] Zhou X，Huang F，Xu L，et al. Hepatitis E virus infects neurons and brains[J]. J Infect Dis，2017，215(8)：1197-1206.
[27] 李砚.《2018 年欧洲肝病学会 HEV 感染临床实践指南》摘译[J]. 临床肝胆病杂志，2018，34(7)：1410-1414.
[28] Choudhary M C，Bajpai V，Anand L，et al. Guillain-Barré syndrome in a patient of acute Hepatitis E virus infection associated with genotype 1：case report and literature review[J]. Intractable Rare Dis Res，2019，8(1)：43-47.
[29] Salim O J，Davidson A，Li K，et al. Brainstem encephalitis and acute polyneuropathy associated with hepatitis E infection[J]. BMJ Case Rep，2017，2017：bcr2017220799.
[30] Arányi Z，Szpisjak L，Szőke K. Multiphasic presentation of neuralgic amyotrophy associated with hepatitis E virus infection[J]. Muscle Nerve，2020，61(1)：108-110.
[31] Swinnen B，Boeynaems S，Schrooten M，et al. Anterior interosseous mononeuropathy associated with HEV infection[J]. Neurol Neuroimmunol Neuroinflamm，2017，5(2)：e429.

[32] Shi R, Soomro M H, She R, et al. Evidence of hepatitis E virus breaking through the blood-brain barrier and replicating in the central nervous system[J]. J Viral Hepat, 2016, 23(11): 930-939.

[33] 石蕊寒. HEV 对沙鼠和兔脑脊髓损伤作用及其机制[D]. 北京: 中国农业大学, 2017.

[34] Pasha S A, Pasha S A, Suhasini T, et al. Hepatitis E virus-associated acute encephalitic parkinsonism[J]. J Assoc Physicians India, 2018, 66(3): 92-93.

[35] Guinault D, Ribes D, Delas A, et al. Hepatitis E virus-induced cryoglobulinemic glomerulonephritis in a nonimmunocompromised person[J]. Am J Kidney Dis, 2016, 67(4): 660-663.

[36] 王丽佳, 江宇泳, 王鹏, 等. 戊型病毒性肝炎相关性再生障碍性贫血 3 例及文献复习[J]. 胃肠病学和肝病学杂志, 2013, 22(10): 1046-1050.

[37] Ahmad B S, Ahmad A, Jamil S, et al. Severe haemolysis and renal failure precipitated by hepatitis E virus in G6PD deficient patient: a case report[J]. J Pak Med Assoc, 2018, 68(9): 1397-1399.

[38] 孟辉. 戊型病毒性肝炎继发血小板显著减少 1 例[J]. 南方医科大学学报, 2010, 30(9): 2201-2204.

[39] Fourquet E, Mansuy J M, Bureau C, et al. Severe thrombocytopenia associated with acute autochthonous hepatitis E[J]. J Clin Virol, 2010, 48(1): 73-74.

[40] Nayak H K, Kamble N L, Raizada N, et al. Acute pancreatitis complicating acute hepatitis E virus infection: a case report and review[J]. Case Reports Hepatol, 2013, 2013: 531235.

[41] 李饴. HEV 在雌性生殖系统中复制并导致垂直传播[D]. 上海: 上海交通大学, 2018.

[42] Huang F, Long F, Yu W, et al. High prevalence of hepatitis E virus in semen of infertile male and causes testis damage[J]. Gut, 2018, 67(6): 1199-1201.

[43] 刘政芳, 李芹. 甲状腺机能亢进症合并戊型肝炎 32 例临床分析[J]. 贵州医药, 2009, 33(7): 646-647.

第四章 戊型肝炎病毒感染的治疗

HEV 感染的治疗取决于急慢性病程、病情轻重、有无并发症、患者免疫功能等，重症患者和孕妇需要住院治疗提供支持性护理。目前国际上对于 HEV 感染的治疗尚无一致意见，对是否进行抗病毒治疗仍有不同见解。

一、一般治疗

1. 休息、饮食调整

急性戊型肝炎患者的饮食以高蛋白、高维生素、易消化、清淡软食为主，少量多餐，忌油炸、辛辣、生冷食物，最重要的是避免饮酒和服用不必要的药物，如对乙酰氨基酚、某些中草药和膳食补充剂等可能损害肝脏的药物。对于有重症发展趋势的患者，休息和饮食调整并不能加快恢复或预防并发症发生。

2. 营养支持

给患者提供充足的营养，维持水、电解质平衡，避免使用可能损害肝脏的药物(包括对乙酰氨基酚)。

3. 心理护理

积极宣讲戊型肝炎相关的健康知识，鼓励患者自我调节，消除心理障碍，保持良好的心理状态，积极配合治疗，尤其是妊娠期患者，需要加强孕期保健，落实孕期监护，预防早产，及时发现妊娠或严重肝病相关并发症，帮助孕妇消除顾虑，避免情绪波动，树立信心，积极配合监护措施。

4. 预防

预防交叉感染，严格执行隔离消毒措施。

二、保肝治疗

与其他病毒性肝炎的保肝治疗类似，无特殊。

三、抗病毒治疗

抗病毒药物可以作用于潜在宿主和病毒的靶点(图 4-1)。针对 HEV 的抗病毒治疗可以依赖于抑制和操控宿主成分，以抑制 HEV 的复制。此外一些具有直接抗病毒作用的药物可以作用于病毒复制的相关酶类，如解旋酶、聚合酶、蛋白酶，而不影响宿主成分。值得注意的是核苷类似物利巴韦林通过靶向病毒和宿主发挥抗病毒作用。

急性戊型肝炎在免疫功能健全的人群中多表现为自限性，一般不需要抗病毒治疗，因为与其他嗜肝病毒抗病毒治疗相比，其抗病毒治疗获益的证据并不充分，目前主要来自病例报

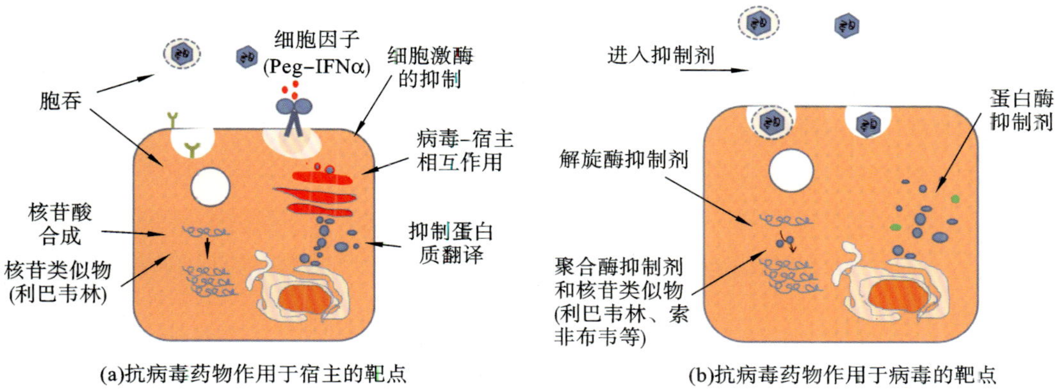

图 4-1　抗病毒药物可以作用于潜在宿主和病毒的靶点

道和回顾性队列研究。慢性戊型肝炎通常发生于免疫功能低下的患者，主要包括 HIV 感染、血液系统肿瘤、自身免疫性疾病、实体肿瘤化疗和实体器官移植患者。此类患者在减少免疫抑制剂，尤其是 T 细胞靶向治疗后，约 1/3 患者达到 HEV 清除的目的。部分慢性 HEV 感染的移植受者即使不调整免疫抑制药物也可以获得 HEV 清除。通常在上述策略治疗失败时给予存在疾病进展高风险人群抗病毒治疗。到目前为止，只有四种对 HEV 具有抗病毒活性的药物(利巴韦林、Peg-IFNα、索非布韦和 Silvestrol)在体内试验或临床试验中被批准，其中前三种药物已有相关临床观察结果，且利巴韦林和 Peg-IFNα 已应用于临床慢性 HEV 治疗，但利巴韦林和 Peg-IFNα 尚未被批准用于 HEV 临床治疗适应证。对 HEV 具有抗病毒活性的分子或提取物见图 4-2，体内外研究表明对 HEV 复制有抑制作用的药物见表 4-1。

表 4-1　对 HEV 复制有抑制作用的药物

药　　物	体外效果	体内效果	作用机制
利巴韦林	抑制 HEV 的复制	慢性戊型肝炎的病毒清除；偶有治疗失败的病例	肌苷-5′-单磷酸脱氢酶抑制细胞内 GTP 的耗竭
聚乙二醇干扰素 α(Peg-IFNα)	抑制 HEV 的复制	慢性戊型肝炎中的病毒清除	免疫激活
索非布韦	抑制 HEV 的复制	未知	核苷酸类似物对病毒 RNA 依赖 RNA 聚合酶的抑制作用
霉酚酸(包括前体药物霉酚酸酯)	抑制 HEV 的复制	不清楚，可能与慢性戊型肝炎的病毒清除有关	肌苷-5′-单磷酸脱氢酶抑制细胞内 GTP 的耗竭；免疫抑制
mTOR 抑制剂(雷帕霉素等)	戊型肝炎病毒复制的刺激作用	服用 mTOR 抑制剂的慢性戊型肝炎患者 HEV RNA 水平升高	抑制 eIF4E 结合蛋白 1 依赖的抗病毒信号
钙调神经磷酸酶抑制剂(环孢素 A、他克莫司)	戊型肝炎病毒复制的刺激作用	未知；他克莫司的使用与病毒持续感染的风险增加相关	亲环素 A 和 B 的抑制作用

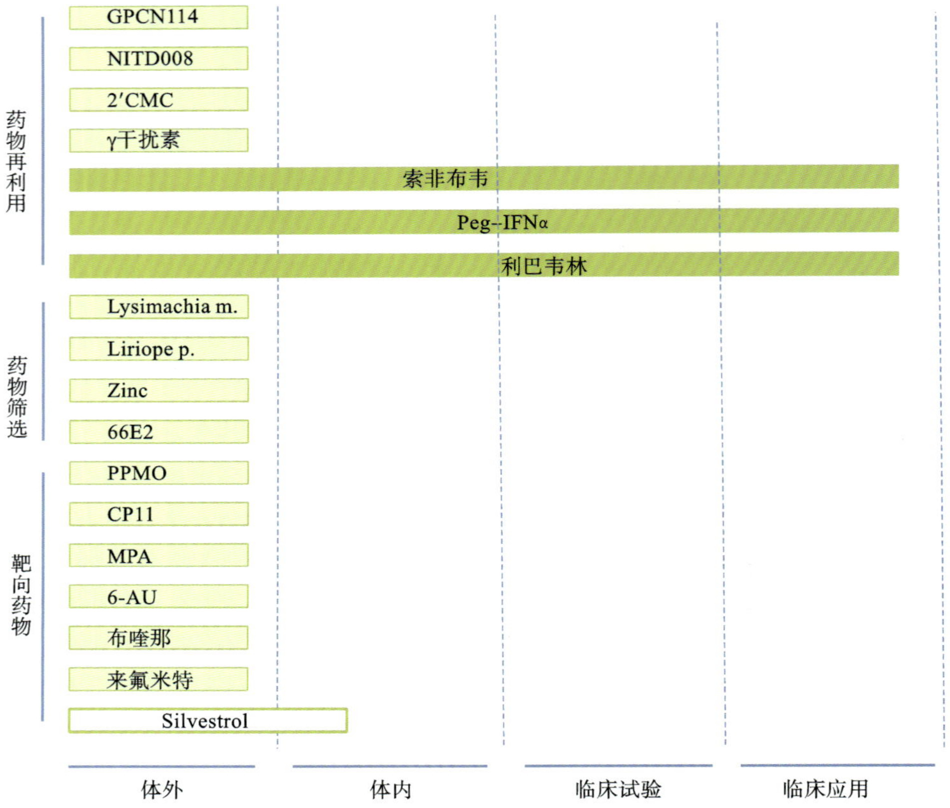

图 4-2　对 HEV 具有抗病毒活性的分子或提取物

1. 利巴韦林(ribavirin,RBV)

利巴韦林即三唑核苷,主要是通过抑制鸟嘌呤核苷三磷酸的合成来抑制 RNA 和 DNA 复制,是一种广谱抗病毒药物,广泛用于病毒性疾病的治疗,尤其是在丙型肝炎的治疗中获得了明确的疗效。

(1) 急性 HEV 感染的治疗

通常不需要抗病毒治疗,但是对于重型、急性或慢加急性肝衰竭,或者合并有接受免疫抑制或化疗的患者可考虑利巴韦林治疗,剂量为每天 600～1200 mg,分两次静脉滴注。在一组 21 例急性戊型肝炎的多中心回顾性研究中,包含有高龄(>70 岁)、实体肿瘤化疗、自身免疫性疾病等有多种重症发展趋势的患者,使用利巴韦林 600～800 mg/d,中位治疗时间 26 天,治疗期间暂停使用免疫抑制剂或化疗药物,所有患者在 6 周内清除了 HEV,病毒清除中位时间为 29 天。在另一项来自法国的回顾性研究中,12 例血液恶性肿瘤患者合并急性 HEV 接受了利巴韦林单药治疗,剂量为 600～1000 mg/d,治疗中位时间 3 个月,平均 30 天(10～60 天)后达到病毒学清除,其中 9 例患者完成了血液恶性肿瘤的治疗(包括干细胞移植)。以上数据提示在急性戊型肝炎合并有重症高危因素时,可以考虑利巴韦林治疗。利巴韦林治疗与肝功能快速恢复有关。

(2) 慢性 HEV 感染的治疗

利巴韦林单药治疗慢性 HEV 感染的持续病毒学应答(SVR)率约为 85%,目前在实体器官移植受者中报道相对多见，但是都缺乏安慰剂对照试验的证据支持，初治者利巴韦林单药治疗 3 个月，利巴韦林治疗后一周 HEV RNA 滴度下降不少于 0.5 lg IU 者病毒清除率高，但是否能保持长期的 SVR 目前还没有研究结论。如果利巴韦林治疗后复发，建议将疗程延长至 6 个月。一项包括 59 例实体器官移植患者的多中心回顾性病例研究中，有 37 例肾移植、10 例肝移植、5 例心脏移植、5 例肾和胰移植、2 例肺移植患者，54 例患者均为 HEV-3 型，明确诊断后给予利巴韦林中位剂量 600 mg/d，治疗中位时间为 9 个月，其中 66%的患者接受利巴韦林治疗 3 个月或不到 3 个月。治疗结束时 95%的患者 HEV 被清除，10 例患者 6 个月内再次出现 HEV 复制，46 例(78%)患者在停止利巴韦林治疗后至少 6 个月血清 HEV RNA 水平检测不到，但 4 例患者停用利巴韦林半年后复发，因此认为对于大多数患者而言 3 个月的疗程似乎是一个合适的疗程，然而对于治疗后部分缓解或复发的患者，利巴韦林治疗时间应延长为 6～12 个月。对于血液病合并慢性 HEV 感染者，似乎利巴韦林单药治疗就可以获得 SVR，目前个案报道的疗程多在 3 个月。

上述研究使用了不同剂量和不同持续时间的利巴韦林，所以最佳持续时间仍然未知。Kamar 等研究认为利巴韦林治疗后第 7 天 HEV RNA 的下降程度可预测 3 个月后的 SVR 率，在该研究中利巴韦林治疗第 7 天 HEV RNA 下降 0.5 lg copies/mL 或 1 lg copies/mL 对 SVR 的阳性预测值分别为 88%和 100%。作者也认为第 7 天病毒学应答可以帮助确定治疗疗程，即第 7 天出现病毒学应答的患者利巴韦林的疗程为 3 个月，第 7 天未出现病毒学应答的患者可能需要更长的疗程如 6 个月。然而这项研究需要扩大样本来进一步验证。

(3) 影响利巴韦林疗效的因素

最重要的因素是利巴韦林的不良反应如贫血等造成患者不耐受，或需要根据肾功能调整剂量，造成利巴韦林的有效暴露剂量减少从而治疗失败或复发。最近的研究使用一个标准化的方案，即使用肌酐清除率来调整利巴韦林 3 个月的治疗剂量，SVR 率为 63%。在实体器官移植患者中观察到，肾移植受者尤其是肾功能较差的受者、体重较轻的亚洲患者利巴韦林治疗 12 周 HEV 感染的 SVR 率可能低于早期文献报道。肾移植受者由于有较高的免疫抑制剂使用要求和对利巴韦林耐受性较低，所以复发率增高。

其次重要的因素是在 HEV 基因组开放阅读框的高变区存在某些单核苷酸变异(SNVs)和插入。相关的研究报道指出：使用广谱抗病毒药物治疗后，病毒基因发生 SNVs 和插入后，要么对利巴韦林的灵敏度下降，要么对利巴韦林的耐药性下降。Debing 分析了 15 例接受实体器官移植的慢性戊型肝炎患者血样，发现 G1634R 突变似乎增强了人肝脏中 HEV 的复制能力，从而降低了利巴韦林的疗效。该作者也首次报道了在利巴韦林治疗失败的患者中存在开放阅读框 1 的高变区插入，研究表明利巴韦林治疗期间复发者可产生独特的 HEV 聚合酶 G1634R 突变体，并发现 HEV 多聚酶中存在新的突变，即 K1383N、Y1587F、D1384G、V1479I 和 K1398R，这些突变增强了 HEV 的复制能力，但同时也提高了利巴韦林的抗病毒活性。通过对实体器官移植受者的观察研究发现治疗前检测到 HEV RNA G1634R 突变对 HEV 治疗后 SVR 没有影响。因此这些 HEV 多聚酶区域的突变对慢性 HEV 感染患者利巴韦林疗效的影响仍需要进一步观察。一组利巴韦林诱导戊型肝炎病毒基因组突变的体内研究表明，慢性 HEV 感染者之间的病毒多样性显著不同，但在未治疗的慢性戊型肝炎患者中没有显示主要的体内短期变异，同时利巴韦林治疗与病毒异质性增加相关，而这种异质性在治疗停止后是可逆的，但 G1634R 突变体在治疗前的少数人群中被检测到，这些患者随后对利巴韦林治疗未能有 SVR。Lhomme 等在 63 例实体器官移植的慢性戊型肝炎患者进行利巴韦林治疗之前，在 36.5%(23/63)的血浆样本中检测到 HEV 聚合酶 1634R 变异，但进一步研究表明 HEV 聚合酶 1634R 变异不会绝对导致患者对利巴韦林耐药，尽管在治疗失败患者中有预存 1634R 变异的比例增加的现象出现，但 1634R 变异的存在并不影响对第二次利巴韦林治疗的反应。值得注意的是，在 Low 的研究中慢性戊型肝炎治疗 1 周和 2 个月后 SVR 率与利巴韦林谷浓度没有相关性，而高淋巴细胞计数已被发现是实体器官移植受者利巴韦林治疗发生 SVR 的独立预测因子，以上提示免疫功能在 HEV 清除中发挥重要作用。

为什么有些患者利巴韦林治疗失败，而另一些患者在利巴韦林单药治疗下却能够清除病毒，这仍然是一个悬而未决的问题。Kamar 等研究表明，利巴韦林治疗后第 7 天 HEV RNA 含量的下降预测了 3 个月后的 SVR 情况。在该研究中，利巴韦林治疗第 7 天下降 0.5 lg copies/mL 或 1 lg copies/mL 对 SVR 阳性的预测率分别为 88%和 100%。因此，第 7 天病毒学反应可以被纳入评估算法，以帮助确定疗程长度。这是一个小的研究，但需要验证。

另一项重要的研究表明，粪便中有持续脱落的 HEV，表明即使在血浆中 HEV 被清除后，也强烈预示在利巴韦林治疗 3 个月后会复发。因此在停用利巴韦林治疗前，评估粪便 HEV RNA，确保其为阴性可显著降低复发风险。

2. 聚乙二醇干扰素 α(Peg-IFNα)

(1) 干扰素抑制 HEV 复制的作用机制(图 4-3)

从实验感染的猴子粪便中提取 HEV-4，在 PLC/PRF/5 细胞中进行感染、复制和继代培养，结果发现只有 4 个基因在 HEV 感染期间上调，这四个基因分别为 IFI27、CMPK2、IFI6 和 MX1，均是干扰素诱导的基因。给予 IFN-α 2b 干预来研究其对 HEV 复制的抑制作用，结果发现病毒抑制作用在治疗 3 天后开始生效。IFN-α 2b 治疗后第 3、5、7 天，HEV RNA 分别减少 43.7%、24.74%和 2.81%。提示在治疗后 3 天，IFN-α 2b 较大程度地抑制了 HEV 的复制，随着时间的延长，抑制作用逐渐减弱。

(2) 聚乙二醇干扰素单药治疗

对于在利巴韦林治疗期间出现病毒"突破"或对利巴韦林产生耐药性的患者，目前还没有证据表明有疗效明确的替代抗病毒疗法，使用 Peg-IFNα-2a 治疗慢性 HEV 感染目前主要来自案例回顾性分析和个案报道。由于干扰素的不良反应及其会增加器官排斥的风险，肾脏、心脏或肺移植的受者不建议使用干扰素治疗。目前有报道的使用干扰素的患者主要为肝脏移植和血液透析患者。Kamar 等评估了 3 例患有慢性活动性戊型肝炎的肝移植受者接受 3 个月 Peg-IFNα-2a 治疗后的效果，2 例患者 HEV 病毒学应答分别持续了 6 个月和 5 个月。基于这个发现，作者进一步开展了在停止使用免疫抑制剂 3 个月后仍未能清除病毒的血液透析患者中使用 3 个月 Peg-IFNα-2a 的研究，每周给予 Peg-IFNα-2a135 μg，治疗到第 3 周时血清中 HEV RNA 转阴，在治疗第 2 个月的患者粪便中检测不到 HEV RNA，停止 Peg-IFNα-2a 治疗后的 6 个月内没有复发，即出现 SVR。一例慢性 HEV 肾移植患者在停止免疫抑制治疗 3 个月后血清和粪便中仍检测到 HEV RNA，在需要重新肾脏移植而不考虑干扰素排斥反应的前提下，在再次移植之前每周给予 Peg-IFNα-2a135 μg 治疗 3 个月，第 3 周血清 HEV RNA 呈阴性，随访至停止干扰素治疗 6 个月后血清 HEV RNA 仍为阴性。

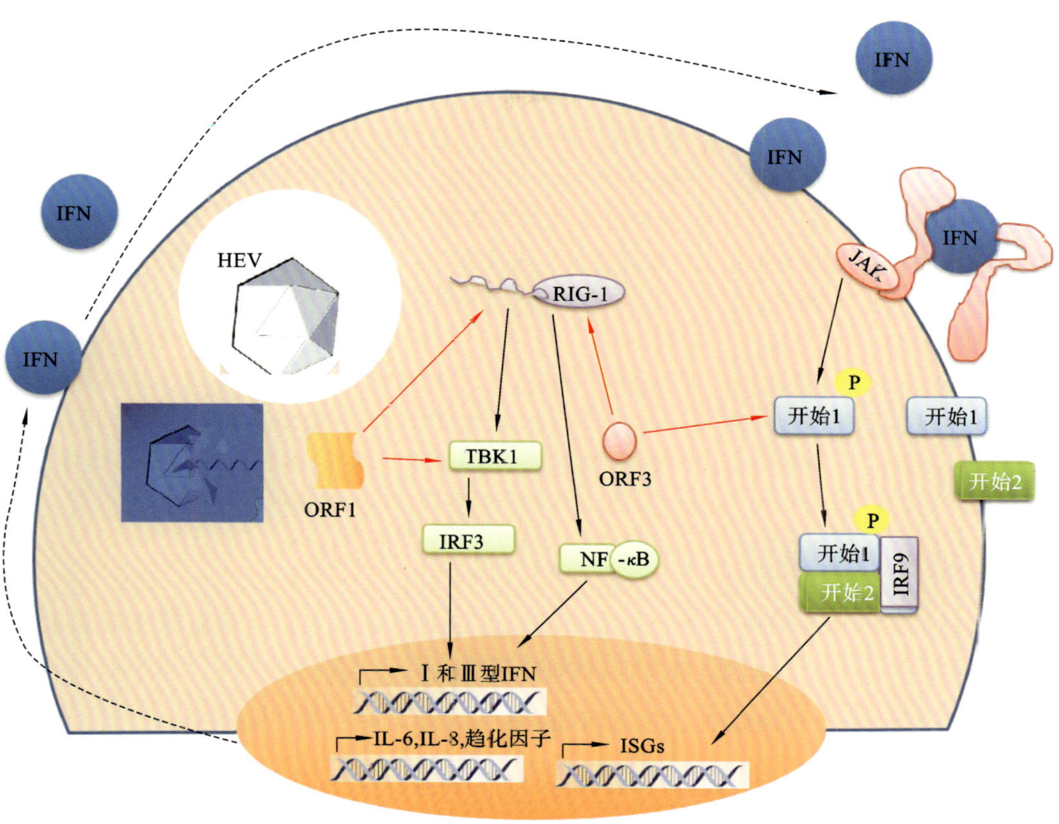

图 4-3　干扰素抑制 HEV 复制的作用机制

注：ISGs 为干扰素刺激基因；ORF 为开放阅读框。

（3）Peg-IFNα-2a 和利巴韦林联合治疗

非实体器官移植的免疫抑制患者，如血液系统疾病、HIV 感染合并慢性 HEV 感染患者的治疗，也限于病例报道和小样本研究，结论认为 Peg-IFNα-2a、利巴韦林联合治疗 HEV 感染是有效的。

3. 索非布韦（sofosbuvir，SOF）

SOF 是到目前为止临床试验中的候选药物，是抑制 RNA 聚合酶的核苷酸类似物，体外研究显示其能抑制 HEV 复制。Sofia 等在体外细胞实验中发现 SOF 抗 HEV 活性明显小于抗 HCV 活性，主要是因为 SOF 抗 HEV 的 IC50 是 HCV 的 10 倍，有报道苏格兰 1 例肝移植受者发生慢性 HEV 和 HCV 混合感染，因利巴韦林不耐受而使用 SOF 和达卡他韦（daclatasvir），结局是 HCV RNA 迅速阴转但 HEV 未清除。因此使用 SOF 进行抗 HEV 治疗，可能需要更高的药物剂量。Viet Loan Dao Thi 联合使用 SOF 和利巴韦林发现其对 HEV-3 型体外复制的抑制作用有累加效应，因此认为使用 SOF 是利巴韦林治疗免疫功能低下患者慢性戊型肝炎的附加疗法。SOF 在体内的疗效一直没有定论。有 3 个案例研究表明，SOF 联合利巴韦林治疗不能清除 HEV，而另 3 个案例报道联合利巴韦林治疗 HEV 感染有较好疗效。一项多中心Ⅱ期研究探讨了 SOF 单药治疗是否对治疗 HEV 感染有效，给予 400 mg 的 SOF 每天一次，在 24 周的疗程中，曾用利巴韦林治疗失败的 9 例患者中有 5

例血清 HEV RNA 水平至少降低了一个数量级，同时丙氨酸转氨酶（ALT）水平也显著降低，但没有 1 例患者发生了病毒清除。从上述研究中可以看出，SOF 可能不适合作为单一疗法使用。但是与利巴韦林联合使用的疗效可待进一步研究确定。van Wezel 报道了 3 例患有慢性 HEV 感染的实体器官受者，利巴韦林单药治疗疗效不佳或利巴韦林减量后复发，继而采用 SOF 400 mg/d 和联合利巴韦林 400～1200 mg/d 治疗，其中 1 例患者联合使用 24 周，粪便中仍能找到 HEV。因此在利巴韦林治疗失败的患者中治疗慢性 HEV 感染时，可以探索使用更高剂量 SOF 的安全性和有效性。SOF 和其他抗病毒药物联合治疗在慢性 HEV 感染中的作用仍有待确定。

4．Silvestrol

Silvestrol 是真核细胞翻译起始因子 4A（eIF4A）抑制剂，从而阻止核糖体装载到 mRNA 上并阻断翻译。研究证实 Silvestrol 对 HepG2 细胞中 HEV-3 型复制子有抑制作用，可降低感染 HEV-1 型的异种移植小鼠的粪便中的病毒滴度，有效抑制含有 G1634R 突变体的 p6-Luc 复制子，因此 Silvestrol 可能为利巴韦林耐药病例提供一种治疗选择。

四、糖皮质激素

糖皮质激素并不能加速戊型肝炎的恢复或预防并发症的发生。虽有糖皮质激素用于 HEV 所致的急性肝衰竭病例的报道，但目前还没有足够的证据支持糖皮质激素的有效性。

五、妊娠期合并 HEV 感染的治疗

利巴韦林对动物有杀胚胎和致畸作用，从而被美国食品药品监督管理局（FDA）列入妊娠 X 类药物中，IFN 因在动物中的流产作用和不良反应被美国 FDA 列为妊娠 C 类药物，因此不建议妊娠期使用这两种药物。SOF 为妊娠 B 类药物，对妊娠期合并 HEV 感染可能是一种有临床应用前景的抗病毒药物，但尚缺乏更多的对照研究。

对患有急性 HEV 感染的孕妇应密切观察肝功能、凝血功能、消化道症状和精神状态的变化，早期发现并发症并早期处理，必要时多学科合作诊疗，包括肝病科、产科和新生儿科、重症监护单元，积极处理并发症，如肝性脑病、继发感染、血流动力学异常、多脏器功能损伤等。目前没有确切的证据表明终止妊娠可以改变戊型肝炎引起的急性肝衰竭的进程，因此不主张终止妊娠来治疗 HEV 引起的肝衰竭。

六、实体器官移植受者合并慢性 HEV 感染的治疗

实体器官移植受者急性感染的最初处理应包括仔细观察和监测 HEV RNA 水平、血清学和肝功能变化，30%以上的病例可以自行清除感染。在可能的情况下，应考虑减少免疫抑制剂的使用。如果在 3 个月内血液和粪便中 HEV RNA 没有转阴，很有可能会发生持续性 HEV 感染，这种情况下需要密切关注病情变化，如患者出现严重的肝功能障碍（黄疸和凝血功能异常）或肝外表现，应及时判断是否有病情加重趋势，早期使用利巴韦林进行抗病毒治疗，以达到完成治疗后 6 个月在血浆和粪便中检测不到 HEV RNA 的目标。

不同种类的免疫抑制药物对 HEV 复制有不同的影响。总的来说，目前的证据表明钙调神经磷酸酶和 mTOR 抑制剂可能有助于肝细胞内 HEV 持续复制和病情发展，而皮质类固醇似乎对 HEV 复制没有影响，霉酚酸盐可能在体外抑制 HEV 复制。因此改变免疫抑制策略可

能有助于清除病毒，但必须仔细平衡排斥反应的风险和改变免疫抑制策略的潜在好处。

大约40%的实体器官移植受者在接受利巴韦林治疗3个月后出现持续性HEV复发。治疗失败的潜在原因包括剂量过大、从血液和粪便中清除HEV的治疗时间不足，以及利巴韦林相关突变的发生。大多数复发的患者，即使是那些含有G1634R突变体的患者，也会对更长时间的利巴韦林治疗有反应。因此复发的患者应考虑延长复治时间，持续治疗至血液和粪便中HEV RNA均为阴性后至少1个月。用利巴韦林再治疗6个月对许多患者来说足以达到SVR，但有些患者将需要更长时间的治疗。偶有报道存在HEV多重突变对利巴韦林高度耐药造成持续性戊型肝炎病毒血症的病例。因此尽可能在第一个疗程使病毒得到清除很重要。

对于利巴韦林难治性持续性HEV感染的病例，Peg-IFNα治疗是可以考虑的，因为有报道8例慢性HEV感染移植受者使用Peg-IFNα治疗3～12个月，SVR率为75%。然而，众所周知Peg-IFNα会增加移植受者的排斥反应风险，因此需要密切监测。2018年EASL戊型肝炎临床实践指南指出，Peg-IFNα治疗范围仅限于肝移植受者在利巴韦林治疗后仍有持续性HEV感染或复发的情况，这类患者可给予Peg-IFNα治疗3个月。

慢性HEV感染处置流程图见图4-4。

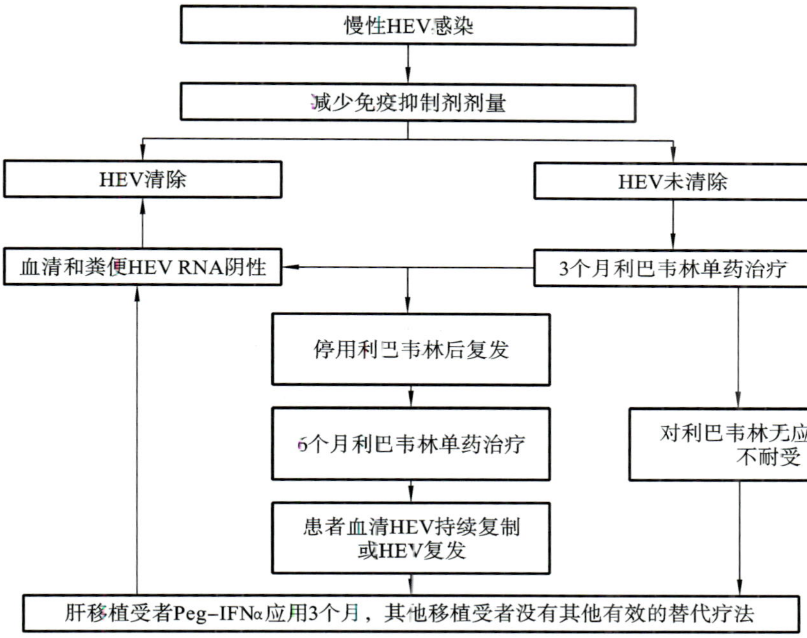

图4-4　慢性HEV感染处置流程图

七、人工肝支持治疗和肝移植治疗

主要是急性HEV感染后发生暴发性肝衰竭的患者需要肝移植。妊娠期肝衰竭患者进行肝移植治疗的相关支持证据很少。

八、中西医结合治疗

中西医结合治疗能够提高患者的生存率，在改善症状等方面也有较好的疗效，但是需要根据急性、慢性、淤胆型、重型进行证型辨证分析，遵循循证医学证据对慢加急性肝衰竭进行中医诊断和治疗，规范中医临床诊疗过程。

（叶　珺）

主要参考文献

[1] Kinast V, Burkard T L, Todt D, et al. Hepatitis E virus drug development[J]. Viruses, 2019, 11(6): 485.

[2] Kamar N, Garrouste C, Haagsma E B, et al. Factors associated with chronic hepatitis in patients with hepatitis E virus infection who have received solid organ transplants [J]. Gastroenterology, 2011, 140(5): 1481-1489.

[3] Kamar N, Selves J, Mansuy J M, et al. Hepatitis E virus and chronic hepatitis in organ-transplant recipients[J]. N Engl J Med, 2008, 358(8): 811-817.

[4] Kamar N, Dalton H R, Abravanel F, et al. Hepatitis E virus infection[J]. Clin Microbiol Rev, 2014, 27(1): 116-138.

[5] Debing Y, Moradpour D, Neyts J, et al. Update on hepatitis E virology: implications for clinical practice[J]. J Hepatol, 2016, 65(1): 200-212.

[6] Péron J M, Abravanel F, Guillaume M, et al. Treatment of autochthonous acute hepatitis E with short-term ribavirin: a multicenter retrospective study[J]. Liver Int, 2016, 36(3): 328-333.

[7] Tavitian S, Peron J M, Huguet F, et al. Ribavirin for chronic hepatitis prevention among patients with hematologic malignancies[J]. Emerg Infect Dis, 2015, 21(8): 1466-1469.

[8] European Association for the Study of the Liver. EASL Clinical Practice Guidelines on hepatitis E virus infection[J]. J Hepatol, 2018, 68(6): 1256-1271.

[9] Dalton H R, Kamar N. Treatment of hepatitis E virus[J]. Curr Opin Infect Dis, 2016, 29(6): 639-644.

[10] Low E X S, Tripon E, Lim K, et al. Risk factors for ribavirin treatment failure in Asian organ transplant recipients with chronic hepatitis E infection[J]. World J Hepatol, 2019, 11(6): 553-561.

[11] Kamar N, Lhomme S, Abravanel F, et al. An early viral response predicts the virological response to ribavirin in hepatitis E virus organ transplant patients[J]. Transplantation, 2015, 99(10): 2124-2131.

[12] Abravanel F, Lhomme S, Rostaing L, et al. Protracted fecal shedding of HEV during ribavirin therapy predicts treatment relapse[J]. Clin Infect Dis, 2015, 60(1): 96-99.

[13] Debing Y, Gisa A, Dallmeier K, et al. A mutation in the hepatitis E virus RNA polymerase promotes its replication and associates with ribavirin treatment failure in organ transplant recipients[J]. Gastroenterology, 2014, 147(5): 1008-1011, e7.

[14] Debing Y, Ramière C, Dallmeier K, et al. Hepatitis E virus mutations associated with ribavirin treatment failure result in altered viral fitness and ribavirin sensitivity[J]. J

Hepatol,2016,65(3):499-508.

[15] Lhomme S,Kamar N,Nicot F,et al. Mutation in the hepatitis E virus polymerase and outcome of ribavirin therapy[J]. Antimicrob Agents Chemother,2015,60(3):1608-1614.

[16] Todt D,Gisa A,Radonic A,et al. In vivo evidence for ribavirin-induced mutagenesis of the hepatitis E virus genome[J]. Gut,2016,65(10):1733-1743.

[17] Todt D,Walter S,Brown R J P,et al. Mutagenic effects of ribavirin on hepatitis E virus-viral extinction versus selection of fitness-enhancing mutations[J]. Viruses,2016,8(10):283.

[18] Zhang F,Qi Y,Harrison T J,et al. Hepatitis E genotype 4 virus from feces of monkeys infected experimentally can be cultured in PLC/PRF/5 cells and upregulate host interferon-inducible genes[J]. J Med Virol,2014,86(10):1736-1744.

[19] Kamar N,Rostaing L,Abravanel F,et al. Pegylated interferon-alpha for treating chronic hepatitis E virus infection after liver transplantation[J]. Clin Infect Dis,2010,50(5):e30-e33.

[20] Kamar N,Abravanel F,Garrouste C,et al. Three-month pegylated interferon-alpha-2a therapy for chronic hepatitis E virus infection in a haemodialysis patient[J]. Nephrol Dial Transplant,2010,25(8):2792-2795.

[21] Sofia M J,Bao D,Chang W,et al. Discovery of a beta-d-2′-deoxy-2′-alpha-fluoro-2′-beta-C-methyluridine nucleotide prodrug(PSI-7977) for the treatment of hepatitis C virus[J]. J Med Chem,2010,53(19):7202-7218.

[22] Thi V L D,Debing Y,Wu X,et al. Sofosbuvir inhibits hepatitis E virus replication in vitro and results in an additive effect when combined with ribavirin[J]. Gastroenterology,2016,150(1):82-85.

[23] van Wezel E M,de Bruijne J,Damman K,et al. Sofosbuvir add-on to ribavirin treatment for chronic hepatitis E virus infection in solid organ transplant recipients does not result in sustained virological response[J]. Open Forum Infect Dis,2019,6(8):ofz346.

[24] Bordeleau M E,Robert F,Gerard B,et al. Therapeutic suppression of translation initiation modulates chemosensitivity in a mouse lymphoma model[J]. J Clin Invest,2008,118(7):2651-2660.

[25] Todt D,Moeller N,Praditya D,et al. The natural compound silvestrol inhibits hepatitis E virus(HEV) replication in vitro and in vivo[J]. Antiviral Res,2018,157:151-158.

[26] Manka P,Bechmann L P,Coombes J D,et al. Hepatitis E virus infection as a possible cause of acute liver failure in Europe[J]. Clin Gastroenterol Hepatol,2015,13(10):1836-1842.

[27] Wu C C,Wu X X,Xia J B. Hepatitis E virus infection during pregnancy[J]. Virol J,2020,17(1):73.

[28] Mcpherson S, Elsharkawy A M, Ankcorn M, et al. Summary of the British transplantation society UK guidelines for hepatitis E and solid organ transplantation [J]. Transplantation, 2018, 102(1): 15-20.

[29] Peters van Ton A M, Gevers T J G, Drenth J P. Antiviral therapy in chronic hepatitis E: a systematic review [J]. J Viral Hepat, 2015, 22(12): 965-973.

[30] 中华中医药学会肝胆病分会. 病毒性肝炎中医辨证标准(2017 年版)[J]. 中西医结合肝病杂志, 2017, 27(3): 193-194.

[31] 中华中医药学会. 慢加急性肝衰竭中医临床诊疗指南[J]. 临床肝胆病杂志, 2019, 35(3): 494-503.

第五章 妊娠期妇女戊型肝炎病毒感染

第一节　妊娠期妇女戊型肝炎病毒感染的流行病学研究

一般人群感染 HEV 仅引起急性自限性肝炎，预后良好。然而妊娠期间 HEV 感染，尤其是在妊娠晚期，可能会导致严重疾病和暴发性肝衰竭，也有一些母婴结局不良的报道。现有证据表明，与其他病毒性肝炎病毒(HAV、HBV 和 HCV)相比较，妊娠期妇女更容易感染 HEV，这也是妊娠期黄疸的重要原因。妊娠期妇女，特别是妊娠中晚期妇女，在 HEV 流行病期间比一般人群受到的影响更大。因此，妊娠期妇女 HEV 的感染状况值得我们关注。掌握妊娠期妇女人群中 HEV 流行情况的数据也将有助于各地区提供有针对性的公共卫生建议。

此前有研究通过建模研究估计，年龄在 15～45 岁(育龄期女性)的一般人群中的 HEV 血清感染率为 5%～22%。世界范围内妊娠期妇女普遍存在 HEV 感染，但抗 HEV IgG 阳性率在发达国家与发展中国家可能存在一定的差异。这可能与不同地区的卫生条件及不同研究者与实验室建立的检测方法的灵敏度、特异性不同有关。鉴于 HEV 一般仅引起自限性的肝炎，大部分妊娠期妇女并未至医院就医，或轻型肝炎症状表现的妊娠期妇女可能并未做 HEV 相关检测，且现有一些有关妊娠期妇女 HEV 血清流行病学调查的研究样本量较小，可能不能准确反映该群体 HEV 感染水平。另外，各国各地区对妊娠期妇女 HEV 感染的关注程度并不相同，部分地区甚至未进行妊娠期妇女 HEV 感染的调查研究，因此关于妊娠期妇女 HEV 感染的流行病学的研究数据并不完善。

一、发展中国家妊娠期妇女 HEV 流行情况

已有的血清流行病学研究显示，抗 HEV IgG 血清阳性率在亚洲和欧洲妊娠期妇女人群中分别为 11.6%～84.3%和 3.6%～29.3%。不同国家和地区 HEV 感染率及基因型均有所不同，发展中国家感染率高，以 HEV-1 型和 HEV-2 型多见。非洲妊娠期妇女中 HEV 感染率为 29.13%。在中非，HEV 感染率为 15%～30%，南亚约 30%，但在埃及尼罗河三角洲可高达 84.3%。加蓬与加纳妊娠期妇女抗 HEV IgG 阳性率分别为 14.1%和 12.2%。在埃及，妊娠期妇女的 HEV 感染率很高，血清抗 HEV IgG 阳性率可达到 70%以上，但死亡率并未明显增高，多表现为良性过程，目前具体机制不明。在南美，早些年在委内瑞拉和巴西进行的关于妊娠期妇女 HEV 感染检测的研究很少，报道的抗 HEV IgG 血清阳性率为 1.6%(1994 年)和 1%(2001 年)。几年后，来自巴西的一项研究报道显示，妊娠期妇女组的 HEV 血清阳性率高达 19%，与来自同一地区的献血者没有显著差异。阿根廷妊娠期妇女的 HEV 血清阳性率为 8.4%，与发达国家(如法国)在同一人群中的流行率(7.7%)相似，但与巴西的血清阳性率(19%)有很大差异。2015 年在苏丹进行的一项研究显示妊娠期妇女

血清中抗 HEV IgG 阳性率很高(61.29%)。埃塞俄比亚的两项研究报道中的妊娠期妇女血清中抗 HEV IgG 阳性率同样较高(分别为 42.43%和 31.61%)。2016 年在厄立特里亚进行的一项调查研究报道的妊娠期妇女血清中抗 HEV IgG 阳性率为 26.8%。在贝宁,2011 年进行的一项研究显示,22.3%的妊娠期妇女血清样本呈抗 HEV IgG 阳性,其中 45 份免疫印迹实验结果也为阳性。在布基纳法索,2014 年进行的一项研究显示,妊娠期妇女血清抗 HEV IgG 的阳性率为10.61%。在喀麦隆,2016 年和 2019 年发表了两项研究报道,显示妊娠期妇女抗 HEV IgG 的血清阳性率分别为 9%和 3.3%。值得一提的是,2019 年报道中的妊娠期妇女抗 HEV IgM 的血清阳性率则高达 13.1%,所以其综合的 HEV 血清阳性率为 18.0%。尼日利亚的一项研究报道了抗 HEV IgG 的血清阳性率为 9.89%。2011 年报道的突尼斯妊娠期妇女抗 HEV IgG 的血清阳性率为 12.1%。在伊朗,在 2010—2011 年和 2016—2017 年进行的研究中报道的流行率分别为 7.43%和 6.24%。伊朗虽然是 HEV 流行区,但散发多见,较少有暴发性流行。伊朗的城市中妊娠期妇女的 HEV 感染率较低,与发达国家相近。这一数据也进一步说明良好的医疗公共设施及饮用水的安全保障可以明显降低 HEV 的感染率。值得注意的是,在埃及的一项研究表明,在慢性 HCV 感染的妊娠期妇女中血清抗 HEV IgG 阳性者占 71.42%(40/56),明显高于非 HCV 感染妊娠期妇女的 46.7%(28/60),慢性 HCV 感染是妊娠期妇女感染 HEV 的影响因素,且容易导致肝功能恶化。因此,妊娠期其他病毒感染合并 HEV 感染的流行病学情况同样值得关注。

根据大多数来自发展中国家的临床研究和病例报道,HEV 感染与妊娠期妇女的高发病率和死亡率(主要是由于重型戊型肝炎)有关。Khuroo 等进行的一项前瞻性实地研究结果显示,208 名妊娠期妇女中 36 名(17.3%)感染了 HEV,而 3350 名非妊娠期妇女和 3822 名男性中分别有 71 名(2.1%)和 107 名(2.8%)感染 HEV。36 名 HEV 感染妊娠期妇女中有 8 例(22.2%)出现暴发性肝衰竭,而非妊娠期妇女中没有 1 名出现暴发性肝衰竭。研究表明妊娠期妇女中 HEV 的感染率和暴发性肝衰竭发病率要高于非妊娠期妇女和男性。另一项研究中,在 57.5%的妊娠期妇女和 46%的非妊娠期妇女中发现了 HEV 感染。此外,58%的 HEV 感染妊娠期妇女出现了暴发性肝衰竭。妊娠晚期 HEV 感染的暴发性肝衰竭患者死亡率最高(56%)。这些研究证实,妊娠期妇女,尤其是妊娠中晚期妇女,在 HEV 流行期间比一般人群受到的影响更大。来自印度次大陆不同地区的各种研究报道称,妊娠期急性病毒性肝炎中 HEV 的感染率在 58%~86%。HEV 感染可导致妊娠晚期妇女高达 30%的死亡率。HEV-1 和 HEV-2 可能是大多数 HEV 感染暴发流行的原因,因为它们是发展中国家普遍的基因型。此外,妊娠期妇女 HEV 感染还与早产和垂直传播率高有关。其他并发症的频繁发生,如弥散性血管内凝血(DIC),也与妊娠期妇女 HEV 感染有关。对于工业化国家,妊娠期妇女感染的病例报道很少,HEV-3 和 HEV-4 与这些病例相关。与 HEV-1 和 HEV-2 不同,HEV-3 和 HEV-4 在妊娠期妇女中似乎不会引起致命的重型戊型肝炎。然而,考虑到这些研究中的病例数量少,还需要其他研究来明确这一结果。

二、发达国家妊娠期妇女 HEV 流行情况

近年来 HEV 感染在发达国家也有报道,不同国家感染情况有差异。非输入性 HEV 感染率较前有所上升,但感染途径大都不明,法国相关报道较多,感染基因型主要为 HEV-3 型。Renou 等对法国 315 名妊娠期妇女抗 HEV IgG 进行检测,其阳性率为 7.74%,而抗 HEV IgM 均为阴性;抗 HEV IgG 阳性妊娠期妇女在妊娠期均未有肝脏疾病表现。关于妊娠期妇女感染

HEV-3 的两篇个案报道中显示，HEV 感染的妊娠期妇女的新生儿均未被感染。一项对西班牙 1040 名妊娠期妇女进行的 HEV 检测显示，该群体中抗 HEV IgG 阳性率约 5%，抗 HEV IgM 阳性率为 0.7%。

三、我国妊娠期妇女 HEV 流行情况

我国是 HEV 的流行地区，目前 HEV-4 是流行的主要基因型。HEV 感染在我国妊娠期妇女中具有相当大的传播潜力。由于卫生条件、生活习惯的不同，HEV 感染率存在明显的地区差异。2000—2010 年全国各地的血清流行病学调查数据显示，我国南部地区人群 HEV 抗体阳性率高达 40%，中部地区阳性率约 30%，而东北三省及华北地区阳性率约 20%，表现出“南高北低”的流行趋势。一般，血清中抗 HEV IgM 阳性首先出现，并在初次发病后持续 3～5 个月。IgM 出现后不久，出现血清 IgG 阳性，并在急性期和恢复期持续存在，维持高水平 1 年。因此，妊娠期妇女 HEV 的血清流行率并不一定反映当地当前 HEV 的阳性率，也可能是由于妊娠前就已发生感染。此外，除了年龄结构和抽样误差有关的因素外，还应考虑不同实验室诊断技术导致的 HEV 检测特异性和灵敏度的差异。在中国江苏，2009—2010 年的调查报告显示妊娠期妇女抗 HEV IgG 血清阳性率为 11.07%。有趣的是，在产后 6 年进行的随访中，55 例抗 HEV IgG 阳性妊娠期妇女中有 18 例变为抗 HEV IgG 阴性，而 3 例抗 HEV IgM 阳性妊娠期妇女中有 2 例变为抗 HEV IgM 阴性(其中 1 例 IgG 也转化为阴性)。同时，在其余 442 例妊娠期间抗 HEV IgG 阴性的女性中，有 18 例在随访中血清抗 HEV IgG 转化为阳性。结果，在产后 6 年仍有 55 例(11.1%)抗 HEV IgG 阳性女性。由于在同一人群中的两个时间点测试了抗 HEV IgG 的血清阳性率，并且认为抗 HEV IgG 阳性转为阴性的女性应被视为感染了 HEV，因此抗 HEV IgG 的累积阳性率在 6 年的随访期内，至少有 14.7%(73/497)。在其余 494 例抗 HEV IgM 阴性个体中，2 例在随访中显示 IgM 阳性。因此，这些妇女中抗 HEV IgM 的阳性率仍为 0.6%(3/497)。妊娠中期和产后 6 年的两个时间点中，497 例妇女中抗 HEV IgM 的阳性率和抗 HEV IgG 的阳性率是恒定的。不变的阳性率并不能反映观察期内没有发生新的 HEV 感染，因为这到底是由抗 HEV IgG 的自然降解还是由新感染引起的血清阳性转化为血清阴性的平衡所致尚不可知。对于那些在妊娠期间和随访期间持续抗 HEV IgG 阳性的妇女，这是由于抗 HEV IgG 的持久性还是由于这些妇女再次感染 HEV 也不得而知。Cong 等在山东省青岛、威海等地 2011—2013 年的调查报告显示妊娠期妇女抗 HEV IgG 血清阳性率为 16.26%，2013—2014 年 Rui 等在镇江的调查报告显示妊娠期妇女抗 HEV IgG 血清阳性率为 21.78%。在中国秦皇岛的调查显示妊娠晚期抗 HEV IgM 和(或)抗 HEV IgG 的阳性率明显高于妊娠早期和中期。2011 年的调查发现杭州市 2958 例妊娠晚期妇女的 HEV 阳性率为 2.60%。在这些有 HEV 感染史的妊娠期妇女中，唯一鉴定的 HEV 毒株为 HEV-4，这似乎与 HEV-4 是现在中国最流行的株系这一事实相吻合。然而，考虑到 HEV-1 和 HEV-3 在中国也有报道，需要更多的研究来阐明 HEV 各基因型在中国妊娠期妇女中的流行情况以及 HEV 基因型别与母婴结局之间的关系。此外，我国现有的有关妊娠期妇女人群血清流行病学调查的样本量均较小，不能准确反映该群体 HEV 的感染水平。部分研究所示妊娠期妇女 HEV 流行情况汇总见表 5-1。

表 5-1 近年来部分研究所示妊娠期妇女 HEV 流行情况

作　者	年份	抽样时间	国　家	妊娠期妇女/人	城市或地区	年　龄	HEV IgG+（人/率）	HEV IgM+（人/率）	检测试剂盒及厂家
Manyu Li	2020	2017.7—2017.10	中国	946	秦皇岛	—	157/16.6%	42/4.49%	万泰，北京
Gabriela Tissera	2020	2015—2017	阿根廷	202	科尔多瓦	18～43	17/8.4%	2/0.99%	Dia PRO，意大利
Mohamad Bashar Ismail	2020	2015.4—2015.8	黎巴嫩	405	黎波里	15～43	1/0.22%	0	Euroimmun，德国
Xiao-Xia Ma	2020	2018.1—2018.12	中国	3278	内蒙古	—	217/6.62%	21/0.62%	万泰，北京
Alexandra Tejada-Strop	2019	2012	海地	1279	—	15 至≥36[a]	10.3%	0.3%	万泰，北京
Abdou F Modiyinji	2019	2015.3—2015.12	喀麦隆	183	雅温得	—	6/3.3%	24/13.1%	MP Biomedicals Asia Pacific Pte Ltd，新加坡
Fashadpour	2018	2016.10—2017.5	伊朗	1331	波斯湾北岸	14～45	84/6.3%	11/0.83%	Dia PRO，意大利
Dorcas Obiri-Yeboah	2018	—	加纳	398	开普海岸大都市	28.0(±5.9)	48/12.2%	1/0.2%	INNOVITA kit（唐山，中国）
Selam Niguse	2018	2014.4—2016.2	埃塞俄比亚	846	提格雷	18～50	359/42.43%	8/0.9%	万泰，北京
Rui	2018	2013.8—2014.7	中国	225	镇江	20～35	49/21.8%	8/3.6%	万泰，北京
Tekeste	2017	2016.7.1—7.30	厄立特里亚	153	阿斯马拉	15～44	41/26.8%	0	Euroimmun 德国

续表

作　　者	年份	抽样时间	国　　家	妊娠期妇女/人	城市或地区	年　　龄	HEV IgG+（人/率）	HEV IgM+（人/率）	检测试剂盒及厂家
La Fauci	2017	2015.9—2015.12	意大利	352	墨西拿	18 至≥36[a]	12/3.41%	0	Dia PRO,意大利
Abebe	2017	2014.4—2015.1	埃塞俄比亚	386	亚的斯亚贝巴	16～40	122/31.61%	2/0.5%	万泰,北京
Noufensi	2016	2016.6—2016.8	喀麦隆	200	雅温得	16～41	18/9.0%	0	Prestige Diagnostics,英国
Alkali	2016	2016.5—2016.8	尼日利亚	182	索科托	18～45	18/9.89%	0	Euroimmun,德国
Musa	2016	2015	苏丹	93	—	25～45	57/61.29%	0	Soronno
Florence	2016	2014.4—2014.6	布基纳法索	179	瓦加杜古	18～45	19/10.61%	0	Creative Diagnostic,美国
de Paschale	2016	2011.7—2011.9	贝宁	278	—	15～41	62/22.3%	7/2.52%	Dia PRO,意大利
Mamani	2015	2010.2—2011.4	伊朗	1050	哈马丹	19～49	78/7.43%	—	Dia PRO,意大利
Guangyu Gu	2015	2009.10—2010.3	中国	497	江苏	25.0±3.0	55/11.1%	3/6%	Santa Cruz,美国
Cong	2015	2011.6—2013.7	中国	950	青岛、威海	18～43	154/16.26%	25/2.6%	万泰,北京
Renou	2014	—	法国	315	莫城+耶尔	—	7.74%	0	万泰,北京
Cosme Alvarado-Esquivel	2014	2007.8—2008.2	墨西哥	439	杜兰戈	13～42	25/5.7%	—	Diagnostic Automation Inc.,美国

注：[a] 表明原报道中为最大年龄分组，未明确给出纳入的妊娠期妇女的最大年龄。

尽管当前的分析表明，随着时间的推移，戊型肝炎流行率呈下降趋势，但对于戊型肝炎流行地区，需要特别注意控制 HEV 感染造成的后果，尤其应密切关注妊娠期及育龄期妇女群体中的 HEV 感染情况。

第二节　妊娠期妇女戊型肝炎病毒感染的临床表现

通常认为戊型肝炎是由 HEV 引起的一种自限性传染病，临床上以肝损害为主，可表现为乏力、纳差，粪-口传播为其主要传播途径，戊型肝炎患者大部分预后良好。HEV 感染在大多数人群中会引起轻中度自限性肝炎，临床症状常不明显。但来自各个发展中国家的研究表明，妊娠期妇女患戊型肝炎后很容易发展为暴发性肝炎，死亡率可达 30%。患者可出现恶心、呕吐、黄疸、乏力、厌食等临床表现，部分妊娠期妇女无明显症状，仅在检查中发现异常，导致误诊或漏诊戊型肝炎。许多戊型肝炎患者在妊娠期间病情会更加严重和快速发展，特别是在妊娠晚期，会威胁到生命，发展为严重的肝炎、肝损伤、肝性脑病和肝衰竭。此外，妊娠期患者还会发生流产、早产、死产、胎儿窘迫、新生儿窒息，围产儿的患病率及死亡率明显增高。戊型肝炎作为一种传染性疾病，对产妇及胎儿均可产生巨大的危害。

一、妊娠期生理特点

1. 妊娠时一般生理特点

妊娠期妇女的血液量从妊娠 6～8 周开始逐渐增加，32～34 周达到顶峰（增加 30%～45%），总容积比妊娠前增加 1200～1800 mL。通常妊娠期间，胎盘会产生雌激素、孕激素、人胎盘催乳素等激素。由于妊娠期间雌激素水平会显著增加，正常情况下妊娠期妇女也可出现蜘蛛痣和肝掌。妊娠时的黄褐斑在妊娠过程中继续深化，鼻翼两侧呈蝴蝶形。

2. 妊娠期肝功能

妊娠期妇女在妊娠晚期肝脏明显被子宫压向右后上方，正常情况下腹部触诊时肝脏一般不会被触及，一旦触及须警惕肝脏疾病。肝功能参考范围取自非妊娠期妇女的正常普通人，所以妊娠期妇女的肝功能测定值有轻度偏差，并不一定具有病理生理学的意义。妊娠晚期，妊娠期妇女白蛋白减少，血红蛋白浓度略有增加。肌酸激酶在生产过程中显著增多。妊娠期间，正常妊娠并不会引起 ALT、AST 及凝血功能的明显异常，而尿胆原和尿胆素在妊娠期会增加。ALP 在妊娠开始后逐渐增加，达到正常上限值的 2 倍以上，分娩时达到顶峰，分娩后 2～8 周恢复正常。同时，血清甘油三酯、胆固醇、磷脂、游离脂肪酸明显增加。血清蛋白电泳测定显示：白蛋白和γ-球蛋白都减少，α1、α2、β 球蛋白增加，纤维蛋白原会增加，凝血因子Ⅶ、Ⅷ、Ⅸ常减少。

3. 妊娠期循环系统

妊娠期妇女妊娠早期心脏每搏输出量增加和妊娠晚期心率增快，导致心输出量增加，正常妊娠时也可听见收缩期杂音。妊娠期妇女外周血管阻力下降和血容量增加可导致血压低和水肿。故在正常情况下，对妊娠期妇女进行体格检查也可听见心脏收缩期杂音，发现血压低和水肿。

4. 妊娠期肾功能

妊娠期时，血容量和肾血流量增加，导致血清肌酐与尿素氮含量降低。临床上，妊娠期妇女肾功能正常参考值范围需要调整。

5. 妊娠期呼吸系统

妊娠期时，妊娠期妇女孕酮分泌增加，刺激呼吸中枢潮气量增加，导致氧分压升高、二氧化碳分压降低，正常情况下也可出现慢性代偿性呼吸性碱中毒。同时，妊娠期妇女对氧气需求量增加，可出现呼吸困难。

二、影响因素

感染了HEV的妊娠期妇女多没有明显的症状，但是随着病情的发展，HEV可以威胁妊娠期妇女的生命。一般来说，戊型肝炎患者没有严重的肝炎和严重的并发症，大部分患者的状态与急性肝炎的症状相似。妊娠期妇女戊型肝炎的发生率高，容易发展成死亡率高的重型戊型肝炎。据统计，HEV感染与患者的年龄有一定的关系，感染高峰在26～35岁。据国外报道统计，妊娠期重型肝炎的戊型肝炎比例为22%，比非妊娠期女性高8倍。不同的地区HEV感染率也不同。据统计，在中非HEV感染率为15%～30%，在南亚HEV感染率约30%。在我国，抗HEV IgG和抗HEV IgM阳性率在妊娠期妇女中分别为16.2%和2.6%。感染率与该地区健康状况和人口营养水平密切相关。外国科学家Khuroo发现，在生活水平较低的城市中，妊娠期妇女与非妊娠期妇女之间重型戊型肝炎发生率是存在差异的。但在欧洲和美国这些发达国家，妊娠期妇女与非妊娠期妇女之间重型戊型肝炎发生率没有明显区别，可见重型戊型肝炎的发生可能与经济文化水平以及个体条件有关。目前，已知的HEV分为HEV-1、HEV-2、HEV-3及HEV-4这4种主要基因型。在不同的国家和地区，感染的HEV的基因型是不一样的，而且它们的感染率也不同。

三、临床表现

1. 一般情况

有关妊娠期妇女戊型肝炎临床表现的相关数据主要来源于亚洲、印度及非洲，发达国家妊娠期妇女发生戊型肝炎的病例数很少。妊娠期妇女戊型肝炎通常为急性起病，潜伏期为2～8周，临床表现、实验室检查及影像学检查均与其他病毒性肝炎相似。在疾病的初始阶段，可出现畏寒、发热、头痛、咽喉部疼痛等呼吸道感染的临床表现，还可以出现关节痛、疲倦乏力、持续食欲不振、恶心、呕吐、腹部不适、肝区痛、腹部膨胀、腹泻等症状。随着病情逐步进展，胃肠道的症状可进一步恶化，可逐步出现黄疸急速加深、浓茶尿、皮肤瘙痒等临床表现。部分患者没有临床症状，呈现为亚临床型。也有部分患者在短时间内发展为急性肝衰竭。

2. 对于母亲的影响

戊型肝炎的临床表现在妊娠期妇女或非妊娠期妇女中没有明显的区别。妊娠中的感染早期以轻症肝炎为主，甚至是无症状的感染。随病情进展，感染的妊娠期妇女严重时可发生急性肝衰竭、弥散性血管内凝血、肝性脑病及脑水肿，原因可能与散发流行的HEV对于妊娠期妇女侵袭毒性、妊娠期妇女长期居住区域的医疗水平、妊娠期妇女健康状态等有关。据文献资料，妊娠中晚期(3～9个月)感染HEV的妊娠期妇女，具有迅速发生肝衰竭、肝性脑病的特点，甚至死亡率明显高于妊娠早期(妊娠1～3个月)患者。疾病的严重程度和死亡率高有可能与妊娠中的激素和免疫功能的变化有关。出血、子痫、肝衰竭是HEV感染妊娠期妇女的常见死亡原因，而死产也是常见现象。早产和死产占50%～60%，即使胎儿生存，出生后的HEV感染的发生率和死亡率也会增加。戊型肝炎在过去一般被认为是急性自限性传染性疾病。虽然 2008 年国外报道了慢性 HEV 感染的第一例病例，此后关于慢性戊型肝炎的病例也偶有报道，但对于妊娠期妇女是否容易引起 HEV 感染慢性化尚没有相关报道。

3. 对于胎儿的影响

对于妊娠期妇女戊型肝炎患者的婴儿来说，母婴传播是其感染 HEV 的主要途径之一。来自阿拉伯国家的一份报道显示，469 例 HEV 感染妊娠期妇女的母婴传播率达到了 100%。虽然传播率高，但婴儿发病率很低，仅有 2 例婴儿发病，其中 1 例死亡，1 例完全康复。有数据统计，妊娠期妇女在妊娠期间感染 HEV 所诞下的新生儿所患的 HEV 感染是在母亲妊娠期宫内导致的或围产期发生的感染。虽然这种传播途径导致母婴传播率高，但在婴儿中戊型肝炎的发病率低，且婴儿的死亡率和重型戊型肝炎发生率也较低。对患有肝功能障碍的妊娠期妇女的血清和胎盘中的 HEV RNA 进行检测，仅在胎盘中检测出阳性 HEV RNA，血清中为阴性，胎盘中 HEV RNA 复制与急性肝衰竭患者的病情严重程度和预后有关。若发生重型戊型肝炎，妊娠期妇女死亡率高，胎儿死亡率也极高。

四、诊断

对于普通人来说，妊娠是一个相对特殊的生理期，所以有几个混杂因素影响诊断，妊娠期病毒性肝炎的诊断比非妊娠期更困难。因此，判断患者是否妊娠是非常重要的一个环节。

1. 妊娠的诊断

1）早期妊娠症状学诊断

胎儿在母体的发育过程和胎儿的成长过程被称为妊娠。受精卵和精子结合是妊娠的开始，也是生命的开始，正常生理过程中母体产下胎儿和排出附属物是妊娠的结束。临床上，最后一次月经周期的第一天是妊娠的开始，足月妊娠过程历时 280 天，即 40 周或 10 个月。妊娠的全过程分为三个时期：12 周结束前的妊娠早期，13 周到 27 周的妊娠中期，以及第 28 周后的妊娠晚期。

（1）停经

正常的育龄期女性有规律的月经周期。停经一般作为育龄期女性妊娠初期最重要的症状。虽然哺乳期的女性没有恢复月经，但是她们还是有可能妊娠的。

（2）早期妊娠反应

一半以上女性妊娠后 6 周可出现畏寒、头晕、嗜睡、疲劳、恶心、呕吐等临床症状，上述症状在第 6 周开始，第 8～10 周达高峰，第 12 周消退。其临床表现可能与人绒毛膜促性腺激素（human chorionic gonadotrophin，HCG）的增加、胃酸分泌的减少、胃排出时间的延长有关。上述临床表现一般情况下不引起妊娠期妇女患病，但若上述早期妊娠反应剧烈，需动态观察，必要时就医。

（3）尿频

在妊娠初期出现，子宫从骨盆腔出来，并且到腹腔的时候出现症状，大概妊娠 12 周消失。

（4）乳房胀痛

主要原因是由于雌、孕激素的增加，可促进乳腺的发育，从而引起乳房胀痛。

（5）皮肤色素沉着

主要是在脸颊和额头上出现茶色斑点，又称妊娠斑，典型者成蝴蝶样，又叫蝴蝶斑。

2）体征

(1) 乳房的变化

乳房增大，乳头及其周围皮肤（乳晕）着色加深，乳晕周围有蒙氏结节显现。

(2) 生殖器官的变化

阴道壁和宫颈充血，表现为蓝紫色。子宫出现黑加征，即双合诊检查发现宫颈和峡部非常柔软，感觉宫颈和宫体似乎没有连接。妊娠5～6周时，子宫是球状的。妊娠8周时，宫体约为非妊娠子宫的2倍，妊娠12周时宫体约为非妊娠子宫的3倍。

3）实验室检查

(1) HCG

临床上一般采用免疫学方法测血或尿中HCG含量来判断是否妊娠，多用晨起第一次尿液或血液标本进行测定。

(2) 妊娠特异性β1糖蛋白

妊娠特异性β1糖蛋白只在妊娠时出现，由合体滋养液细胞产生，是妊娠早期的特异性检验标志，受孕后7天即可从妊娠期妇女血清中检出。

(3) 黄体酮实验

该实验的原理是孕激素在体内突然撤退后引起子宫出血。实验方法：连续3～5天每天肌内注射黄体酮20 mg，停药2～7天出现阴道流血则可排除妊娠。

(4) 宫颈黏液检查

一般情况下宫颈黏液量少、质稠，对于宫颈黏液进行涂片，在光镜下可见排列成行的椭圆小体，而羊齿状结晶消失，由此判断妊娠的可能性大。

(5) 基础体温测定

若体温偏高18天不见下降，有可能是早期妊娠。如果体温偏高持续3周以上，早期妊娠的可能性很高。

4）超声检查

(1) 胎囊

超声诊断中最早出现的影像学征象，妊娠4～5周时出现。

(2) 胎心

妊娠5周以后可以测得胎心，频率为150～170次/分。

(3) 胎芽

妊娠5周即可显示。

2. 中、晚期妊娠的诊断

(1) 妊娠期妇女临床表现

①妊娠期妇女腹部逐渐增大。

②胎动出现在妊娠16～20周，随着妊娠的进程逐渐增强，最初的胎儿运动被称为初动。

③不规律宫缩：妊娠28周后显著增加，对促进宫颈部发育和子宫发育起到了重要作用。

④乳房增大，乳晕色素沉着明显，后期妊娠也能保持初乳分泌。

⑤皮肤色素沉着、腹纹出现：明显的色素沉着在腹中线、会阴部等处，紫色或粉色条纹可以在下腹部至大腿的1/3处看到。

（2）胎儿临床检查

①子宫明显增大。

②胎动：正常每小时3～5次，12 h少于10次则为异常。

③胎心：妊娠20周出现，120～160次/分。

④胎体：妊娠20周后可扪及。

（3）辅助检查

①超声检查：除用于诊断妊娠外，还可以检测出胎儿的相关情况。

②胎儿心电图：妊娠12周以后才能显示较规律图形。

五、实验室检查

1. 转氨酶

目前在临床上，丙氨酸转氨酶（alanine aminotransferase，ALT）和天冬氨酸转氨酶（aspartate aminotransferase，AST）是反映肝细胞功能的常用的指标之一。正常成人ALT范围一般是0～40 U/L。在妊娠中的重型戊型肝炎患者中，血清转氨酶水平可能高于500 U/L，甚至是高于1000 U/L，而ALT的水平则高于AST。

2. 血清胆红素

胆红素可以正常也可以异常。胆红素正常范围：1.7～17.1 μmol/L。

3. 乳酸脱氢酶（lactate dehydrogenase，LDH）

急性戊型肝炎时，LDH水平可显著升高。LDH水平的升高在临床上还可见于肌炎等肌病，要注意鉴别。

4. 血清蛋白

血清白蛋白是由肝脏合成的，在急性重型戊型肝炎时，肝脏合成功能受损，血清白蛋白水平会下降，故血清白蛋白通常作为判断急性肝炎时肝细胞严重损害的标志。

5. 凝血功能

因为凝血酶原时间的长短主要由肝脏合成的凝血因子的水平决定，一旦肝功能出现损伤可出现PT明显延长、PTA下降、APTT延长。

6. 血氨

氨的毒性可导致中枢神经系统明显异常。肝脏是唯一能减轻氨毒性的脏器。确保正常血氨浓度的关键是肝脏将氨合成尿素。大面积的肝细胞组织被破坏，氨不会被解毒，会在中枢神经系统中蓄积，引起肝性脑病，危及生命。

7. 血清免疫学标志

通常抗HEV IgM和抗HEV IgG两项标志物阳性均可作为HEV近期感染的标志，但检测抗HEV IgG则应结合临床。

8. 分子生物学标志

应用RT-PCR法检测粪便中HEV RNA，也可用免疫荧光或免疫电镜检测粪便中HEV病毒颗粒。

9. 影像学诊断

对于妊娠期妇女来说，超声检查是相对安全的。异常的肝生化学指标表明妊娠期妇女有肝胆疾病，超声波成像往往更优于其他检查。磁共振成像（MRI）可以在妊娠的第二和第三时期使用。CT 是引起儿童期胎儿的畸形和血液恶性肿瘤的危险因素之一。妊娠期妇女使用超声波可显示肝区回声增强、致密，但肝脏回声强度随深度减小，管道结构不明显，肝脏和肾脏的对比度增大等影像学表现。

10. 内分泌水平变化

由于妊娠期妇女的内分泌变化，黄体酮、雌激素和 HCG 水平上调。免疫能力的降低和激素水平的增加与戊型肝炎的严重程度加深息息相关。

六、鉴别诊断

1. HELLP 综合征

HELLP 综合征多发生于妊娠晚期，是一种妊娠期高血压疾病严重的并发症。多以溶血、转氨酶水平升高及血小板减少为主要临床表现，随病情进展可出现多器官功能衰竭，严重时危及生命。2015 年我国重新修订了妊娠期高血压疾病的诊断标准：①溶血：外周血涂片可见破碎红细胞，胆红素水平升高及血红蛋白减少。②血 ALT 和 AST 水平升高。③血小板少于 $100\times10^9/L$，血小板计数越低预示患者预后越不良。但往往很多患者只具备上述诊断标准的 1 项或 2 项，因此诊断困难，应早识别、早治疗。目前关于 HELLP 综合征的发病机制暂未明确，且诊断标准尚存在争议，诊断标准多以实验室检查为主要标准。其中血小板计数$<100\times10^9/L$ 是诊断 HELLP 综合征的主要标准，同时需要关注血小板计数的下降趋势。因此，为了支持早期诊断和治疗，所有的 HELLP 综合征患者都需要定期检查血小板和肝功能。

2. 妊娠急性脂肪肝

本疾病罕见，发病率低。初次妊娠 35 周后常会发病。这种疾病的临床症状与暴发性肝炎非常相似。初期临床表现缺乏特异性，表现为恶心、疲劳、食欲减退，可伴黄疸、上腹部不适，随病情进展可出现肾衰竭、DIC、肝衰竭、肝性脑病、昏迷、休克等，严重时危及生命。在生物化学实验室检查中，血小板减少、凝血酶原时间延长、严重的低血糖、血清胆红素和转氨酶水平升高、血尿素氮和肌酐水平升高，但尿液中测得的胆红素为阴性。超声波显示肝有弥漫的密度增高区，呈雪花状强弱不等。诊断金标准是肝脏的组织学检查。肝小叶的结构基本正常。中心部的肝细胞充满了小脂肪液泡，呈蜂巢状，肝细胞有脂肪变性。然而，在重型肝炎中，许多肝细胞小叶坏死，可导致肝实质缺损以及细胞萎缩。

3. 妊娠期肝内胆汁淤积症(intrahepatic cholestasis of pregnancy，ICP)

ICP 又被称为特发性妊娠黄疸，是妊娠晚期的合并症之一，是除病毒性肝炎外，妊娠期妇女出现黄疸的第二大原因，除黄疸外，还可以表现为瘙痒。大多数学者认为雌激素的增加是 ICP 的原因，这种病有家族发生的倾向。临床特征是妊娠中、晚期，出现全身瘙痒，随后发生黄疸，持续至分娩后迅速消失。患者全身状态较好，ALT 及 AST 水平正常或轻度升高，血清总胆红素增多，一般在 85 μmol/L(5 mg/dL)以下。血液中的胆汁酸明显增多，可以达到正常值的 10～100 倍，早于症状出现，对临床诊断有较大的指导价值。

ICP 对胎儿的影响：早产、胎儿窘迫，严重时导致流产和死胎。ICP 对妊娠期妇女的影响：肝功能异常所致的消化道症状，皮肤瘙痒所致的疲乏、睡眠障碍，严重时引起产后出血。

4. 药物性肝损害

药物性肝损伤(drug-induced liver injury，DILI)是指化学药物、中药、保健药品等药品及其所产生的代谢产物所致的肝脏损伤，妊娠期妇女因服药发生肝损害的病例比非妊娠期妇女多见，可能与雌激素影响胆红素排泄有关。妊娠期引起肝损害的可疑药品有抗生素、氯丙嗪、巴比妥类、氟烷等药物。药物性肝损伤患者均有用药史，临床表现在个体之间存在差异，可出现黄疸、皮疹、皮肤瘙痒、蛋白尿、关节痛、消化道症状等临床表现，实验室检测可显示嗜酸性粒细胞增多、转氨酶水平升高、凝血功能下降，上述临床表现及检查结果多在停药后改善。药物性肝损伤发病机制复杂，目前尚未有明确结论，治疗上缺乏特异性治疗手段。

5. 妊娠剧吐引起的肝损害

妊娠剧吐引起的肝损害多见于第一胎妊娠妇女，妊娠反应随时间逐渐加重。由于反复呕吐和长期饥饿，水、电解质代谢和酸碱平衡紊乱，可导致内环境明显失调。在重症病例中，部分患者可出现脉搏数增加、体温上升、肝功能受损和肾功能受损，出现黄疸、血液胆红素和转氨酶增加，尿检中可检测出酮体、蛋白质，尿中可出现白细胞管型。但在改善内环境紊乱后，病情迅速改善，肝功能完全恢复，肝炎病毒抗原和(或)抗体系统血清学标志可协助鉴别。

第三节　妊娠期妇女戊型肝炎病毒感染致肝炎重症化的机制

妊娠期 HEV 感染引起严重肝损伤的机制尚不清楚。根据既往的研究，妊娠期妇女独特的生理状态，如免疫状态和激素水平的改变等，以及病毒本身的因素，如病毒基因组异质性和变异等，可能与妊娠期 HEV 感染易致肝炎重症化有关。

一、免疫

在妊娠期间，母体免疫系统必须保持一定的平衡，一方面要维持强大的免疫反应以保护母亲和胎儿免受病原体侵袭，另一方面又必须耐受胎儿这样一个异体的存在。因此，妊娠期间的免疫学变化非常复杂。有研究发现，与产后相比，妊娠期自然杀伤细胞(natural killer cell，NK 细胞)和 T 细胞的数量减少、活性降低，而外周血中单核细胞、粒细胞和树突状细胞(dendritic cell，DC)的数量增多、活性增高，提示在妊娠期适应性免疫反应有所减弱，而先天性免疫反应有所增强。此外，有学者认为妊娠期间的免疫反应从以 Th1 细胞为主导的免疫反应转变为以 Th2 细胞为主导的免疫反应，称为“Th2 细胞偏倚”。Th2 细胞刺激 B 细胞从而增加抗体的产生，同时抑制细胞毒性 T 细胞反应，导致细胞介导的免疫反应被削弱。通过这样的改变，妊娠期妇女和胎儿在感染初期可以受到保护，不易遭到初始感染。然而，一旦被感染，病原体的清除可能会被削弱，导致疾病的严重性增加。尤其是对于由流感病毒、巨细胞病毒(cytomegalovirus，CMV)、严重急性呼吸综合征(severe acute respiratory syndrome，SARS)病毒、水痘-带状疱疹病毒、疟原虫和单纯疱疹病毒(herpes simplex virus，HSV)等导致的感染，由于细胞介导的免疫在这类感染中起着非常重要的作用，妊娠期妇女感染这类病原体后的病情容易加重。随着人们对细胞免疫研究的逐步深入，人们对妊娠期细胞免疫的调节模式的认识也逐步深入，目前从认识上已从 Th1/Th2 细胞调节模式扩展到 Th1/Th2/Th17 细胞和 Treg 调节模式，从而能更好地解释胎儿不被母体免疫细胞排斥的机制。在这一模式中，效应 T 细胞(如 Th1、Th2 和 Th17 细胞)的功能受到 $CD4^+CD25^+$ Treg 的调节，从而参与妊娠期间复杂的免疫学改变。

妊娠期 HEV 感染引起严重肝损伤的免疫学机制尚不清楚。据报道，在一般人群中，由

HEV 导致的肝损伤是由肝脏和外周循环中免疫激活的 CD8、NK 和 NKT 细胞引起的。在 HEV 阳性的暴发性肝衰竭（fulminant hepatic failure，FHF）妊娠期妇女中，$CD4^+$ T 细胞计数偏低，$CD8^+$ T 细胞计数偏高，$CD4^+/CD8^+$ 值明显低于 HEV 阴性妊娠期妇女和 FHF 对照组。然而，NK 和 NKT 细胞在妊娠期 FHF 发病中的作用尚不清楚。此外，尽管在 HEV 感染的妊娠期妇女中证实存在 Th2 细胞偏倚，但其对 HEV 感染严重程度的影响尚不清楚。

在患有急性肝衰竭（acute liver failure，ALF）的 HEV 感染妊娠期妇女中发现了单核巨噬细胞功能受损和 Toll 样受体信号缺陷，这表明先天性免疫反应的触发因素不足可能与妊娠期 HEV 感染导致的肝损伤的发生、发展和严重程度有关。在因 HEV 导致的 FHF 妊娠期妇女中，NF-κB 的 DNA 结合活性明显高于非妊娠妇女和无 FHF 的急性病毒性肝炎（acute viral hepatitis，AVH）妇女。对 NF-κB 复合物的分析表明，这些患者中 p65 的表达完全缺失或显著降低。高水平细胞因子，如 TNF-α、IL-6、IFN-γ 和 TGF-β1 等的存在，可能也与不良妊娠结局有关。因此，在 HEV 感染的情况下，免疫因子表达水平或其功能的异常可能导致机体免疫功能紊乱和严重的肝损伤。其他宿主因素，如营养状况，包括微量营养素缺乏和叶酸缺乏，也可能影响妊娠期妇女对 HEV 感染的免疫反应。

二、激素因素

随着妊娠的进展，激素（如孕酮、雌激素和 HCG）的水平等都发生了巨大的变化，并且一些激素水平比其他任何时候都要高得多，从而也可能促进不良妊娠结局的发生。在 HEV 阳性 FHF 妊娠患者中，三种激素水平均高于 HEV RNA 阴性患者或对照组。HEV 感染妊娠期妇女血清中雌二醇的增多可促进病毒复制，这可能与不良妊娠结局有关。此外，高水平的雌激素与 HEV 感染妊娠期妇女的早产、低体重儿的出生和胎盘功能障碍导致的胎儿死亡有关。

许多研究表明，激素在免疫系统的调节中起着重要作用。例如，高水平的孕酮和雌激素可以改变 Th1 和 Th2 细胞应答之间的平衡。雌激素也可直接降低 $CD8^+$ T 细胞的细胞毒性。此外，雌激素可以改变 B 细胞的存活和活化，并抑制妊娠期间的 B 细胞生成。孕酮受体（progesterone receptor，PR）基因突变与妊娠期 FHF 的发生有关。孕酮诱导的阻断因子（progesterone-induced blocking factor，PIBF）通过抑制 NK 细胞以及影响体液和细胞免疫反应等来发挥抗流产作用，而在 FHF 妇女中发现 PIBF 和 PR 水平均降低。

三、病毒因素

1. 基因组异质性与 HEV 变异

从 HEV 感染的流行病学来看，不同基因型感染的妊娠期妇女的发病率和死亡率存在差异。根据目前的数据，HEV-1 和 HEV-2 是与妊娠期发病率和死亡率相关的常见基因型。相较于 HEV-1 或 HEV-2，尚未观察到 HEV-3 和 HEV-4 感染与妊娠期妇女戊型肝炎的发病率和严重程度之间的相关性。最近一项利用母体蜕膜和胎儿胎盘器官培养的离体模型研究表明，与 HEV-3 相比，HEV-1 在母胎界面复制更有效，不仅产生更多的传染性子代病毒，而且导致的组织改变更为严重。这些结果表明 HEV 的基因型别可能在 HEV 的致病性中发挥重要作用，尤其是在妊娠期。然而，由于缺乏合适的体内外实验模型以及病毒体外增殖较困难，目前还没有对不同基因型 HEV 的易感性、感染性、复制能力和毒力等进行系统比较的研究。

此外，已经证实遗传性 HEV 变异株影响病毒的形态发生、致病机制、临床结局和抗病毒耐药性。然而，目前尚不清楚这些变异株是否与妊娠期的发病率或死亡率有关，还需要进一步研究。

2．病毒蛋白

病毒蛋白在 HEV 感染和致病机制中的具体作用尚不清楚。在急性肝衰竭患者中，ORF1 的 Met 区的 D29N 和 V27A 突变与不良结局显著相关。在重型戊型肝炎病例中发现的 ORF1 Hel 区的 V239A 突变可能与 HEV-3 的毒力增加有关。ORF1 的 X 区可以抑制干扰素调节因子 3(interferon regulatory factor 3，IRF-3)的磷酸化/活化，从而可能对抗宿主抗病毒反应。此外，X 区可以与人铁蛋白轻链亚单位相互作用并抑制其分泌，提示其可能在抑制先天免疫应答方面发挥作用。这些报道提示 ORF1 编码蛋白可能与 HEV 感染的结局相关。除 ORF1 外，ORF2 编码的衣壳蛋白还可以通过与线粒体抗病毒信号蛋白(MAVS)、TANK 结合激酶 1(TANK-binding kinase 1，TBK-1)和 IRF3 组成的多蛋白复合物的相互作用阻断 IRF-3 的磷酸化，从而拮抗 IFN 的诱导。新近有研究表明，另一种 ORF2 编码蛋白发生糖基化后可以以二聚体的形式分泌到患者血清或 HEV 感染的细胞培养物的上清液中，通过抑制抗体介导的中和作用引起免疫逃逸。这些研究表明，ORF2 编码蛋白可能参与了病毒对宿主天然免疫的干扰和(或)逃避过程。此外，一些研究表明在感染的肝细胞内，衣壳蛋白可能促进 HEV 的存活或复制。例如，衣壳蛋白通过阻断人肝癌细胞中泛素介导的 IκBα的蛋白酶体降解来抑制细胞的 NF-κB 活性，从而可能提高 HEV 感染的肝细胞的存活率。此外，衣壳蛋白还可激活促凋亡基因 CHOP 和抗凋亡热休克蛋白。HEV ORF3 被认为是导致 HEV 相关凝血障碍的原因。ORF3 编码蛋白可能与几种凝血相关途径相互作用，导致凝血和纤溶失衡。

第四节　妊娠期妇女戊型肝炎病毒感染的治疗

近年来循证医学资料显示，在临床诊疗过程中常见感染 HEV 的妊娠期妇女，她们当中大部分人预后良好。虽然妊娠同时合并戊型肝炎的患者病程上大多数是自限性的，一般无明显临床表现，但是，部分妊娠期妇女可因重型戊型肝炎有生命安全风险。妊娠期重型戊型肝炎的发生率和死亡率明显高于非妊娠期，临床上应该警惕。原则上，需要早期诊断、早期治疗、多学科联合治疗，给予妊娠合并戊型肝炎患者及时、积极、有效的综合性治疗。若经过积极治疗后患者病情无法得以控制，必要时可终止妊娠，确保母亲的安全。但是，一般情况下应该避免使用不必要的治疗，一般不支持终止妊娠，应该严格把控好终止妊娠的指征。

一、预防 HEV 感染

预防戊型肝炎的要点是远离感染源，切断传播路径和保护易感人群。戊型肝炎的传染源是戊型肝炎患者和隐性感染者，另外家畜(猪、羊)和野鼠可能作为 HEV 的储存宿主。因此，除了远离家畜，减少与生猪肉等的接触外，还需要做好个人保护工作，避免与戊型肝炎患者和隐性感染者接触。HEV 通过粪-口传播，主要感染途径是水源性和食物源性感染。因此，为了防止疾病进入口中，要注意个人卫生，饭前便后洗手，为了确保食物安全性和卫生，必须避免进食生、半生等食物。在妊娠期间定期检查肝功能，若未查明肝炎病毒相关检查项目，但发现转氨酶水平升高，应通过追加病原学检查进一步明确。

二、妊娠期妇女戊型肝炎的治疗

1. 一般处理

一定要充分休息，避免过量活动，加强营养，保持心情舒畅。避免服用可能损害肝脏的药物。

2. 药物治疗

(1) 维持水盐平衡

妊娠期戊型肝炎患者，肝细胞坏死，肝脏功能受损，可引起机体内醛固酮增多，会导致水和钠的潴留。因此，限制液体摄取量(1000～1500 mL/d)可以大大降低肺水肿和脑水肿的危险性及减少腹水增加的可能性。并且患者需要动态监测电解质，应注意钾和钠的平衡，应注意低钾血症、低钠血症、高钾血症或高钠血症等电解质紊乱，应根据生化指标中血浆离子的浓度进行及时处理，因为部分患者可出现酸碱失衡，还要监测血氨的水平和 pH 的大小，并应该及时进行处理。

(2) 补充维生素

患戊型肝炎的妊娠期妇女需要每天大量摄入维生素，包括维生素 K1、维生素 B1、维生素 B6、维生素 B12 及维生素 C 等。维生素 C 参与体内氧化还原过程，提高抗感染能力，促进肝细胞的再生及改善肝功能。维生素 K1 能改善凝血功能。补充维生素的方法：将维生素 C 3 g 和维生素 K1 40 mg 加入 500 mL 的 5%或 10%的葡萄糖溶液中，静脉滴注，每日一次。

(3) 补充人血白蛋白

肝脏功能进一步减退，蛋白合成能力下降，再加上白蛋白消耗和排出可能增加，就会出现低蛋白血症，导致水肿或腹水。通过补充人血白蛋白改善低蛋白血症、促进肝细胞再生、平衡血浆渗透压、加速体内组织间液进入血液循环，能一定程度地减轻全身水肿和腹水的情况。人血白蛋白可以直接被人体吸收，在体内被利用，减少肝细胞的“负荷”，延长肝细胞的生存时间。人血白蛋白的使用方法：10～20 g，静脉滴注，1 天 1 次或隔天 1 次。

(4) 改善凝血障碍

妊娠期戊型肝炎患者部分可能出现异常的凝血功能。可以输入新鲜血浆、凝血酶原复合物、纤维蛋白原、抗凝血酶Ⅲ等来改善凝血功能不全，也可辅以维生素 K1。

(5) 补充糖类

肝糖原具有稳定身体血糖水平的功能，但患戊型肝炎的妊娠期妇女由于肝功能障碍，会导致糖原合成和代谢异常。另外，受损肝细胞粗面内质网中异常葡萄糖-6-磷酸酶不能将肝糖原分解成葡萄糖，从而导致血液中葡萄糖水平降低。由于患者的血糖供给不足，需要加强血糖水平的动态监测，并根据患者需要辅以葡萄糖溶液。

(6) 促进肝细胞再生

为了促进损伤肝细胞的修复和肝细胞再生，减少肝细胞坏死，可以使用促进肝细胞再生的药物。例如，促肝细胞生长素和前列腺素 E1(PGE1)可以改善肝血流，促进肝细胞再生。但是需注意其有发热、头痛等副作用。

(7) 辅助肝脏解毒功能与护肝治疗

为了改善肝功能，常用辅助性药物，如葡醛内酯片、甘草酸二铵及中药治疗。我国的中草药种类丰富，对于该类疾病可以用清热利湿保肝为主的中草药，常用茵陈、山栀子、生黄芪、黄芩、川黄连、茯苓、当归、败酱草及柴胡等，但需要在中医的指导下服用。

3. 人工肝支持系统

人工肝支持系统可以代替受损肝脏的部分合成功能、代谢功能，帮助解毒，补充凝血因子，纠正内环境代谢障碍等。使用人工肝支持系统，可为患者赢得肝细胞再生的时间，在一定程度上可以补偿肝代谢功能，降低死亡率。

4. 肝移植

肝移植是终末期肝病最理想的治疗选择。肝移植术技术成熟，为终末期肝病患者带来了福音，但仍然也有需要解决的难题，如高昂的手术费用、供体的来源及术后免疫等一系列的问题。

三、产科处理

对于妊娠合并戊型肝炎的患者，在妊娠期应该加强产前教育，特别是对于高危人群来说，帮助妊娠合并戊型肝炎患者早期发现、早期诊断、早期治疗，预防重型戊型肝炎的发生和发展很重要。在合并凝血功能不全、肝性脑病、多脏器功能不全等严重的并发症的情况下，早期妊娠患者需在医生的指导下适时终止妊娠。产道分娩可能增加胎儿感染率，推荐剖宫产术，特别是对有凝血功能障碍的患者，在剖宫产前应该纠正凝血功能，再行剖宫产术。对无凝血功能障碍者积极治疗 24 h 后，再行剖宫产术终止妊娠。

1. 妊娠早期

在早期妊娠中，如果急性肝炎患者在护肝改善肝功能治疗后病情稳定的话，可以继续妊娠。有慢性肝炎基础的妊娠期妇女，妊娠后合并急性戊型肝炎，很容易恶化发生慢加急性肝衰竭，对母体及胎儿均有巨大危害，应及时终止妊娠。取出体内胚胎组织后，出血量少，一般来说对母体影响较小。

2. 妊娠中期

妊娠中期患者，如果没有流产、死胎等情况，可以给予积极的治疗，如果患者的状态有所改善，可以根据实际情况选择终止妊娠的时间，但一般要尽量避免终止妊娠。需要关注的是妊娠或药物会影响肝脏功能，应尽量避免使用影响母体和胎儿的药物。如果患者的病情加重，会出现低血糖、低氧血症，胆红素、胆汁酸水平升高，酸碱平衡失调等严重的代谢障碍，往往更加难以处理，常常可引起流产、胎儿窘迫，甚至死胎。一旦发生病情恶化，就必须尽快给予治疗，并在改善凝血功能不全后，及时结束妊娠。

3. 妊娠晚期

妊娠晚期的患者，治疗效果往往不佳，患者经常会早产或自发临产。改善患者的凝血功能和肝功能后，及时结束妊娠，可以减轻母亲肝脏负担，帮助胎儿存活。若妊娠合并戊型肝炎的患者，在产前出现胎儿窘迫、胎盘早剥、死胎、肝性脑病、肝肾综合征、出血及感染等严重的并发症情况，患者的死亡率显著增高。上述情况一旦发生，应该尽早结束妊娠，挽救妊娠期妇女和胎儿生命。

4. 分娩期

对于妊娠期重型戊型肝炎患者来说，分娩是一个严重的打击，产后出血发生率高，严重的产后出血又会影响妊娠期妇女的肝功能，可引起肝功能急剧衰竭。分娩后子宫创面很容易被感染，感染后也可引起肝功能异常，故需做好完善的准备。对于即将面临生产的妊娠期妇女，生产方式是由病情程度、产程和胎儿的情况共同决定的。

（1）经阴道分娩

经阴道分娩适用于可以短时间分娩的妊娠期妇女，比如说下半骨盆宽而浅、经产妇、胎儿大小适中等。对于由肝功能异常所致的凝血功能障碍的妊娠期妇女，经阴道分娩可以减少出血的风险，但是如果分娩时间过长，机体消耗过大，可以加重患者肝脏的负担。同时，若软产道受损出血，止血困难，一旦出现产后大出血会危及患者生命。若患者短时间内无法经阴道正常分娩，建议行会阴侧切术联合阴道助产术。术后要动态监测缝合伤口出血的情况。

（2）剖宫产术

相较于经阴道分娩而言，剖宫产可以缩短生产的时间，利于胎儿的治疗，但创面易出现出血和感染，危及患者的生命。若患者选择剖宫产术，在围手术期间，需要做到以下几点：①做好充分的术前评估。②若患者心肺功能允许，建议选择气管内全麻，避免使用对肝功能有影响的麻醉药。③术中切口选择肚脐与耻骨之间的正中直切口可以减少对腹直肌的损害，便于对肝脏的探查。④在胎儿娩出后及时结扎子宫动脉上行支，加强子宫收缩，减少产后出血。⑤对于肝功能严重恶化的患者，是否应当行子宫切除术目前仍存在诸多争议，且缺乏明确指征。建议根据患者病情，决定是否需要摘除子宫。

5. 产褥期

妊娠合并戊型肝炎患者生产后，医生应动态监测患者肝功能、凝血功能、甲胎蛋白等指标，加强护肝治疗，预防各种并发症的发生。若患者发生重型戊型肝炎，建议转入重症监护室进一步观察。必要时建议行人工肝替代治疗，为肝细胞再生创造条件。婴儿不应该接受母乳喂养，且建议转入新生儿重症监护室，防治各种严重并发症。

四、并发症的处理

1. 肝性脑病的防治

肝性脑病的治疗以预防为主。特别要注意饮食搭配，应以清淡为主。经检查确诊为肝性脑病的患者，饮食上应减少肉类、牛奶等蛋白质摄入；平时保持大便通畅，避免便秘引起血氨蓄积，加重疾病。治疗上，可以使用乳果糖酸化肠道，建议使用富含支链氨基酸的复方氨基酸治疗，结合电解质和血 pH 慎重选择精氨酸、天冬氨酸、鸟氨酸等降氨药物。

2. 出血的防治

出血是妊娠期重型戊型肝炎死亡的重要原因之一，由于肝脏合成和代谢不足、凝血功能不全、DIC、应激性溃疡等原因，重型戊型肝炎患者易出现凝血障碍和明显出血倾向，胃肠道出血最常见。临床症状表现为皮下淤斑、牙龈出血、呕血、黑便及产后子宫剖面大出血等，且这些症状会随病情进展逐步恶化，严重者会出现颅内出血。对消化道出血的治疗，一是根据出血量的大小、生命体征的变化进行治疗；二是区分是否属于食管胃底静脉曲张破裂出血；三是在特殊治疗方面，以镜下治疗为主，即行内镜止血治疗。治疗上，可以输注纤维蛋白原、凝血因子、冷沉淀、血小板、新鲜冰冻血浆等血制品，还可以使用维生素 K1 预防出血及使用抑酸护胃等药物。如果患者合并 DIC，有部分专家主张临产前予以肝素，但应该注意肝细胞受损后对肝素的灭活作用会减低，所以应予以患者小剂量低分子肝素，在患者分娩结束后应该及时停用，避免产后出血。

3. 肝肾综合征的防治

在发生严重肝病时，患者出现少尿、无尿、血肌酐水平及尿素氮水平升高，可以判断出现了肝肾综合征。根据急性肾衰竭的原则来治疗，严格限制患者的输液量，避免使用有肾毒副作用的药物。可以适当使用利尿剂，如呋塞米 60～80 mg，静脉内给药，必要时每 2～4 h 重复，2～3 次无效后停止，还可以予以多巴胺和盐酸消旋山莨菪碱注射液扩张肾血管，改善肾血流量，从而改善肾功能。治疗期间应当避免高钾血症和肺水肿的发生，一旦出现需要行肾透析治疗。

4. 肝肺综合征的防治

当妊娠期妇女在住院期出现缺氧时通过鼻导管或面罩给予低流量吸氧（2～4 L/min），若患者缺氧情况无法改善且继续加重，可给予面罩加压给氧，必要时给予气管插管，建议动态监测患者血氧饱和度水平。

5. 感染

妊娠期戊型肝炎患者免疫力低下，感染的风险增加，而且一旦出现感染，预后差，严重时可危及患者生命。因此，防治感染是治疗中的重要环节。在患者分娩过程中需要严格遵循无菌原则，施行隔离预防。美国食品药品监督管理局（FDA）将药物按作用于妊娠期妇女时的危险程度分为 A、B、C、D 及 X 类，其中 A 类是可安全使用药物，B 类是谨慎使用药物，C 类是应该在权衡利弊后选用药物，D 类是尽量避免应用药物，X 类是应该禁用的药物。

五、妊娠期重型戊型肝炎的治疗

1. 妊娠中的重型戊型肝炎

重型肝炎是病毒性肝炎的一种危重型。多表现为全身性微循环障碍、血液生化和代谢障碍、多脏器衰竭等。妊娠期妇女若发生重型戊型肝炎，一般建议终止妊娠，但原则上不鼓励轻易终止妊娠，妊娠状态的生理特点导致妊娠期妇女戊型肝炎容易重症化的原因，主要有以下几点。

（1）妊娠期妇女所需的能量较非妊娠期妇女高

妊娠期妇女的血清蛋白、血中葡萄糖和糖原储蓄量比非妊娠期妇女少，对铁、钙、维生素、蛋白质的需求大幅度增加。如果妊娠期妇女营养失调，肝功能不全就会进一步恶化，能量不能满足妊娠期妇女和胎儿的需要，患者死亡风险会增高。

（2）妊娠期妇女肝脏的负担比非妊娠期妇女大

妊娠期妇女新陈代谢会加快，除了妊娠期妇女自身的代谢以外，胎儿的代谢和解毒还依赖于妊娠期妇女的肝脏来完成，因此，妊娠期妇女肝脏的负担比非妊娠期妇女要重很多。

（3）妊娠期雌激素的显著增加加重肝脏负担

在人体中，肝脏是性激素代谢及灭活的主要场所，妊娠期内分泌变化所产生大量的性激素，需要在肝内代谢和灭活，尤其是雌激素的显著增加，在原先的基础上会加重肝脏的负担，引起肝功能显著异常。

（4）妊高症加重肝脏负担

妊娠经常伴随着妊娠期高血压，可能引起微小血管痉挛，减少肝脏和肾脏的血液流动，损伤肾脏功能，阻碍代谢物的排泄，进而使肝脏负担加重。此时合并肝炎，容易引起肝细胞大量坏死，引起重型戊型肝炎的发生。

(5) 妊娠期妇女的精神压力较大

妊娠期妇女分娩过程中过度的精神压力会对肝脏产生不良影响。

(6) 妊娠期妇女肝脏血供减少

为了适应胎儿的需求,妊娠期妇女的机体会重新分配循环系统的血液,肝脏会因供血相对减少而缺血,若此时合并戊型肝炎,会加重由于肝脏缺血引起的肝功能障碍,甚至诱发重型戊型肝炎。

2. 治疗要点

对于妊娠期重型戊型肝炎患者,除了需要一般基础综合治疗外,还应加强支持疗法,动态监测肝功能、凝血功能、甲胎蛋白等以评估患者病情变化,还要注意以下几个方面。

(1) 做好充分的分娩准备

没有充分准备的分娩以及分娩中进行不恰当的处理都可能导致患者随时出现病情恶化,甚至会危及生命。所以应积极加强营养、稳定内环境、改善凝血功能、纠正低蛋白血症、选择适当时机终止妊娠。并通过严密监测、精心护理、对症支持治疗、积极防治并发症等综合措施,使救治成功率提高。通常建议,妊娠期重型戊型肝炎患者在分娩前,到有一定经验及条件的医院进行系统性的治疗,这可以大大降低重型戊型肝炎妊娠期患者的死亡率。

(2) 制订合理的治疗方案

妊娠合并重型戊型肝炎是产科严重并发症,救治过程中需要临床多学科协作与共同努力,而不是由某一个科室来制订诊疗计划。如果是某一个科室制订诊疗方案,治疗计划往往会因为考虑不全面而使患者的病情急剧加重。制订原则是以抢救母亲为治疗方案的中心,以保护围生儿安全为重点,以支持治疗保证内环境稳定,促进肝细胞再生为基础,以抗病毒治疗和人工肝做支持,避免使用对肝功能有影响的药物,行以肝移植为最终治疗方法的内外科综合治疗,这样可以降低孕产妇的死亡率。

(3) 取得各方配合

妊娠期重型戊型肝炎患者往往起病急促,病情严重,死亡风险高,要积极取得患者及患者家属的配合,必要时行政领导须协调干预,力求最大可能地降低孕产妇和新生儿死亡率,保证母儿安全。

妊娠合并重型戊型肝炎治疗流程见图 5-1。

六、预后

戊型肝炎对妊娠期妇女和胎儿均可产生巨大的威胁,特别是对于妊娠晚期的患者来说,危险更大,病情的预后与下列因素相关。

(1) HEV 基因组

研究表明,妊娠期戊型肝炎患者的预后可能与 HEV 基因型相关。多项研究显示妊娠期妇女感染 HEV 后病情严重。HEV 共有 4 种主要基因型,一般 HEV-1 的致病力强,预后较差,而 HEV-3 和 HEV-4 对人类致病性弱。

(2) 病毒基因变异

印度的一项研究显示,妊娠期戊型肝炎患者疾病的预后,与 HEV 基因变异有关,HEV 的核苷酸序列与其感染所致暴发性肝衰竭密切相关。

(3) HEV 病毒数量

相关数据统计,戊型肝炎预后可能与 HEV 的载量相关。重型戊型肝炎患者病毒载量

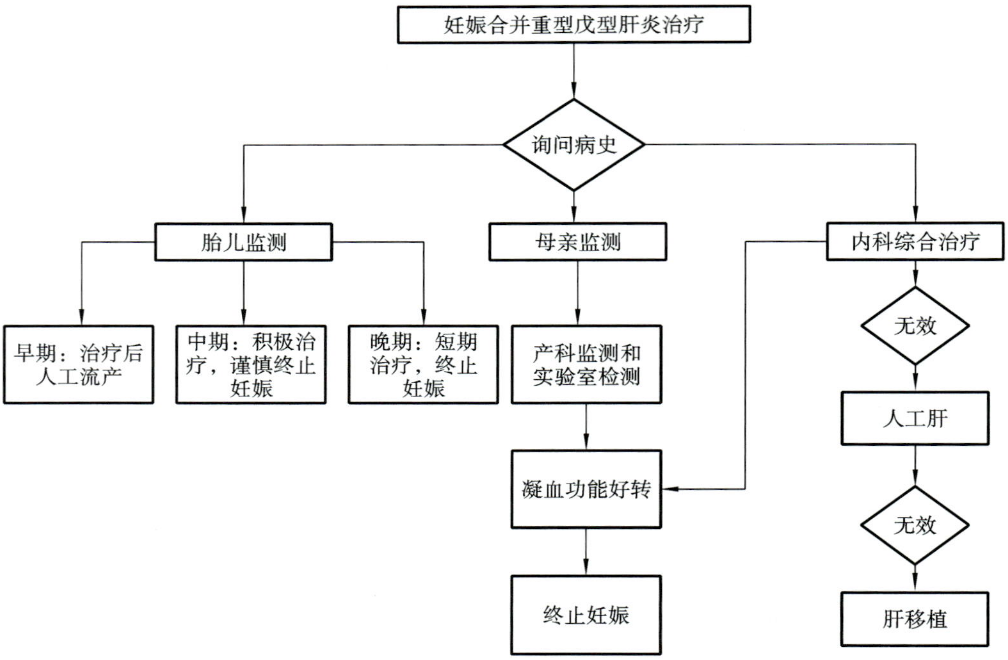

图 5-1　妊娠合并重型戊型肝炎治疗流程图

高于戊型肝炎非肝衰竭患者，病毒的载量越高，病情越重。这提示戊型肝炎患者的预后与病毒载量相关。

（4）免疫状态及炎症因子

HEV 感染后，机体的免疫状态及炎症因子相关体液免疫反应对临床预后有着重要的影响。研究表明，无论是否处于妊娠期，急性戊型肝炎肝衰竭患者抗 HEV IgM/IgG 滴度明显高于戊型肝炎非肝衰竭患者，表明 HEV 诱导的体液免疫反应的强度与病情的严重程度密切相关。

（吴小雪　王　莹　孟忠吉　吴春晨）

主要参考文献

[1] Lindemann M L, Gabilondo G, Romero B, et al. Low prevalence of hepatitis E infection among pregnant women in Madrid, Spain[J]. J Med Virol, 2010, 82(10): 1666-1668.

[2] Alvarado-Esquivel C, Sánchez-Anguiano L F, Hernández-Tinoco J. Hepatitis E virus exposure in pregnant women in rural Durango, Mexico[J]. Ann Hepatol, 2014, 13(5): 510-517.

[3] Renou C, Gobert V, Locher C, et al. Prospective study of hepatitis E virus infection among pregnant women in France[J]. Virol J, 2014, 11: 68.

[4] Yang D, Jiang M, Jin M, et al. Seroprevalence and evolutionary dynamics of genotype 4 hepatitis E virus in Shandong Province, China[J]. World J Gastroenterol, 2014, 20(24): 7955-7963.

[5] Gu G, Huang H, Zhang L, et al. Hepatitis E virus seroprevalence in pregnant women in Jiangsu, China, and postpartum evolution during six years[J]. BMC Infect Dis, 2015, 15:560.

[6] Abebe M, Ali I, Ayele S, et al. Seroprevalence and risk factors of hepatitis E virus infection among pregnant women in Addis Ababa, Ethiopia[J]. PLoS One, 2017, 12(6):e0180078.

[7] La Fauci V, Facciolà A, Riso R, et al. Seroprevalence of HEV antibodies in a sample of pregnant women in the city of Messina[J]. Ann Ig, 2017, 29(3):232-238.

[8] Farshadpour F, Taherkhani Reza, Ravanbod M R, et al. Prevalence, risk factors and molecular evaluation of hepatitis E virus infection among pregnant women resident in the northern shores of Persian Gulf, Iran[J]. PLoS One, 2018, 13(1):e0191090.

[9] Hardtke S, Rocco R, Ogata J, et al. Risk factors and seroprevalence of hepatitis E evaluated in frozen-serum samples(2002—2003) of pregnant women compared with female blood donors in a Southern region of Brazil[J]. J Med Virol, 2018, 90(12):1856-1862.

[10] Niguse S, Hailekiros H, Buruh G, et al. Seroprevalence and risk factors of hepatitis E virus infection among pregnant women attending antenatal care in health facilities of Tigray, Northern Ethiopia[J]. J Med Virol, 2018, 90(8):1364-1369.

[11] Obiri-Yeboah D, Awuku Y A, Adu J, et al. Seroprevalence and risk factors for hepatitis E virus infection among pregnant women in the Cape Coast Metropolis, Ghana[J]. PLoS One, 2018, 13(1):e0191685.

[12] Tejada-Strop A, Tohme R A, Andre-Alboth J, et al. Seroprevalence of hepatitis A and hepatitis E viruses among pregnant women in Haiti[J]. Am J Trop Med Hyg, 2019, 101(1):230-232.

[13] Dagnew M, Belachew A, Tiruneh M, et al. Hepatitis E virus infection among pregnant women in Africa: systematic review and meta-analysis[J]. BMC Infect Dis, 2019, 19(1):519.

[14] Ahmad T, Hui J, Musa T H, et al. Seroprevalence of hepatitis E virus infection in pregnant women: a systematic review and meta-analysis[J]. Ann Saudi Med, 2020, 40(2):136-146.

[15] Ismail M B, Kassaa I A, Safadi D E, et al. Prevalence of anti-hepatitis E virus IgG antibodies in sera from hemodialysis patients in Tripoli, Lebanon[J]. PLoS One, 2020, 15(5):e0233256.

[16] Kenarkoohi A, Falahi S, Ghelijie F, et al. Seroprevalence of hepatitis E virus infection among pregnant women in Ilam, west of Iran[J]. Infect Disord Drug Targets, 2020(3).

[17] Li M, Bu Q, Gong W, et al. Hepatitis E virus infection and its associated adverse feto-maternal outcomes among pregnant women in Qinhuangdao, China[J]. J Matern Fetal Neonatal Med, 2020, 33(21):3647-3651.

[18] Ma X X, Ji Y, Jin L, et al. Prevalence and clinical features of hepatitis E virus infection in pregnant women: a large cohort study in Inner Mongolia, China[J]. Clin Res Hepatol Gastroenterol, 2020(10): 101536.

[19] Tissera G, Lardizabal M C, Torres S B, et al. Hepatitis E virus infection in pregnant women, Argentina[J]. BMC Infect Dis, 2020, 20(1): 368.

[20] Pérez-Gracia M T, Suay-García B, Mateos-Lindemann M L. Hepatitis E and pregnancy: current state[J]. Rev Med Virol, 2017(3): e1929.

[21] Kar P, Sengupta A. A guide to the management of hepatitis E infection during pregnancy[J]. Expert Rev Gastroenterol Hepatol, 2019, 13(3): 205-211.

[22] Kourtis A P, Read J S, Jamieson D J. Pregnancy and infection[J]. N Engl J Med, 2014, 370(23): 2211-2218.

[23] Sappenfield E, Jamieson D J, Kourtis A P. Pregnancy and susceptibility to infectious diseases[J]. Infect Dis Obstet Gynecol, 2013, 2013: 752852.

[24] Saito S, Nakashima A, Shima T, et al. Th1/Th2/Th17 and regulatory T-cell paradigm in pregnancy[J]. Am J Reprod Immunol, 2010, 63(6): 601-610.

[25] Akbar A N, Vukmanovic-Stejic M, Taams L S, et al. The dynamic co-evolution of memory and regulatory $CD4^+$ T cells in the periphery[J]. Nat Rev Immunol, 2007, 7(3): 231-237.

[26] Sakaguchi S. Naturally arising Foxp3-expressing $CD25^+$ $CD4^+$ regulatory T cells in immunological tolerance to self and non-self[J]. Nat Immunol, 2005, 6(4): 345-352.

[27] Lhomme S, Marion O, Abravanel F, et al. Hepatitis E pathogenesis[J]. Viruses, 2016, 8(8): 212.

[28] Sehgal R, Patra S, David P, et al. Impaired monocyte-macrophage functions and defective Toll-like receptor signaling in hepatitis E virus-infected pregnant women with acute liver failure[J]. Hepatology, 2015, 62(6): 1683-1696.

[29] Bose P D, Das B C, Kumar A, et al. High viral load and deregulation of the progesterone receptor signaling pathway: association with hepatitis E-related poor pregnancy outcome[J]. J Hepatol, 2011, 54(6): 1107-1113.

[30] Gouilly J, Chen Q, Siewiera J, et al. Genotype specific pathogenicity of hepatitis E virus at the human maternal-fetal interface[J]. Nat Commun, 2018, 9(1): 4748.

[31] van Tong H, Hoan N X, Wang B, et al. Hepatitis E virus mutations: functional and clinical relevance[J]. EBioMedicine, 2016, 11: 31-42.

[32] Horvatits T, Wiesch J S Z, Lütgehetmann M, et al. The clinical perspective on Hepatitis E[J]. Viruses, 2019, 11(7): 617.

[33] Yin X, Ying D, Lhomme S, et al. Origin, antigenicity, and function of a secreted form of ORF2 in hepatitis E virus infection[J]. Proc Natl Acad Sci USA, 2018, 115(18): 4773-4778.

[34] Wu C, Wu X, Xia J. Hepatitis E virus infection during pregnancy[J]. Virol J, 2020, 17(1): 73.

[35] 蒋佩茹,李笑天.妊娠合并病毒性肝炎的产科处理[J].实用妇产科杂志,2010,26(4):246-249.
[36] 刘晓燕,苏海滨,胡瑾华,等.妊娠期合并戊型肝炎病毒感染相关机制的研究进展[J].解放军医学院学报,2016,37(9):1013-1016.
[37] 中华医学会感染病学分会肝衰竭与人工肝学组,中华医学会肝病学分会重型肝病与人工肝学组.肝衰竭诊治指南(2018 年版)[J].中华临床感染病杂志,2018,11(6):401-410.
[38] 尹玉竹,周莲.妊娠合并肝衰竭的产科处理[J].中华产科急救电子杂志,2014,3(3):18-21.
[39] 姚莉,许博.妊娠合并重型肝炎的治疗新进展[J].中国实用医药,2019,14(21):190-191.
[40] 王德智.妊娠合并重症肝炎的诊断与治疗[J].中国实用妇科与产科杂志,2001,17(6):325-327.
[41] 唐良萏.妊娠合并病毒性肝炎——妊娠合并重症肝炎的诊断与急救[J].中国实用妇科与产科杂志,2004,20(2):76-78.
[42] 尚涛,马英.妊娠合并病毒性肝炎——妊娠合并戊型肝炎的临床特点与治疗[J].中国实用妇科与产科杂志,2004,20(2):68-78.
[43] 刘晓燕.妊娠期合并 HEV 感染[J].肝博士,2016(2):25-27.
[44] 韩国荣.准妈妈小心戊肝感染——妊娠与戊肝[J].肝博士,2016(3):24-27.
[45] 谷秋红,窦晓光.甲型肝炎和戊型肝炎的临床特点[J].实用乡村医生杂志,2003,10(3):17-18.
[46] 王鹏,尚丽新.妊娠合并病毒性肝炎的诊断和治疗[J].人民军医,2015,58(9):1106-1109.
[47] 于乐成.2016 年美国胃肠病学院临床指南:肝脏疾病与妊娠[J].临床肝胆病杂志,2016,32(4):619-627.
[48] 闫兆鹏.美国医师执照考试(USMLE)临床知识手册[M].上海:上海交通大学出版社,2019.
[49] 夏夷.妊娠期急性脂肪肝发病机制及治疗进展[J].中华全科医学,2016,14(11):1936-1938.
[50] 李婧.妊娠期肝内胆汁淤积症[J].中国现代医药杂志,2005,7(1):73-74.
[51] 王琳琳,张芳,马玉燕.妊娠合并 HELLP 综合征的诊治进展[J].妇产与遗传(电子版),2017,7(3):45-47.
[52] 中华医学会肝病学分会药物性肝病学组.药物性肝损伤诊治指南[J].肝脏,2015(10):750-767.
[53] 甘露.妊娠急性脂肪肝 10 例妊娠结局分析[J].中国医药指南,2016,14(18):4-5.

第六章 儿童、老年人戊型肝炎病毒感染

第一节 儿童戊型肝炎病毒感染

各年龄人群对 HEV 普遍易感，以成人多见，儿童对 HEV 也有易感性，尤其是在 HEV 感染的暴发流行区，并且儿童感染后病毒血症可持续较长时间。儿童戊型肝炎具有与成人不同的临床特征，通常症状不明显，难以察觉，轻者仅有肝功能减退，重者则可导致肝衰竭或慢性化倾向。儿童戊型肝炎的预防：应加强食品卫生监督，加强校医防病知识的培训；同时亦应加强托幼机构的卫生保健教育和管理，戊型肝炎患儿应立即休学或休园隔离治疗，以确保其他儿童及青少年的身心健康；此外，儿童戊型肝炎的预防更注重疫苗的应用，研制开发安全、有效的戊型肝炎疫苗任重而道远。

一、流行病学

不同地区戊型肝炎的发病率有所不同，发展中国家及卫生环境差的地区感染率和发病率比较高，以流行为主；发达国家及卫生环境较好的地区感染率和发病率明显降低，以散发为主。由于卫生条件、环境及食品安全等因素，儿童戊型肝炎在 20 世纪比较常见，在世界各地都有不同程度的暴发或散发流行，随着卫生条件的改善，如今儿童发生 HEV 感染越来越少。2015 年一项关于葡萄牙儿童 HEV 感染的全国血清学流行率研究，对 2015 年和 1995 年两个儿童队列的抗 HEV IgG 血清阳性率进行比较评估，发现随着时间的推移，儿童抗 HEV IgG 血清阳性率从 1995 年的 7.0%下降到 2015 年的0.9%。研究同时还表明，葡萄牙绝大多数儿童的 HEV 抗体仍呈阴性，因此容易感染 HEV。

1. 传染源

同成人 HEV。

2. 传播途径

同成人 HEV。家庭成员作为 HEV 的潜在传染源不容忽视。

3. 易感人群

各年龄人群对 HEV 普遍易感，但临床特点略有不同。戊型肝炎的发病与年龄及性别有密切关系。据调查，我国急性散发性肝炎病例中戊型肝炎约占 10%，20 岁以上人群的 HEV 抗体阳性率为 10.7%，20 岁以下的青少年和学龄儿童为 3%，随着年龄增长血清 HEV 抗体阳性率有升高趋势。进一步分析幼龄儿童血清 HEV 抗体阳性率情况发现：1～3 岁儿童抗体阳性率为 5.4%～8.0%，4～5 岁以后成倍上升，感染率可能与不同年龄的感染机会和暴露时间有关。农村幼龄儿童的感染率为 12.7%，而城镇幼龄儿童的感染率为 2.1%，证

实 HEV 感染与卫生、经济和生活质量有关。邹友坤等的研究显示 HEV 抗体检出率为1.6%，男女之比为 2.333∶1，两者结果比较接近。既往男性发病率高于女性，可能与男性外出活动频繁、暴露感染机会较多有关，但近年来国内部分学者报道男、女戊型肝炎发病率基本相同，其中儿童及妇女 HEV 感染者多呈隐性感染或亚临床感染，而亚临床感染与临床调查获得的儿童戊型肝炎发病率低有关。黄斯梅等的研究表明，各个国家或地区的儿童及青少年 HEV 抗体阳性率较成人偏低是一个普遍存在的状态，而抗戊型肝炎 IgG 阳性率低则意味着儿童及青少年群体对 HEV 整体免疫能力很弱。儿童 HEV 感染以学龄期后儿童为主，幼儿少见，尤其是在 HEV 感染的暴发流行区，并且感染后病毒血症可持续较长时间。如有反复输血史并应用免疫抑制剂治疗的儿童出现肝功能异常，也应警惕戊型肝炎的可能，其早期临床表现可能不典型，但仍应积极治疗以免发展为肝衰竭或出现慢性化倾向。

4. 暴发流行

戊型肝炎主要靠粪便污染水源、食物等经消化道传播，即是主要经粪-口途径传播的急性病毒性传染病，可呈暴发性和散发性流行。印度浦那地区 1982—1992 年间感染 HEV 的主要为青年人群组，尽管该年龄组的 HEV 抗体阳性率较高，但大部分人仍缺乏对 HEV 的保护性免疫力。多项研究表明，HEV 抗体阳性率随着年龄的增长而逐渐上升，提示儿童在成长过程中持续暴露于戊型肝炎感染的风险中。儿童亚临床感染 HEV 的比例较高，由于潜伏期末患儿即有传染性，不易被及时发现、隔离，在此情况下，一旦发生水源或食物污染就会造成戊型肝炎暴发流行。

目前关于儿童戊型肝炎暴发流行的报道比较少见。王永刚等曾报道 20 位学龄儿童在一次 2 天的长途旅游中感染了 HEV 而暴发戊型肝炎，其中男性 17 例，女性 3 例，年龄为 13.2～13.68 岁。10 例为黄疸性肝炎，7 例为无黄疸性肝炎但有前驱症状，另有 3 例一直无任何症状。

5. 散发流行

关于儿童急性散发性 HEV 感染的报道较暴发流行多见。埃及开罗 Ain Shams 大学儿科医院公共门诊部于 1987 年 2 月至 1988 年 1 月收集了 73 例急性肝炎患者(平均年龄为 6.4岁)，研究发现戊型肝炎是埃及开罗儿童急性散发性肝炎的常见原因。先前在苏丹附近地区使用免疫印迹(Western blot)方法检测抗 HEV IgM 的研究也表明 HEV 感染是该地区儿童急性散发性肝炎的主要原因。HEV 感染在 20 世纪 90 年代初苏丹、埃塞俄比亚、埃及的成人及儿童散发性肝炎中也占有一定的比例。姜丽丽等对 1993 年 4 月至 1995 年 3 月在太原市传染病医院住院的患者进行了 HEV 血清抗体分析，发现 334 例 HEV 抗体阳性患者，其中有 38 例儿童患者。这 38 例儿童患者中有 4 例合并 HBV 感染，4 例合并 HAV 感染，2 例合并 HCV 感染，8 例合并 EBV 感染。1993 年 10 月至 1996 年 10 月，北京市儿童医院传染科共收治各型病毒性肝炎患者 2066 例，其中戊型肝炎 13 例，13 例中，男 9 例，女 4 例，年龄为 10 个月至 14 岁不等，其中 7～14 岁 9 例。将其按病原学分型：戊型 2 例，甲、戊型合并感染 7 例，乙、戊型合并感染 1 例，丙、戊型合并感染 1 例，甲、乙、戊三重感染 1 例，甲、乙、丁、戊型四重感染 1 例。以上资料显示儿童戊型肝炎可与其他各型肝炎共同存在。

二、发病机制

与成人相比，儿童各年龄阶段的肝脏生理解剖学等特点都有一定的差异，年龄越小差异越显著。HEV 在成年人中更多的是以单纯感染的形式出现，即使合并感染亦以 HBV 感染为主，而甲型肝炎合并戊型肝炎病例数较少。对于为什么儿童更易见戊型肝炎合并乙型肝炎，机制未明确，尚需从儿童的生理状态、免疫功能及戊型肝炎病理、损伤机制等方面进一步探讨。可能与好发年龄段儿童与外界接触增多和学校的群体聚集有一定的关系，而性别上的差异则要考虑内环境的不同（如激素水平）、遗传背景（如性染色体差异）等因素。

三、临床分型和病原学分型

根据患戊型肝炎后的表现可将其分为临床型与亚临床型，根据有无黄疸可将其分为黄疸性和无黄疸性，根据病情轻重可将其分为轻型和重型。临床型感染多见于成人，发病率随年龄增长而上升；亚临床感染多发生于儿童，发病率随年龄增长而下降，可能是因为儿童患者免疫系统尚未完善，HEV 感染后不易出现免疫损伤，所以很少能造成肝细胞明显破坏而出现临床症状或体征。马学众等研究表明儿童 HEV 感染率与成人并无差别，说明儿童不仅对 HEV 同样易感，而且以亚临床型感染居多。这也可以解释既往数起戊型肝炎流行中儿童罹患率明显低于成人的现象。戊型肝炎合并其他肝炎类型好发于 7～9 岁和 10～12 岁年龄段男性儿童，合并其他肝炎类型组的重型肝炎与单纯戊肝肝炎组的发生率比较差异有统计学意义，HAV/HEV 合并感染组黄疸性比例较高，ALT 平均升高水平亦分别高于单纯 HAV 和 HEV 感染组，而后两者间无明显差异，表现为 HAV 和 HEV 合并感染可加重肝细胞功能的损害。

四、临床特征

儿童戊型肝炎具有与成人不同的临床特征。

儿童戊型肝炎有以下特点：①发病以学龄儿童为主；②临床表现以消化道症状和乏力为主；③病程短，患儿的病程一般小于 6 周；④合并 HAV 感染的比例比较高，重叠/合并感染易使肝炎加重，预后差；⑤部分患儿肝内胆汁淤积，表现为皮肤瘙痒和陶土色大便等，黄疸持续时间较长。

儿童戊型肝炎多呈亚临床型感染，此型感染率随年龄增长而下降，通常症状不明显而难以察觉，可能由于儿童患者对 HEV 的免疫系统尚未完全建立，所以很少能造成肝细胞明显损伤而出现临床症状或体征。儿童戊型肝炎临床型多为急性黄疸性肝炎，轻者仅有肝功能减退症状，如不同程度的乏力、纳差；部分患者感觉恶心、腹胀、肝区不适，AST 含量轻度增加，ALT 平均值往往比成人高；重者则可发生肝硬化或肝衰竭；极少数患者还可表现出不同程度的关节痛，多分布于肩、肘、膝等活动大关节处。上述表现的差异性可能与不同发育阶段宿主免疫反应性不同、免疫反应持续时间不同、易感程度等因素有关。

国内外报道散发性 HEV 感染逐渐增多，赵素元等通过比较分析 94 例患者，总结其特点如下：①儿童病例占 1/3，病初多以发热、上呼吸道感染症状为主，但婴幼儿亦可有典型肝炎表现；②成人起病缓慢，77%的患者病初以乏力为主，自觉症状少而轻，无黄疸性病例占 52%，均以 ALT/AST 升高为主，有重叠/合并感染者临床表现复杂，脾大占 10%，死亡率低；③合并脂肪肝、高脂血症、胆囊炎和酒精性肝病占20%，其中合并脂肪肝占16%；④病程60～120天，个别病例长达28个月；⑤血清抗体检测模式以抗HEV IgM阳性为主，儿童和成人阳性率分别为43.3%和76.6%；⑥暴发性流行病例临床表现以黄疸性为主，表现为纳差、黄疸、肝大、重型戊型肝炎，死亡率高；散发性戊型肝炎以无黄疸性为主。

五、实验室检查

1. 免疫电子显微镜

早期诊断HEV感染主要通过免疫电子显微镜检查，这种方法在20世纪90年代前使用较多，但该方法费用昂贵，不适用于大量普查和常规诊断，目前已被淘汰。

2. 酶联免疫吸附试验(ELISA)

ELISA是诊断HEV急性感染或既往感染的一种简便而灵敏的方法，检测出血中有抗HEV IgG和抗HEV IgM可诊断为HEV感染患者。血清HEV抗体流行规律的研究表明，抗HEV IgM出现早，可持续1～4个月，急性期测出抗HEV IgM有诊断价值；抗HEV IgG出现相对较晚，达到很高滴度后再逐渐下降，但持续时间较长，可达1～3年。故抗HEV IgM可作为当前或近期存在HEV感染的指标，而抗HEV IgG可应用于血清流行病学调查，以研究人群感染率、免疫保护时间和流行规律。若两者联合检测可降低漏诊率，亦可作为鉴别HEV急性感染的指标。因此HEV抗体检测结果存在3种模式：①抗HEV IgM阳性、抗HEV IgG阴性，提示早期感染；②抗HEV IgM阳性、抗HEV IgG阳性，提示现正感染或感染恢复期；③抗HEV IgM阴性、抗HEV IgG阳性，提示既往感染。

3. 病毒RNA检测

反转录聚合酶链反应(RT-PCR)检测病毒RNA阳性率高，粪便HEV RNA比血清中出现更早，持续时间更长。采集患者的血清标本，用RT-PCR对血清标本分2步扩增，扩增产物经琼脂糖凝胶电泳，并与长度为133～278个核苷酸的放射示踪探针进行Southern杂交后分析HEV基因组，发现患者发病早期(第2～3天)的血清标本HEV RNA多阳性，而发病后第2～3周血清中HEV RNA逐渐转阴。患者血清中PCR信号强度与抗HEV IgM水平无显著相关性，HEV RNA阳性血清标本中的抗HEV IgM和ALT水平均高于HEV RNA阴性血清标本，但是在各患者之间发病后相同时期的抗HEV IgM水平差异甚大。

4. 血清生化检测

戊型肝炎患者常有肝功能损害，血清中碱性磷酸酶、AST、ALT水平均升高，且AST和ALT水平多高于正常上限2.5倍，儿童急性黄疸性患者还伴有血清总胆红素水平的升高。

六、预后及预防

由于不同年龄组的生理状态和免疫功能不同，预后往往也不同。疾病的严重程度随着年龄的增长而增加，总的死亡率为1%～3%。儿童期肝细胞再生能力强，临床预后往往较好。但是，一旦出现凝血时间延长、胆-酶分离等迹象时，表明肝细胞损伤严重，若同时存在免疫功能不全、合并其他病毒感染则容易发生重症化。因此临床上治疗HEV感染的患儿时应当注意防止重型肝炎的发生。此外，近年来由于器官移植及接受放化疗儿童的增加，应对这类免疫抑制儿童在感染HEV后发生的慢性化提高警惕，因为慢性HEV感染可进展为肝硬化。与此同时，对血液制品应进行HEV筛查；严格管理及改善饮用水源，保证安全用水，加强食品及个人卫生，改善卫生设施，提高环境卫生水平，均有助于降低儿童戊型肝炎的发病率。

儿童戊型肝炎的预防更注重疫苗的应用。HEV 感染后并不形成长久的保护性抗体，但戊型肝炎疫苗特异的主动免疫作用可以进一步减少戊型肝炎的发生。除埃及地区儿童及青少年 HEV 抗体阳性率较高以外，其他地区儿童及青少年的 HEV 抗体阳性率从总体上来看仍然处于较低水平，因此通过自然感染 HEV 产生抗体构建的免疫屏障是脆弱的，仍然有戊型肝炎暴发流行的风险存在，因此接种戊型肝炎疫苗十分必要。

戊型肝炎疫苗的研发经历了漫长的过程。2011 年以前尚无有效的预防疫苗，主要是研制 HEV 基因重组蛋白疫苗、重组 HEV 样颗粒疫苗和 DNA 疫苗等。2007 年由 GSK 开发的基因工程重组病毒样颗粒疫苗在尼泊尔开展了Ⅱ期临床试验，但是该疫苗最终并未进入临床试验阶段。2012 年由我国厦门大学自主研发的世界上第一支戊型肝炎疫苗已经获准上市，该产品的特点是以成熟可靠的大肠杆菌表达系统表达 HEV 衣壳蛋白 ORF2 片段，获得的重组抗原主要以病毒样颗粒（virus-like particle，VLP）形式存在，保留了 HEV 主要中和表位和免疫优势表位，具有良好的免疫原性，能够有效刺激机体产生高效价的中和抗体。江苏省于 2007—2009 年间针对重组戊型肝炎疫苗在健康成人中有效性和安全性的研究，证实该疫苗对 16～65 岁健康人群具有良好的安全性和免疫原性，研究表明接受三剂戊型肝炎疫苗的患者的有效率为 100.0%（95%CI 为 72.1%～100.0%），并且在 12 个月内对所有受试者都有保护作用；两次给药后疫苗有效率为 100.0%（95%CI 为 9.1%～100.0%）；至少接种一剂的受试者疫苗有效率为 95.5%（95%CI 为 66.3%～99.4%）。因此在戊型肝炎暴发期间，或对前往流行地区的旅行者来说，在 1 个月内接种两剂疫苗可迅速获得保护。该研究证明接种戊肝疫苗不良反应轻微，主要的不良反应为注射部位的疼痛、肿胀和瘙痒。虽然戊型肝炎疫苗的问世使得戊型肝炎成为一种可预防的疾病，但其对 16 岁以下儿童的安全性尚未证实，当前其适用范围是 16～65 岁人群。因此，16 岁以下儿童目前尚无有效预防方法，研发针对 16 岁以下儿童的戊型肝炎疫苗，将戊型肝炎疫苗接种年龄提前，这项任务任重而道远。

庞媛玉等在关于甲/戊型肝炎重组抗原的表达、纯化及与传统甲型肝炎疫苗免疫原性的比较的研究中发现，使用原核系统能够高效表达甲/戊型肝炎重组抗原，包含 2 种不同抗原的融合蛋白具有良好的抗原性和免疫原性，且 HAV 抗原能够增加 HEV 抗原的免疫原性。同时 Dong 等研究表明 HEV 抗原并不会对甲型肝炎灭活疫苗的免疫效果产生不良作用，这些为甲/戊型肝炎联合疫苗及临床双价诊断试剂的开发提供了新的思路。

七、治疗措施

急性自限性 HEV 感染的儿童无治疗指征。有肝功能损伤者可用复方甘草酸苷、谷胱甘肽等行降酶、保肝退黄、对症支持治疗，重型肝炎患者可补充新鲜血浆，慢性肝病合并急性戊型肝炎患儿可用利巴韦林治疗。免疫力低下的儿童在 HEV 急性感染期间，原发病的病情许可情况下，应减少免疫抑制剂的应用；如不能减少免疫抑制剂的应用，或 3 个月内不能清除 HEV，应使用利巴韦林 15 mg/(kg·d)，疗程 3 个月，并密切监测贫血和肾功能指标；在治疗期间应每个月通过检测 HEV RNA 来判断病毒清除情况，直至停药 3 个月以后；如治疗 3 个月后，血清或粪便中仍可检测到 HEV，可能需要更长的疗程。在儿童戊型肝炎病例中，尚需要注意肝内胆汁淤积的发生，在护肝降酶基础上加强利胆治疗，以提高治疗效果，缩短病程。

八、总结

儿童戊型肝炎具有与成人不同的临床特征。儿童戊型肝炎多呈亚临床型感染，此型感染率随年龄增长而下降，通常症状不明显而难以察觉，可能由于儿童患者对 HEV 的免疫系统尚未完全建立，所以很少能造成肝细胞明显损伤而出现临床症状或体征。儿童戊型肝炎临床型多为急性黄疸性肝炎，轻者仅有肝功能减退症状，如不同程度的乏力、纳差；部分患者感觉恶心、腹胀、肝区不适，AST 含量轻度增加，ALT 平均值往往比成人高；重者则可发生肝硬化或肝衰竭；极少数患者还可表现出不同程度的关节痛，多分布于肩、肘、膝等活动大关节处。上述表现的差异性可能与不同发育阶段宿主免疫反应性不同、免疫反应持续时间不同、易感程度等因素有关。需要掌握儿童戊型肝炎的发生、发展规律，早期诊断、早期治疗，同时需要加强儿童戊型肝炎疫苗的临床研究，进一步降低儿童戊型肝炎的发病率，保护儿童和青少年健康成长。

第二节　老年人戊型肝炎病毒感染

戊型肝炎病毒（HEV）感染是世界范围内急性肝炎的主要病因之一，也是我国老年人急性肝炎发病率和死亡率较高的重要病因。大多数戊型肝炎病例来自发展中国家如东亚、南亚和非洲。在我国，虽然近年来戊型肝炎暴发流行罕见，但从 1997 年到 2014 年戊型肝炎发病率从每年 0.21 例/10 万人上升到 1.99 例/10 万人，主要是因为老年人发病率增高，这加重了疾病负担。同样，发达国家的戊型肝炎病例越来越多，也主要发生在老年人。所以对老年人 HEV 感染的关注也越来越多。

一、流行病学

戊型肝炎是由戊型肝炎病毒（HEV）感染引起的，该病毒主要有四种基因型，与流行的 HEV-1 和 HEV-2 型相比，我国老年患者中的主要毒株是 HEV-4 型，发达国家老年群体中的主要毒株是 HEV-3 与 HEV-4 型。我国 2005—2006 年第 3 次全国病毒性肝炎流行病学调查结果表明，我国普通人群 HEV 抗体血清阳性率为 23.46%，抗体阳性率随年龄增长而升高。近年来，葡萄牙、柬埔寨、约旦、德国等国家都有研究表明了同样趋势。老年人 HEV 的感染呈现上升趋势，可能与现今人口老龄化加重、个人饮食习惯改变、老年人各器官发生功能性减退等因素有关。

我国戊型肝炎的地域分布呈“东高西低”的特征，报道病例数最多的是江苏、广东、浙江、辽宁 4 个省份，报道发病数随年龄增大而增多，发病率随年龄增大而增高，老年组发病率最高（4.10/10 万）。在一些沿海地区，早前报道，男性和农民患急性戊型肝炎的风险很高，大多数是中老年人。近期研究表明，浙江沿海地区，在年龄大于 15 岁的人群中，发病率随着年龄的增长而升高，并在年龄≥70 岁的男性（9.02/10 万）和年龄≥60 岁的女性（3.94/10 万）中达到最高点，在非沿海地区也出现同样的结果。

戊型肝炎一年四季均可发病，呈散发性分布。我国东部地区老年人戊型肝炎第一季度发病例数最多，占发病总人数的 52.2%，其次为第二季度，占 27.3%，男性多于女性。姜梅等在对我国沿海城市烟台 HEV 感染的研究中发现，一年四季皆可发生 HEV 感染，其中冬春季发病率最高，且以农民为主。随着退休人员越来越多、外出食堂餐食的人数增多、老年人免疫功能的减退，老年人戊型肝炎发病率越来越高。在易感人群方面，与前述不同，针对秦皇岛老年戊型肝炎患者的一项研究表示农村病例与城市病例基本相同，此变化可能是由城市外出社交更加频繁所致。众多研究表明，老年男性戊型肝炎患者多于女性患者，可能是因为男性患者有更多的不良习惯如吸烟、喝酒等，加重了肝脏负担。

二、发病机制

对于戊型肝炎的发病机制，我们尚不清楚。HEV 感染的发病机制涉及病毒与宿主免疫系统之间复杂的相互作用。早前认为病毒基因型因素可能是重要的。然而，后来的一项研究重新检查了已发表的暴发性肝衰竭（fulminant liver failure，FLF）与 HEV 基因型之间的关联证据，发现主要是宿主因素而不是病毒基因型的原因。从临床表现和疾病转归看，戊型肝炎与甲型肝炎相似，具有急性自限性，从隐性感染到暴发性肝衰竭，有不同的疾病严重程度。疾病严重程度与宿主因素有关，如妊娠、年龄和既往存在的肝病病史等。有研究表明，当进入老年期后，人体肝脏功能下降，肝脏组织结构改变，肝细胞数量会呈现一个下降趋势，再生能力降低，肝细胞损害后难以恢复，毛细胆管重建功能变差，胆汁排泄功能下降，造成胆汁淤积，易发生淤胆，加重戊型肝炎的病情。

三、临床特征

1. 症状与体征

戊型肝炎一般情况下起病急，黄疸多见。患者可有乏力、皮肤瘙痒，还可有消化道症状，如恶心呕吐、食欲减退、腹痛腹胀、肝区隐痛、肝大等，少数患者可伴有发热症状。老年戊型肝炎患者临床症状更加严重，肝损害程度更加严重。有学者通过对 33 例老年戊型肝炎患者与 32 例中青年患者进行对比，发现老年组只有少数患者没有出现乏力与黄疸症状，有黄疸表现者黄疸程度深，多伴有低蛋白血症。赵蕊等也研究了 98 例戊型肝炎患者的临床表现，发现老年人戊型肝炎起病较隐匿，病程也较青壮年长，平均 2～3 个月，有的消化道症状不典型，往往以皮肤瘙痒或黄疸症状为首发，容易被忽视或者误诊，需警惕。近期一项对徐州地区戊型肝炎的研究结果也表明，中老年男性更容易感染 HEV，感染后病情更重，病程更长。

对于老年患者来说，重型戊型肝炎发生率高，黄疸程度深，血中胆红素水平升高使得老年人临床上以急性黄疸性为主，淤胆型肝炎多见。李德昌等也发现老年戊型肝炎患者急性黄疸性比例和重型戊型肝炎发病率均较中青年戊型肝炎患者高。

2. 肝功能

临床上检测肝功能的相关生化指标有丙氨酸转氨酶（ALT）、天冬氨酸转氨酶（AST）、γ-谷氨酰转肽酶（GGT）、总胆汁酸（TBA）、前白蛋白（PA）、白蛋白（ALB）、总胆红素（TBil）、直接胆红素（DBil）。研究发现老年男性 HEV 感染者肝脏损害更加严重。一项针对 53 例患者的临床研究表明，老年患者的肝功能生化指标高于中青年患者，主要原因可能是肝脏功能随着年龄增长而下降，肝脏吸收和代谢功能降低，产酶能力下降，各种酶的活性较年轻人也降低。鲁真真等发现 50 岁以上戊型肝炎患者 TBil、DBil 检测均值明显高于 50 岁以下戊型肝炎患者,由此可见老年戊型肝炎患者比青年戊型肝炎患者更易出现黄疸。

3. 其他损害

老年患者常合并糖尿病、肺部感染及心血管疾病等,也可合并嗜肝或非嗜肝病毒感染。一项关于秦皇岛地区老年人戊型肝炎的调查显示,合并基础肝病的老年戊型肝炎患者 TBil、ALT、AST 水平显著增高,胆碱酯酶(cholinesterase,CHE)水平和 PTA 下降;并发其他慢性疾病患者,TBil 水平显著增高,PTA 降低;提示合并基础肝病与其他慢性疾病的老年戊型肝炎患者,肝损害更加严重。对 2 型糖尿病合并戊型肝炎的病例的研究发现,2 型糖尿病合并戊型肝炎组的 TBil 及 AST 水平明显低于无糖尿病的戊型肝炎组,此结果可能与免疫功能抑制有关,但是具体的机制仍需要进一步的探究。

老年人戊型肝炎临床症状重,肝衰竭的发生率高,易发生各种病原微生物感染,加速病情恶化。徐鹤翔等报道了一例戊型肝炎高胆红素血症并发侵袭性肺曲霉菌感染致肝衰竭的老年患者。余晓等发现血吸虫性肝病合并戊型肝炎患者,病情重,易重症化。

四、诊断

目前临床诊断戊型肝炎应用最多的是酶联免疫吸附试验检测抗 HEV IgM 和抗 HEV IgG,单项抗 HEV IgM 阳性大多被认为是现症感染的标志,而单项抗 HEV IgG 阳性多提示既往感染。前述 HEV 抗体血清阳性率与年龄有关,研究者发现老年组抗 HEV IgG 和抗 HEV IgM 阳性率明显高于年轻组。但也有研究发现,老年组患者抗 HEV IgM 阳性率低于青年组,考虑与老年患者免疫力低下、HEV 感染潜伏期较长、抗 HEV IgM 出现较早且消退迅速等有关。

五、预后及转归

与甲型肝炎相似,大多数戊型肝炎会自然痊愈,很少会进展为慢性肝炎。通过对病例的观察发现,相对于年轻患者而言,老年患者更易发生急性肝衰竭、腹水等并发症,治愈率更低。经积极综合治疗,在肝功能指标中,TBil、ALT、AST、TBA 恢复正常的天数明显延长,提示老年患者预后较差,病程更长。同时由于老年患者临床症状不典型,合并多种其他慢性疾病,致使诊断不及时,影响了预后。病程长、恢复慢与老年人肝脏退行性改变、肝细胞数量减少、血流量减少、肝再生和蛋白合成能力下降、肝脏药物代谢酶活性减低等多方面因素有关。

六、总结

戊型肝炎可发生于各个年龄层的人群,一直以来,老年人戊型肝炎的研究都受到诸多重视,与甲型肝炎相似,戊型肝炎主要经粪-口途径传播。食用未煮熟或煮熟的受感染猪肉或野味,可致 HEV 感染。近年来随着每年报道的病例越来越多,出现了其他途径传播,如输血和垂直传播。老年人 HEV 的感染呈现上升趋势,可能与现今人口老龄化加重、个人饮食习惯改变、老年人各器官发生功能性减退等因素有关。

由于老年人特殊的生理功能,老年人患者常起病缓慢,临床特征不够明显,易延迟就诊,可能会导致难以估量的后果,并发症增多,易发生肝性脑病、上消化道出血、肾衰竭等。老年人戊型肝炎病情一般较重,持续时间较长,治愈难度较大,死亡率较高、预后较差。所以我们在对相对不典型的患者进行诊断时，要注意排查与鉴别诊断。老年 HEV 感染类似于胆系阻塞型黄疸，需进行 HEV 标志物检测加以鉴别。老年人戊型肝炎病程长，在对患者给予休息、保肝、退黄、支持等对症综合处理的同时，也要关注老年患者心理问题，否则影响病情恢复。老年患者易合并心血管疾病等基础疾病，应个体化治疗。

戊型肝炎疫苗（HEV239 疫苗）已被批准在中国 16～65 岁人群中使用，一项涉及 16～65 岁成年人的大型Ⅲ期临床试验的支持研究人员表示，此疫苗为防止 HEV 感染提供至少 4 年的保护。然而疫苗在 65 岁以上老年人中的免疫原性和安全性的数据仍然缺乏，有学者的研究结果表明，大多数（96.7%）65 岁以上的老年人在第 0 天、1 个月和 6 个月的标准免疫程序后血清转阳，抗 HEV IgG 水平在末次接种后 1 个月显著升高，老年人群对疫苗具有免疫原性和良好的耐受性。我国老年人戊型肝炎的发病率和死亡率较高，在西方发达国家，也有众多老年戊型肝炎患者。在防治戊型肝炎中，接种戊型肝炎疫苗也具有重要意义，在老年人中应该仔细考虑和设计疫苗接种策略。

（夏　洁　汤倩倩　张振华）

主要参考文献

[1] 江勇，韩涛.《2016 年欧洲儿童胃肠、肝病和营养学会委员会意见书：儿童戊型肝炎》推荐意见[J]. 临床肝胆病杂志，2016，32(7)：1256-1257.

[2] Oliveira R, Mesquita J R, Pereira S, et al. Seroprevalence of hepatitis E virus antibodies in portuguese children[J]. Pediatric Infectious Disease Journal, 2017, 36(7)：623-626.

[3] 杨忠礼，杨晓筠，邹林樾，等. 儿童青少年急性散发性 HAV 和 HEV 感染的临床流行病学研究[J]. 中国校医，1999，13(1)：14-16.

[4] Lee S D, Wang Y J, Lu R H, et al. Seroprevalence of antibody to hepatitis E virus among Chinese subjects in Taiwan[J]. Hepatology, 1994, 19(4)：866-870.

[5] 吴锡庆. 灵山县学龄前儿童五型肝炎病毒感染的血清流行病学调查[J]. 医学文选，1999，18(2)：241-250.

[6] 邹友坤，余春涛，余晓莉，等. 临床患儿丙肝戊肝抗体检测[J]. 临床检验杂志，1994，12(S1)：105.

[7] 黄斯梅，黄荟森，蒙明虑，等. 广西壮族自治区高中及中职在校生戊型肝炎病毒 IgG 抗体阳性率的调查[J]. 中华疾病控制杂志，2018，22(5)：535-537.

[8] 郑淑鹏，郑家珍. 印度浦那地区 1982 和 1992 年在特殊年龄人群中的抗-HAV 和抗-HEV 阳性率[J]. 国外医学(流行病学·传染病学分册)，1995，22(5)：235-236.

[9] 黄蔚丹，潘晖榕. 儿童戊型肝炎[J]. 中华流行病学杂志，2013，34(5)：536-538.

[10] 王永刚，朱安今. 儿童戊型肝炎感染：一次暴发流行的研究[J]. 传染病信息，1999，12(3)：136.

[11] Hyams K C, McCarthy M C, Kaur M, et al. Acute sporadic hepatitis E in children living in Cairo, Egypt[J]. Journal of Medical Virology, 1992, 37(4)：274-277.

[12] 姜丽丽，韩昌旭. 太原地区儿童散发性戊型肝炎临床研究[J]. 山西医药杂志，1997，26(1)：67-70.

[13]　冯藏蕊，徐樨巍. 小儿散发性戊型肝炎 13 例临床分析[J]. 北京医学，1997，19(4)：250.
[14]　刘湘国. 儿童病毒性肝炎感染模式的临床研究[J]. 中国当代儿科杂志，2000，2(3)：155-157.
[15]　殷继明，李卓，严艳，等. 北京地区散发性戊型病毒性肝炎 238 例临床研究[J]. 中国医药指南，2011，9(21)：306-307.
[16]　宋宣，马晓玲. 222 例戊型肝炎患者人群特征分析[J]. 武警医学院学报，2004，13(6)：465-467.
[17]　马学众，吴敏，米吉堤，等. 戊型肝炎亚临床型感染的研究[J]. 上海预防医学，1995(10)：463-465.
[18]　赵素元，仲英娜，邹林樾. 散发性戊型肝炎临床的再认识(附 94 例分析)[J]. 实用肝脏病杂志，2000，3(3)：176-178.
[19]　Zhu F C，Zhang J，Zhang X F，et al. Efficacy and safety of a recombinant hepatitis E vaccine in healthy adults：a large-scale，randomised，double-blind，placebo-controlled，phase 3 trial[J]. Lancet，2010，376(9744)：895-902.
[20]　李靖欣，梁祁，孟繁岳，等. 中国新型疫苗临床研究的成就与展望[J]. 中国疫苗和免疫，2019，25(5)：493-500.
[21]　Dalton H R，Bendall R，Ijaz S，et al. Hepatitis E：an emerging infection indeveloped countries [J]. Lancet Infectious Diseases，2008，8(11)：698-709.
[22]　Abdelmawla D，Moemen D，Darwish A，et al. Hepatitis E virus prevalence in Egyptian children with transfusion-dependent thalassemia. [J]. The Brazilian Journal of Infectious Diseases，2019，23(1)：40-44.
[23]　Yu X Y，Chen Z P，Wang S Y，et al. Safety and immunogenicity of hepatitis E vaccine in elderly people older than 65 years[J]. Vaccine，2019，37(32)：4581-4586.
[24]　Ren X，Wu P，Wang L，et al. Changing epidemiology of hepatitis A and hepatitis E viruses in China，1990—2014 [J]. Emerging Infectious Diseases，2017，23(2)：276-279.
[25]　Dalton H R，Kamar N，Izopet J. Hepatitis E in developed countries：current status and future perspectives[J]. Future Microbiology，2014，9(12)：1361-1372.
[26]　Dalton H R，Webb G W，Norton B C，et al. Hepatitis E virus：time to change the textbooks[J]. Dig Dis，2016，34(4)：308-316.
[27]　Geng Y，Wang Y. Transmission of hepatitis E virus[J]. Adv Exp Med Biol，2016，948：89-112.
[28]　吴文龙. 中国戊型肝炎流行病学研究：2005—2006 年第三次全国病毒性肝炎流行病学调查结果[J]. 中华预防医学杂志，2017，51(6)：505.
[29]　包叶江，高孟，姜立民，等. 中国 2004—2013 年戊型肝炎的流行病学特征分析[J]. 国际流行病学传染病学杂志，2016，43(1)：35-38.
[30]　Tan J，Chen Y，Wang L，et al. Acute sporadic hepatitis E in the Zhejiang coastal area of China：a 14-year hospital-based surveillance study[J]. Virol J，2019，16(1)：16.

[31] 王敏，刘倩楠，董源，等. 我国东部地区老年戊型肝炎流行病学特征[J]. 中国肝脏病杂志(电子版)，2018，10(4)：79-83.

[32] 廖宝林，林思炜，陈铿，等. 621 例急性戊型肝炎流行病学及临床特征研究[J]. 中华传染病杂志，2014，32(9)：554-558.

[33] 卜秋宁，王术艺，马翠花，等. 秦皇岛地区老年戊型肝炎流行病学及临床特征分析[J]. 传染病信息，2020，33(3)：239-242.

[34] Pérez-Gracia，M T，García M，Suay B，et al. Current knowledge on hepatitis E[J]. J Clin Transl Hepatol，2015，3(2)：117-126.

[35] 刘丽. 33 例老年戊型肝炎患者临床与血清学特征分析[J]. 肝脏，2017，22(9)：816-818.

[36] 洪雷，张青，王培，等. 徐州市 263 例急性戊型肝炎的临床分析[J]. 肝脏，2019，24(11)：1309-1312.

[37] 荣义辉，游绍莉，刘鸿凌，等. 53 例老年戊型肝炎临床特点与血清学特征分析[J]. 肝脏，2014，19(9)：687-689.

[38] 贺新春，刘建湘，蒋黎. 慢性乙型肝炎重叠甲、戊型肝炎对肝功能及其预后的影响[J]. 中国感染控制杂志，2013，12(4)：278-280，284.

[39] 张祎昀，徐雷，唐兆生，等. 2 型糖尿病合并戊型肝炎患者的临床特征分析[J]. 诊断学理论与实践，2018，17(5)：557-561.

[40] 徐鹤翔，吕春，梁利民，等. 老年戊型肝炎高胆红素血症并发侵袭性肺曲霉菌感染致肝衰竭 1 例[J]. 实用肝脏病杂志，2015，18(3)：308-309.

[41] 张晓芳，吴丛霞，邹美银. 老年戊型病毒性肝炎 121 例临床特征及预后分析[J]. 交通医学，2015，29(6)：579-581.

[42] 王帅，张帆，张威，等. 老年肝炎特点的研究进展[J]. 胃肠病学和肝病学杂志，2017，26(4)：464-467.

[43] 付宽，王晓静，孙凤霞. 戊型病毒性肝炎的研究进展[J]. 中华实验和临床感染病杂志(电子版)，2014，8(1)：114-116.

[44] Li S W，Zhao Q，Wu T，et al. The development of a recombinant hepatitis E vaccine HEV 239[J]. Hum Vaccin Immunother，2015，11(4)：908-914.

[45] Zhang J，Shih J W，Xia N S，et al. Long-term efficacy of a hepatitis E vaccine[J]. N Engl J Med，2015，372(23)：2265-2266.

第七章 戊型肝炎病毒合并感染

HEV感染通常是自限性的，绝大多数感染者会在2～6周痊愈，不会进展为慢性戊型肝炎。近年来临床观察发现，免疫力低下或者合并有其他嗜肝病毒感染的人群，感染HEV后可能出现病程的慢性迁延。由于各型嗜肝病毒之间无交叉免疫性，不同嗜肝病毒合并感染后往往病情重、病程长。本章拟对戊型肝炎病毒合并感染的流行病学特征、临床特征等方面进行概述。

第一节 戊型肝炎病毒合并甲型肝炎病毒感染

一、流行病学

HAV和HEV呈世界性分布，主要通过粪-口途径传播，全年散发，夏季增多，随着经济和卫生状况以及个人卫生习惯改善而减少传播。据WHO估计，2016年甲型肝炎约导致全球7134人死亡，占病毒性肝炎死亡率的0.5%。1992年对我国湖南省城乡居民进行的流行病学抽样调查研究显示：城市居民HAV抗体阳性率为68.92%，农村为76.19%；城市居民HAV和HEV合并感染率为12.0%，农村为11.20%；城乡间同一性别的抗体阳性率无差异。2007年在浙江省湖州市进行的抽样调查显示：HAV感染率及标化感染率分别为62.42%和55.74%，HEV感染率及标化感染率分别为44.96%和38.88%，合并感染率为32.23%，且合并感染存在家庭聚集性。近期印度一项为期2年的急性病毒性肝炎患者958份血清横断面调查研究显示，该地区抗HAV IgM阳性率为19.31%，其中男性占68%，女性占32%；抗HEV IgM阳性率为10.54%，男性占79%，女性占21%；HAV合并HEV感染率为11.5%(33例)，男性28例，女性5例，年龄分布为9～35岁。

二、机制

与大多数其他已知的肝炎病毒一样，其引起肝脏疾病的机制可能主要是由多因素参与的极其复杂的过程，包括细胞免疫功能受损、细胞因子的广泛参与、病毒核酸的复制干扰等(详见HEV合并HBV感染的机制相关内容)。

三、临床特征及实验室检查

甲型肝炎和戊型肝炎的临床表现非常类似，包括恶心、呕吐、乏力、进行性加重的黄疸以及肝大。与甲型肝炎相比，戊型肝炎黄疸前期时间较长，症状较重，病程较长，尤其是在老年患者中，死亡率较高。一般情况下，HEV和HAV合并感染不影响预后，大部分病例经对症治疗后好转。但也有研究发现 HEV 和 HAV 合并感染可能导致严重的肝脏损害，如出现肝性脑病。一项来自巴基斯坦的病例报道描述了一例诊断为急性肝炎的 8 岁儿童，表现为恶心、呕吐、发热以及进行性加重的黄疸，入院 3 天后症状好转出院。出院一周内状态尚良好，后又开始出现恶心、呕吐、发热、黄疸进行性加重，以及精神症状，在出院 2 周后因肝性脑病再次急诊入院，实验室检查提示抗 HAV IgM 和抗 HEV IgM 均阳性，在入院 7 天后死亡。与戊型肝炎相比，无症状急性甲型肝炎在儿童中相当常见，在症状复发或非典型病例中应考虑合并感染的可能。

四、预防

由于 HAV 和 HEV 的传播方式相似，一般来说，HAV 与 HEV 的感染情况与社会经济环境卫生和个人卫生状况密切相关。因此需要提供安全的用水和合理的污水处理系统，同时需要保持良好的个人卫生习惯、接种甲型肝炎和戊型肝炎疫苗以有效预防相关疾病。

第二节　戊型肝炎病毒合并乙型肝炎病毒感染

一、流行病学

据 WHO 统计，全球约有 2.57 亿人有慢性 HBV 感染，每年约有 88.7 万人死于 HBV 感染相关疾病。我国一般人群的 HBsAg 流行率为 5%～6%，慢性 HBV 感染者约有 7000 万例，其中慢性乙型肝炎患者有 2000 万～3000 万例。由于 HBV 和 HEV 感染的流行率高，这两种病毒的合并感染并不少见。一项在越南进行的涉及 1318 例 HBV 感染相关者和 340 名健康对照者的多中心横断面研究显示，45% 的患者抗 HEV IgG 阳性，而健康对照组抗 HEV IgG 阳性率为 31%。进一步亚组分析提示，在急性乙型肝炎、慢性乙型肝炎、肝硬化、肝癌、合并存在肝硬化和肝癌的患者中，抗 HEV IgG 阳性率分别为 42%(11/26)、41%(305/744)、52%(83/160)、48%(79/166)和 49%(108/222)。抗 HEV IgM 在健康对照组的阳性率为 5%(16/340)，在 HBV 感染组为 12%(152/1318)。肝硬化患者的抗 HEV IgM 阳性率为 19%(30/160)，急性乙型肝炎患者的抗 HEV IgM 阳性率为 15%(4/26)，同时存在肝硬化和肝癌患者的抗 HEV IgM 阳性率为 15%(33/222)，肝癌患者的抗 HEV IgM 阳性率为 12%(20/166)，慢性乙型肝炎患者的抗 HEV IgM 阳性率为 9%(65/744)。中国香港一项对 2000—2016 年诊断的 846 例急性戊型肝炎的回顾性分析显示，有 114 例(13.5%)患者 HBsAg 阳性。最近一篇关于中国慢性乙型肝炎住院患者合并感染 HEV 的系统综述与 Meta 分析显示，慢性乙型肝炎住院患者合并 HEV 感染率为 13.6%(95%CI:12.5%～14.9%)。而 HBV 合并 HEV 感染的危险因素与 HEV 单一感染的危险因素类似，阿尔巴尼亚的研究表明，年龄>50 岁是 HBV 合并 HEV 感染的主要危险因素。越南进行的多中心横断面研究也有类似的结果，无论是在 HBV 感染组还是健康对照组，年龄大的比年龄小的血清中抗 HEV IgG 和抗 HEV IgM 阳性要高。

二、机制

近年来大量研究表明慢性乙型肝炎合并 HEV 感染可导致病情加重，肝硬化、肝衰竭以及死亡的发生风险增加。慢性乙型肝炎合并 HEV 感染的机制是一个多因素参与的极其复杂的过程，涉及细胞免疫功能受损、细胞因子的广泛参与、HBV/HEV 的复制干扰、HBV 基因组变异等。

1. 细胞免疫功能受损

树突状细胞是抗原提呈细胞，在宿主非特异性免疫反应中发挥重要作用。有研究发现，慢性乙型肝炎患者外周血中髓样树突状细胞和浆样树突状细胞数量减少，且髓样树突状细胞有成熟障碍，浆样树突状细胞产生 α 干扰素的能力明显降低，进而导致机体直接清除病毒能力和诱导 HBV 特异性 T 细胞产生的能力下降，不利于病毒的清除。也有研究表明，树突状细胞的数量在健康者和慢性 HBV 感染者的外周血中并没有差异，但是 HBV 感染者的树突状细胞的抗原提呈能力、迁移能力和细胞因子生产能力明显下降。在特异性免疫反应中，主要组织相容性复合物Ⅰ类分子限制性的 $CD8^+$ 细胞毒性 T 细胞可诱导 HBV 感染的肝细胞凋亡，也可以通过分泌细胞因子，如 γ 干扰素，以非细胞溶解的机制抑制肝细胞内的 HBV 基因表达和复制。然而在慢性 HBV 感染时，特异性 T 细胞容易发生凋亡，其增殖能力和产生细胞因子的能力均显著降低。王天宝等也有类似的发现，HBV 合并 HEV 感染组中 $CD8^+$ T细胞计数显著低于单纯 HEV 感染组（$Z=-2.175$，$P<0.05$），$CD4^+$ T 细胞/$CD8^+$ T 细胞显著高于 HEV 感染组（$Z=-2.091$，$P<0.05$）。由于慢性乙型肝炎患者多存在细胞免疫功能受损，患者机体长期不能清除病毒，再加上各型嗜肝病毒之间无交叉免疫性，患者很容易合并感染其他嗜肝病毒，如合并 HEV 感染。一项在中国东部江苏省东台市的 10 个城镇中进行的为期 1 年的涉及 400162 人的基于社区的人口监测研究表明，HBV 携带者感染 HEV 的风险是一般人群的 2.5 倍。慢性乙型肝炎患者合并 HEV 感染后，一方面，HEV 可通过病毒直接作用以及诱发机体免疫反应，加重肝细胞损伤，使肝细胞摄取、结合胆红素的能力下降。另一方面，肿胀的肝细胞和炎症细胞浸润可压迫毛细胆管和胆小管，引起胆红素排泄障碍，加重原有的肝脏损害，诱发慢加急性重型肝炎的发生，死亡率明显升高。

2. 细胞因子的广泛参与

正常生理状态下，肝脏通过凋亡的方式清除衰老或者病变的细胞，以维持内环境稳态。而在病理状况下，除了非正常的肝细胞程序性死亡以外，同时还存在着大量的免疫细胞及免疫细胞因子参与，如肿瘤坏死因子-α（TNF-α）、γ 干扰素（IFN-γ）、白细胞介素-6（IL-6）等。

TNF-α 主要由脂多糖激活的单核/巨噬细胞产生，也可以由 T 细胞、自然杀伤细胞（NK 细胞）和肥大细胞产生，是一种具有多种功能的活性多肽，在病毒感染的发病过程和抗病毒免疫中发挥重要作用。慢性乙型肝炎患者合并 HEV 感染时，HBV 和 HEV 本身均可作为 TNF-α 的诱导剂，直接刺激机体或者诱导机体肝细胞合成 TNF-α。大量合成的 TNF-α 作为诱发肝细胞坏死的重要细胞因子，可以通过 TNFR1 直接引起肝细胞凋亡，也可以通过其他细胞因子，如 IL-1、IL-6 等扩大其生物学效应，从而加重肝细胞坏死，还可以通过 NO、自由基、弹性蛋白酶的产生从而介导肝细胞损伤。

IFN-γ 主要由活化的 T 细胞和 NK 细胞产生，是抑制病毒复制的重要细胞因子，并且在肝脏炎症的发生、发展中起重要作用。有研究发现，活化的 NK T 细胞产生的 IFN-γ 可以诱导肝脏实质细胞和非实质细胞产生高浓度的 CXCL9 和 CXCL10，后者可介导淋巴细胞和单核细胞在肝脏聚集。也有研究发现，HEV 感染时开放阅读框（open reading frame，ORF）2 蛋白可刺激 T 细胞释放 IFN-γ，并进一步促进 $CD4^+$ T 细胞和 $CD8^+$ T 细胞的成熟分化以及激活 NK/NK T 细胞和巨噬细胞，通过释放颗粒酶、穿孔素以及抗体依赖性细胞介导的细胞毒作用等方式清除病变细胞，从而导致肝细胞损伤加重。

IL-6 主要由单核/巨噬细胞、T 细胞和血管内皮细胞产生，是炎症反应的重要因子，可作为急性期反应因子，参与肝组织免疫病理反应和生理过程。IL-6 可以调节肝细胞对多种急性时相反应蛋白的合成，其值升高可以加重肝脏的病理损伤。慢性乙型肝炎合并 HEV 感染时，HBV、HEV 以及二者感染后所形成的免疫复合物，均可作用于单核/巨噬细胞、库普弗(Kupffer)细胞，使 IL-6 大量分泌增生。Huseyin 等研究发现，肝炎患者血清中 IL-6 水平与慢性乙型肝炎分度及肝硬化 Child-pugh 分级有明显的相关性。其他细胞因子，如 IL-8、IL-10、IL-12、IL-18 等，均有可能在慢性乙型肝炎合并 HEV 感染重症化的发展过程中发挥重要作用。

3. HBV/HEV 的复制干扰

一般来说，两种或两种以上病毒同时感染同一个细胞或机体时，常常发生一种病毒抑制另一种病毒的现象。然而在慢性乙型肝炎合并 HEV 感染的研究中，HEV 是否抑制 HBV 的复制目前仍颇有争议。有研究认为，HEV 合并 HBV 感染对 HBV 的复制有干扰抑制作用。商庆华等在研究慢性乙型肝炎患者合并 HEV 感染的肝脏损害及对 HBV 复制的影响时发现，合并 HEV 感染者的血清中 HBeAg 阳性率为 38.10%，肝组织 HBcAg 阳性率为 42.86%，显著低于未合并感染者的 63.37%和 66.34%。而且，无论是血清中还是肝组织中，合并 HEV 感染者的 HBV DNA 含量显著低于未合并感染者。Fu 等的研究也有类似的结果，HBV 合并 HEV 感染组的病毒载量显著低于单独 HBV 感染组((2.39±3.07) lg IU/mL vs (4.07±2.85) lg IU/mL，$p=0.042$)，说明 HBV 合并 HEV 感染可能抑制 HBV 的复制。也有研究表明两种病毒在体内互不干扰，HBV 合并 HEV 感染组和单独 HBV 感染组在 HBV 标志物、HBV DNA 阳性率及 HBV DNA 定量之间无显著差异。

4. HBV 基因组变异

乙肝 e 抗原(hepatitis B e antigen，HBeAg)是 HBV 基因组 C 区的前 C 基因和 C 基因共同转录、翻译并经过加工合成后分泌到细胞外形成的，它能够防止宿主的免疫反应，引起机体的持续感染。前 C 区容易发生变异，该区的 G1896A 突变可使色氨酸密码子 TGG 变为终止密码子 TAG，终止前 C 蛋白翻译，使 HBeAg 不能继续合成，表达中断，HBeAg 水平下降。庞增等研究发现，HEV 在 HBeAg 阳性慢性乙型肝炎组的合并感染率为 20%，而在 HBeAg 阴性慢性乙型肝炎组的合并感染率为 56%，这表明 HBV 前 C 区变异可能更容易合并 HEV 感染。

三、临床特征及实验室检查

研究表明，慢性乙型肝炎患者合并 HEV 感染后可发生严重的肝功能失代偿，导致病情加重，死亡率升高。越南的一项多中心横断面研究表明，乙型肝炎肝硬化患者的抗 HEV IgM 阳性率高于非乙型肝炎肝硬化患者(16.8% vs 9.5%，OR=1.64；95%CI：1.1～2.4)，在肝癌组和非肝癌组也有类似的表现。为了进一步分析 HBV 合并 HEV 感染的意义，该研究根据 HEV 血清学结果将 HBV 感染者分为 3 个亚组：抗 HEV IgG 和抗 HEV IgM 均阴性的为无 HEV 感染组，抗 HEV IgG 阳性、抗 HEV IgM 阴性的为既往 HEV 感染组，抗 HEV IgM 阳性(不论抗 HEV IgG 阳性或阴性)的为目前 HEV 感染组。与无 HEV 感染组和既往 HEV 感染组相比，目前 HEV 感染组的 AST、总胆红素、直接胆红素、HBV DNA 水平均升高，白蛋白、凝血酶原和血小板计数均较低。HEV 感染可使 HBV 感染的临床不良结局发生率增高，特别是在肝硬化患者中。

慢性 HBV 感染是急性戊型肝炎患者肝相关疾病死亡的重要危险因素。一项对 846 例急性戊型肝炎的回顾性分析显示，HBsAg 阳性是 30 天肝相关疾病死亡的独立预测因子（HR＝3.34，95%CI：1.21～9.23，p＝0.02），其中 35.3%（6/17）的死于肝相关疾病的患者患有潜在的慢性乙型肝炎。合并 HBsAg 阳性的急性戊型肝炎患者多为男性（76.3% vs 66.0%），基线血小板（152×10^9/L vs 184×10^9/L）和 ALT（1217 U/L vs 1610 U/L）水平较低。两组之间的血清胆红素水平、INR 和 MELD 评分无显著差异。

近期一篇有关慢性乙型肝炎（CHB）住院患者合并 HEV 感染的 Meta 分析显示，合并 HEV 感染的 CHB 住院患者肝衰竭的发生率为 34.7%（95%CI：29.6%～40.1%），其肝衰竭风险高于单纯 CHB 患者（OR＝10.9，95%CI：6.8～17.4）及单纯 HEV 感染者（OR＝5.1，95%CI：3.8～6.8）。合并 HEV 感染的 CHB 住院患者死亡率为 13.8%（95%CI：10.3%～17.8%），病死风险高于单纯 CHB 患者（OR＝8.5，95%CI：4.0～18.3）及单纯 HEV 感染者（OR＝4.4，95%CI：3.0～6.4），提示中国 CHB 住院患者合并 HEV 感染与 CHB 重症化（肝硬化及病死）相关。

四、预防

有研究显示，近年来急性戊型肝炎发病率呈上升趋势，鉴于 HBV 感染者是罹患戊型肝炎的高危人群，且 HBV 合并 HEV 感染显著增加肝硬化、肝衰竭甚至是死亡的风险，采取措施预防感染是迫切需要的。预防措施包括加强对医务人员和公众的相关知识教育，接种 HEV 疫苗，保持良好的个人卫生习惯，如饮用干净的水和食用干净的食物等。此外，应继续维持及提高新生儿乙型肝炎疫苗接种率，加大对 HBsAg 携带者的筛查、诊断及治疗。

第三节　戊型肝炎病毒合并丙型肝炎病毒感染

一、流行病学

丙型肝炎病毒（hepatitis C virus，HCV）是一种通过血液传播的病毒，最常见的感染途径是接触含 HCV RNA 的血液，此外，不安全注射、输入未经筛查的血液和血液制品以及高危性行为等都可造成传播。HCV 感染可导致急性或慢性疾病，其严重程度从持续几周的轻微病变到肝硬化、肝癌等不等。据 WHO 估计，全球慢性 HCV 感染者有 7100 万人，2015 年，有 175 万新感染病例，在 2016 年，约有 39.9 万人死于 HCV 感染相关疾病。一项在埃及进行的包含 2085 名居民的队列研究显示该地区居民的 HCV RNA 阳性率为 24.22%，每年 HCV 新发感染率为 2.09%，71.4%的慢性 HCV 感染者抗 HEV IgG 阳性，在肝硬化和肝癌患者中抗 HEV IgG 阳性率高达 96.1%。不同地区、不同人群感染率不同。有研究发现，巴西圣保罗慢性 HCV 感染者的 HEV 血清亲和力为 10.2%（95%CI：8.0%～12.8%），抗 HEV IgG 阳性率的高低与年龄的大小和猪及猪肉制品的接触频率呈正相关。

二、机制

与大多数肝炎病毒一样，HCV 引起肝脏疾病的过程是多因素参与的极其复杂的过程，可参考 HEV 合并 HBV 感染机制。

三、临床特征及实验室检查

研究表明，无论是什么原因引起的慢性肝脏疾病合并 HEV 感染都可导致肝脏损害加重，并且迅速进展，死亡率增高。HCV 相关肝硬化合并 HEV 感染肝组织表现为胆管增生、胆汁淤积明显，临床以黄疸和瘙痒为主要特征。与未感染过 HEV 的肝细胞癌（HCC）患者相比，过去或目前感染 HEV 的 HCC 患者的肝酶水平升高和凝血酶原时间延长，但血小板计数降低。由于慢性肝脏疾病患者免疫功能受损，其 HEV 抗体产生可能受到影响，因此，HEV RNA 检测是诊断 HEV 感染的可靠标志。

四、预防

慢性 HCV 感染者可能更容易感染 HEV，且慢性 HCV 感染者合并 HEV 感染可使病情加重，死亡率增高。对于预防 HEV 感染，接种 HEV 疫苗、保持良好的个人卫生习惯等均是有效的措施。而丙型肝炎目前尚无安全、有效的疫苗，对此，预防有赖于卫生保健机构对高危人群的宣教以及提供安全的血液制品等。

第四节　戊型肝炎病毒合并人类免疫缺陷病毒感染

一、流行病学

据 WHO 估计，2019 年底全球有 3800 万人类免疫缺陷病毒（human immunodeficiency virus，HIV）感染者，当年新发感染者 170 万人，因 HIV 相关疾病死亡 69 万人。目前，HIV 合并 HEV 感染的流行病学情况尚不清楚，有研究显示，不同国家、地区的 HIV 感染者血清中 HEV 抗体阳性率有很大差异，为 1.5%～70%，年发病率为 0～0.9%。HEV 抗体阳性率的显著差异可能与以下因素有关：现有的研究纳入的样本量较小；不同的研究采用的检测方法、试剂不同；不同的国家、地区经济发展、卫生情况及生活习惯不同。有研究发现，HEV 可通过输血进行传播，英国一项涉及 22.5 万献血者的研究发现有 79 例患者 HEV RNA 阳性，阳性率约为 0.035%。输入 HEV RNA 阳性血制品的人中约 42%出现病毒血症或 HEV 抗体。关于 HIV 合并 HEV 感染的危险因素，目前研究结果相对一致，多与 HEV 单一感染的危险因素类似，比如年龄等，在喀麦隆和加纳进行的一项研究表明，儿童与青少年 HIV 感染者的抗 HEV IgG 阳性率显著低于成人 HIV 感染者。也有研究发现，HEV 抗体阳性率与 $CD4^+$ T细胞计数相关。Kenfak-Foguena 等对 735 例患者的研究表明，$CD4^+$ T 细胞计数在 100～350/mm^3 的 HIV 感染者的 HEV 阳性率是 $CD4^+$ T 细胞计数小于100/mm^3 者的 4.7倍。

二、机制

HIV 主要侵犯机体的免疫系统，包括 $CD4^+$ T 细胞、单核巨噬细胞及树突状细胞等，主

要表现为 $CD4^+$ T 细胞计数减少，最终导致机体细胞免疫功能受损，引起各种机会性感染和肿瘤的发生。HIV 感染引起 $CD4^+$ T 细胞减少的原因主要有以下几个方面：①病毒直接导致 $CD4^+$ T 细胞凋亡；②病毒复制所造成的直接杀伤作用；③细胞因子的广泛参与；④病毒感染导致胸腺组织萎缩和胸腺细胞死亡等。HIV 引起的免疫异常除了 $CD4^+$ T 细胞计数减少外，还包括 $CD4^+$ T 细胞、B 细胞、单核巨噬细胞、NK 细胞和树突状细胞的功能障碍和异常免疫激活。$CD4^+$ T 细胞计数可用来反映 HIV 感染者的自身免疫状况，当 $CD4^+$ T 细胞计数较少时，HIV 感染者可能因为体液免疫受到抑制，抗体产生受限，血清转换延迟或在血清内循环的抗体存留时间缩短，从而对 HEV 等抗体检测造成一定影响。此外，HEV 特异性 T 细胞与 HEV 的适应性免疫有关，当机体免疫功能受损时，可引起 HEV 持续性感染。

三、临床特征及实验室检查

在免疫功能健全的人群中，HEV 感染多表现为亚临床感染，也可以表现为急性肝炎，甚至是急性或亚急性肝衰竭。HIV 合并 HEV 感染可导致 HEV 的慢性化进展，甚至进展为肝硬化。到目前为止，在 HIV 感染者中的慢性化戊型肝炎病例绝大多数由 HEV-3 引起，也有少数病例由 HEV-4 引起，而 HEV-1 和 HEV-2 尚未见慢性病例报道。Neukam 等研究发现，在严重免疫抑制的 HIV 感染者中，慢性 HEV-3 感染可在 3 年内迅速进展为肝硬化。HIV 感染者中发展为慢性戊型肝炎的患者大多数为男性，双性恋或是同性恋者较多，年龄多在 40 岁以上，治疗前 $CD4^+$ T 细胞计数低于 $200/mm^3$，基因型为 HEV-3。由于 HIV 感染者抗原提呈能力减弱，免疫细胞功能受损，可出现 HEV 抗体血清转化延迟等。瑞士的一项研究报道了 1 名男性同性恋，其 HEV RNA 持续阳性超过 24 个月，而抗 HEV IgG 在前 12 个月内检测均为阴性，进行抗病毒治疗直到免疫重建后才发生血清转化。

四、治疗

目前还没有关于 HIV 合并慢性 HEV 感染的治疗准则。在 HIV 感染者中，抗逆转录病毒治疗可增加 $CD4^+$ T 细胞计数，并随后清除 HEV 感染，这可能是一种潜在的治疗措施。也有研究发现，单用聚乙二醇干扰素或者联合利巴韦林治疗似乎是一种有效的治疗方法，但是聚乙二醇干扰素治疗的使用时间以及是否需要加用利巴韦林来增高潜在的持续病毒学应答率仍有待确定。

五、预防

虽然 HIV 合并 HEV 感染并不常见，但是 HIV 感染可导致 HEV 的慢性化进展，且可能存在由于血清转化延迟而造成误诊。因此，如果 HIV 感染者出现了不明原因的 ALT 水平升高，就应该对其进行 HEV RNA 筛查，以便明确诊断和指导治疗。此外，采取措施预防感染是迫切需要的。预防措施包括加强相关知识教育，接种 HEV 疫苗，避免 HIV 感染高危行为，保持良好的个人卫生习惯等。

（刘忠萍　张振华）

主要参考文献

[1]　郭绶衡，罗述斌. 湖南省城乡居民甲型和戊型病毒性肝炎重叠感染调查[J]. 实用预防

医学,1996,3(4):193-195.
[2] 沈建勇,韩建康,金玫华,等.浙江省湖州市自然人群甲型及戊型肝炎 IgG 抗体平行检测结果分析[J].疾病监测,2007,22(12):809-811.
[3] Joon A,Rao P,Shenoy S M,et al. Prevalence of hepatitis A virus(HAV) and hepatitis E virus(HEV) in the patients presenting with acute viral hepatitis[J]. Indian Journal of Medical Microbiology,2015,33:102-105.
[4] Saeed A,Cheema H A,Assiri A. Hepatitis A and E co-infection with worst outcome [J]. J Coll Physicians Surg Pak,2016,26(6 Suppl):S31-S32.
[5] Hoan N X,Tong H V,Hecht N,et al. Hepatitis E virus superinfection and clinical progression in hepatitis B patients[J]. EBioMedicine,2015,2(12):2080-2086.
[6] Lai J C,Wong G L,Yip T C,et al. Chronic hepatitis B increases liver-related mortality of patients with acute hepatitis E:a territorywide cohort study from 2000 to 2016[J]. Clin Infect Dis,2018,67(8):1278-1284.
[7] 苏迎盈,黄悦,邱凌娴,等.中国慢性乙型肝炎住院患者戊型肝炎重叠感染的转归:系统综述与 Meta 分析[J].中华疾病控制杂志,2020,24(3):348-353.
[8] Kondili L A,Chionne P,Porcaro A,et al. Seroprevalence of hepatitis E virus(HEV) antibody and the possible association with chronic liver disease:a case-control study in Albania[J]. Epidemiology and Infection,2006,134(1):95-101.
[9] Yonejima A,Mizukoshi E,Tamai T,et al. Characteristics of impaired dendritic cell function in patients with hepatitis B virus infection[J]. Hepatology,2019,70(1):25-39.
[10] Guidotti L G,Chisari F V. Noncytolytic control of viral infections by the innate and adaptive immune response[J]. Annu Rev Immunol,2001,19:1965-1991.
[11] Bertoletti A,Ferrari C. Innate and adaptive immune responses in chronic hepatitis B virus infections:towards restoration of immune control of viral infection[J]. Gut,2012,61(12):1754-1764.
[12] 王天宝,王扬,罗磊,等.乙型肝炎病毒与戊型肝炎病毒重叠感染患者 T 淋巴细胞变化及相关临床危险因素分析[J].新乡医学院学报,2018,35(11):1013-1017.
[13] Zhu F C,Huang S J,Wu T,et al. Epidemiology of zoonotic hepatitis E:a community-based surveillance study in a rural population in China[J]. PLoS One,2014,9(1):e87154.
[14] Akpolat N,Yahsi S,Godekmerdan A,et al. Relationship between serum cytokine levels and histopathological changes of liver in patients with hepatitis B[J]. World J Gastroenterol,2005,11(21):3260-3263.
[15] Kakimi K,Lane T E,Chisari F V,et al. Cutting edge:inhibition of hepatitis B virus replication by activated NK T cells does not require inflammatory cell recruitment to the liver[J]. The Journal of Immunology,2001,167(12):6701-6705.
[16] Shata M T,Barrett A,Shire N J,et al. Characterization of hepatitis E-specific cell-mediated immune response using IFN-γ ELISPOT assay [J]. Journal of

Immunological Methods,2007,328(1-2):152-161.
[17] Srivastava R, Aggarwal R, Jameel S, et al. Cellular immune responses in acute hepatitis E virus infection to the viral open reading frame 2 protein[J]. Viral Immunology,2007,20(1):56-65.
[18] 陈子安,赵守松.慢性乙型肝炎重叠戊型肝炎的研究进展[J].实用医学杂志,2009,25(5):824-826.
[19] 商庆华,于建国,肖德明,等.慢性乙型肝炎患者重叠戊型肝炎病毒感染的临床与病理学研究[J].中华内科杂志,2002,41(10):656-659.
[20] Fu J, Guo D, Gao D D, et al. Clinical analysis of patients suffering from chronic hepatitis B superinfected with other hepadnaviruses[J]. Journal of Medical Virology,2016,88(6):1003-1009.
[21] 贺新春,刘建湘,蒋黎.慢性乙型肝炎重叠甲、戊型肝炎对肝功能及其预后的影响[J].中国感染控制杂志,2013,12(4):278-280.
[22] 张国顺,冯福民,李玉林,等.慢性乙型肝炎重叠戊型肝炎病毒感染的研究[J].中华肝脏病杂志,2006,14(12):906-908.
[23] 庞增,谢俊强.慢性乙型肝炎及其重叠感染戊型肝炎病毒临床对照与转归分析[J].河北医学,2006,12(9):874-876.
[24] Zhang X, Ke W, Xie J, et al. Comparison of effects of hepatitis E or A viral superinfection in patients with chronic hepatitis B[J]. Hepatology International,2010,4(3):615-620.
[25] Elhendawy M, Abo-Ali L, Abd-Elsalam S, et al. HCV and HEV: two players in an Egyptian village, a study of prevalence, incidence, and co-infection[J]. Environmental Science and Pollution Research International,2020,27(27):33659-33667.
[26] Bricks G, Senise J F, Pott Junior H, et al. Seroprevalence of hepatitis E virus in chronic hepatitis C in Brazil[J]. Braz J Infect Dis,2018,22(2):85-91.
[27] Hamid S S, Atiq M, Shehzad F, et al. Hepatitis E virus superinfection in patients with chronic liver disease[J]. Hepatology,2002,36(2):474-478.
[28] Kumar Acharya S, Kumar Sharma P, Singh R, et al. Hepatitis E virus(HEV) infection in patients with cirrhosis is associated with rapid decompensation and death[J]. Journal of Hepatology,2007,46(3):387-394.
[29] Kc S, Sharma D, Basnet B K, et al. Effect of acute hepatitis E infection in patients with liver cirrhosis[J]. Journal of Nepal Medical Association, 2009, 48(175): 226-229.
[30] Amougou Atsama M, Atangana P J A, Noah Noah D, et al. Hepatitis E virus infection as a promoting factor for hepatocellular carcinoma in Cameroon: preliminary observations[J]. International Journal of Infectious Diseases,2017,34:4-8.
[31] 中华医学会感染病学分会艾滋病丙型肝炎学组,中国疾病预防控制中心.中国艾滋病诊疗指南(2018 版)[J].新发传染病电子杂志,2019,4(2):65-84.
[32] 贺云野,曾航,王玲.人类免疫缺陷病毒感染者重叠感染戊型肝炎病毒的相关研究进

展[J]. 中国病毒病杂志,2016,6(5):379-384.
[33] Dalton H R, Hunter J G, Bendall R. Autochthonous hepatitis E in developed countries and HEV/HIV coinfection[J]. Seminars in Liver Disease, 2013, 33(1): 50-61.
[34] Hewitt P E, Ijaz S, Brailsford S R, et al. Hepatitis E virus in blood components: a prevalence and transmission study in southeast England[J]. Lancet, 2014, 384 (9956): 1766-1773.
[35] Feldt T, Sarfo F S, Zoufaly A, et al. Hepatitis E virus infections in HIV-infected patients in Ghana and Cameroon[J]. Journal of Clinical Virology, 2013, 58(1): 18-23.
[36] Kenfak-Foguena A, Schöni-Affolter F, Bürgisser P, et al. Hepatitis E virus seroprevalence and chronic infections in patients with HIV, Switzerland[J]. Emerging Infectious Diseases, 2011, 17(6): 1074-1078.
[37] Suneetha P V, Pischke S, Schlaphoff V, et al. Hepatitis E virus(HEV)-specific T-cell responses are associated with control of HEV infection[J]. Hepatology, 2012, 55 (3): 695-708.
[38] Dalton H R, Keane F E, Bendall R, et al. Treatment of chronic hepatitis E in a patient with HIV infection[J]. Ann Intern Med, 2011, 155(7): 479-480.
[39] Neukam K, Barreiro P, Macías J, et al. Chronic hepatitis E in HIV patients: rapid progression to cirrhosis and response to oral ribavirin[J]. Clinical Infectious Diseases, 2013, 57(3): 465-468.
[40] Puoti M, Moioli M C, Travi G, et al. The burden of liver disease in human immunodeficiency virus-infected patients[J]. Seminars in Liver Disease, 2012, 32(2): 103-113.
[41] Jagjit Singh G K, Ijaz S, Rockwood N, et al. Chronic hepatitis E as a cause for cryptogenic cirrhosis in HIV[J]. Journal of Infection, 2013, 66(1): 103-106.

第八章 戊型肝炎病毒感染的实验室检查

肝炎通常是由病毒感染引起的，但许多非感染性的因素也会导致肝炎，如患自身免疫性疾病、使用药物、摄入毒素等。目前公认的人类肝炎病毒主要是 HAV、HBV、HCV、HDV 和 HEV，5 种肝炎病毒的生物学特性虽各不相同，但在临床表现上有很大的相似性。实验室检查的目的是明确肝炎的病因，了解肝炎病毒核酸复制情况，以协助临床诊断和治疗、流行病学调查以及环境监测等。

用于诊断 HEV 感染的病毒学标志物包括病毒本身的成分如核酸（HEV RNA）和病毒抗原（HEV Ag），以及宿主免疫反应的产物如抗 HEV IgM/IgG 等。这些病毒学标志物既是诊断 HEV 感染的重要依据，也是监测抗病毒治疗效果的重要依据。它们反映了戊型肝炎感染的不同阶段：急性感染期、慢性感染期、既往感染等。急性 HEV 感染的主要标志物是 HEV RNA、HEV Ag、抗 HEV IgM 和抗 HEV IgA；抗 HEV IgG 滴度升高或亲和力降低也提示急性 HEV 感染。然而，这些标志物出现的时间以及持续时间等各有差异，因而在临床诊断中的意义也不尽相同（图 8-1）。血液或其他体液中 HEV RNA 阳性持续 3 个月及以上可判断为慢性 HEV 感染，抗 HEV IgG 阳性提示既往感染。

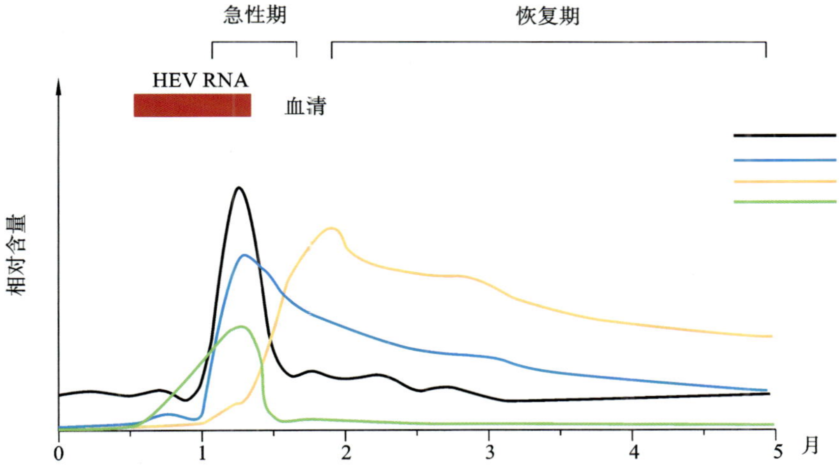

图 8-1 HEV 感染后 HEV 标志物的动态变化

HEV 感染的潜伏期一般为 15～75 天，急性期的临床表现与其他类型的急性肝炎相似，表现出典型的急性病毒复制模式和血清学症状，并且在感染后的粪便和血清中首先检测到 HEV RNA 和 HEV Ag。抗 HEV IgG 和 HEV Ag 的检测与异常肝功能指标相关，包括胆红素（总胆红素、直接胆红素、间接胆红素）、天冬氨酸转氨酶（AST）、丙氨酸转氨酶（ALT）、碱性磷酸酶（ALP）和 γ-谷氨酰转肽酶（γ-GT 或 GGT），这些指标通常在 3 周内恢复正常。

特异性 IgM 和(或)IgA 在感染后 2～4 周可检测到，在几个月内迅速降低，或可以持续长达 5 个月。免疫球蛋白 G(IgG)出现在 IgM 之后不久，通常持续 14～20 个月，甚至可长达 14 年。IgA 也可以在 HEV 感染的急性期检测到，并被认为是急性感染的诊断指标。然而，IgA 在急性 HEV 感染中的作用尚需进一步的研究。

常见的 HEV 感染的实验室检测方法主要有免疫电镜法、荧光抗体捕获实验、免疫层析法、酶联免疫吸附试验及反转录聚合酶链反应(RT-PCR)方法等。通过免疫电镜法在粪便中观察到病毒颗粒即可确诊病毒感染，但因其操作步骤烦琐、阳性检出率低，不作为常规检测方法。酶联免疫吸附试验(ELISA)利用了酶催化底物反应的放大作用，具备灵敏度高、实用、简便、经济等优点，是目前检测肝炎病毒血清标志物的首选方法，已被广泛用于各医疗机构检验科及血站的筛查工作中。但是，ELISA 易受各因素干扰导致出现假阴性结果，从而发生漏诊的情况。因此，建议对于 ELISA 检测结果可疑的标本，使用 RT-PCR 方法进行确诊，使得检验结果更具可靠性。不管采取何种方法检测，均需结合 HEV 的生物学特征，选择适当的样品采集和检测方法。此外，病毒学检验应尤其须注意实验室检测的质量控制及生物安全要求。

中华人民共和国国家卫生和计划生育委员会令第 10 号《医疗质量管理办法》第二十条指出，医疗机构应当加强医技科室的质量管理，建立覆盖检查、检验全过程的质量管理制度，加强室内质量控制，配合做好室间质量评价工作，促进临床检查检验结果互认。《医疗机构临床实验室管理办法》《医疗机构临床基因扩增实验室管理办法》和《临床检验专业医疗质量控制指标(2015 年版)》等文件也对临床实验室提出具体要求。在这些文件的推动下，实验室应加强其检验前、检验中和检验后的管理，从而提升实验室检测和服务质量水平，保证患者的诊断安全。

病毒学实验具有很强的专业性，且存在一定生物安全风险，因此对病毒学实验室的硬件设施要求高。设立病原微生物实验室，应当依法取得批准或者进行备案，不具有相应资质的实验室不得从事病毒学检验的相关工作。病原微生物实验室应严格遵守《实验室生物安全通用要求》《医疗机构临床实验室管理办法》《病原微生物实验室生物安全管理条例》及相关技术规范要求，建立严格的实验室生物安全管理制度，制定实验室安全管理工作的实施细则。依据《中华人民共和国传染病防治法》《国家突发公共卫生事件应急预案》等建立《实验室污染及安全事故应急处理预案》，明确组织管理、部门分工、预防措施和应急处理措施。定期检查实验室的生物安全防护、安全操作以及废物处置等规章制度的实施情况。2020 年 10 月 17 日，第十三届全国人大常委会第二十二次会议通过了《中华人民共和国生物安全法》，其对病原微生物实验室生物安全分设专章做出针对性规定，从事病原微生物实验活动，应当严格遵守有关国家标准和实验室技术规范、操作规程，采取安全防范措施。

第一节　戊型肝炎病毒检测的标本类型与采集

标本的采集、运送和保存是实验室检测的第一步，也是关键的一步。标本质量的好坏直接影响检测结果的准确性。因此，为保证得到高质量的检验结果，实验室应对各种临床标本的采集、运送和保存按检测要求建立标准操作程序，并对临床标本采集人员进行培训。标本采集需注意的要点是，采集的临床标本一定要正确，采集的时间点要合适，并注意采用正确的标本容器。

一、戊型肝炎病毒检测的标本类型

戊型肝炎病毒主要以粪-口途径传播，因此，戊型肝炎病毒实验室检测所涉及的临床标本类型主要是血液和粪便。唾液、咽拭子、尿液等体液样本主要用于流行病学调查。

二、戊型肝炎病毒检测的标本采集方法

1. 血液标本

血液可用于戊型肝炎病毒抗原抗体和核酸的检测。由于肝素会干扰血清学检测结果，收集血清学样本时必须使用不含肝素的非抗凝管。进行核酸检测（病毒核酸水平、基因型别、耐药性检测）的血检样本应该使用含有 EDTA（紫色管盖）或者枸橼酸葡萄糖（黄色管盖）的试管采集。血清样本采集后应该避免反复冻融，否则可能导致抗体滴度下降。无菌采集待检静脉血于干燥试管内，分离血清并置于 4 ℃保存，24 h 内完成检测。分离血清的步骤：采集全血样本至少 2 mL，2000～2500 r/min 离心 5～10 min，分离血清，24 h 内完成检测。不能及时检测的标本需置于－20 ℃保存，或长期冻存于－70 ℃，可保持抗体的滴度。检测抗原抗体时，被检血清与稀释液以 1∶4 的比例稀释血清，56 ℃灭活 30 min。检测特异性抗体应采集急性期和恢复期（发病后 2～4 周或正常时间）双份血清。检测病毒核酸时，提取核酸前先将标本超速离心浓缩病毒。加入促沉剂糖原及聚乙二醇（PEG），充分混匀，冰浴 0.5～1 h 或 4 ℃过夜，26000 r/min、4 ℃离心 1.5 h，保留底层液体及沉淀物进行核酸提取。

2. 粪便标本

粪便标本一般用于戊型肝炎病毒颗粒的检测，应于排毒高峰期采集粪便。采集 20 g 粪便置于采集瓶或塑料袋内，冷藏送检或－20 ℃保存待检。粪便标本的处理流程：取采集的粪便标本 5 g，用 50 mmol/L 的 Tris-HCl 缓冲液（pH 7.4）制成 10%～20%的悬液。反复冻融 3 次，或者用超声波破碎（2000 Hz）3 次，每次 30 s，4 ℃过夜；4000 r/min 离心 15 min，取上清液加入 PEG-6000，使其终浓度为 10%，再加入 NaCl，使其终浓度为 0.4 mol/L，4 ℃过夜。次日再 1000 r/min、4 ℃离心 30 min，取沉淀用 Tris-HCl 缓冲液溶解至原体积；加入等体积三氯甲烷，置振荡器振荡 30 min，取水相；在沉淀中加入 Tris-HCl 缓冲液，振荡 30 min，取水相；将两次水相合并，加入 PEG 和 NaCl，同前过夜、离心、沉淀，用 Tris-HCl 缓冲液溶解至原粪便悬液的 1/10 体积，备用。

3. 唾液

唾液标本可用于戊型肝炎病毒的分离、抗原标志物和核酸检测。清晨用清水漱口后休息 10 min，采集唾液 5 mL 于无菌试管内，尽快送检。4000 r/min 离心 10 min，取上清液进行检测。

4. 咽拭子

咽拭子可用于戊型肝炎病毒的分离和核酸检测。患者坐下，头后仰，嘴张大，由采样者用压舌板固定舌头，拭子越过舌根到咽后壁及扁桃体隐窝、侧壁等处，反复擦拭 3～5 次（避免触及舌、口腔黏膜和唾液），取出后将拭子头插入病毒传送管中（一般含 4～5 mL 采样液），将拭子头部与管壁接触几下，尽量使标本保存在采样液中，用手捏拭子尾部折断弃去，最后确保采样管盖子旋紧，并核对标本信息送检。咽拭子最好采用病毒传送管运送。

三、戊型肝炎病毒检测的标本运送

标本一经采集，则应尽可能快地送至实验室检测，标本运送过程中应该尽量保持低温。标本的运送应符合相应的生物安全要求。

四、戊型肝炎病毒检测的标本保存

戊型肝炎病毒对多种理化因素及消毒剂均敏感，如高盐、氯化铯、三氯甲烷等，4～8 ℃下超过 5 天或自动降解，但在液氮中能稳定保存。如为提取核酸后用于扩增分析的样本，可于 10 mmol/L Tris，1 mmol/L EDTA(pH 7.5～8.0)缓冲液中 4 ℃下保存。

第二节　戊型肝炎病毒血清学检测方案

早期用于戊型肝炎病毒实验室诊断的检测方法包括免疫电镜法和免疫荧光分析。虽然这些检测方法对病毒的早期鉴定和 HEV 感染时诱导的免疫应答起着关键作用，但它们不敏感，技术操作难度大，不适合作为临床诊断的常规工具。肝炎病毒的血清学检测结果是临床诊断的主要依据，HEV 的血清学检测，包括检测抗 HEV IgM 和抗 HEV IgG 的方法，已被发展用于 HEV 感染的诊断和流行病学研究。近年来，HEV 抗原检测方法也得到了发展。

一、肝功能评价指标

肝脏是机体最大的腺体和免疫器官，也是机体营养物质活化加工厂。蛋白质的合成，脂肪、糖、维生素、药物和毒物的代谢，以及胆汁的分泌都和肝脏有关。图 8-2 展示了常见的评价肝功能的血清学指标。

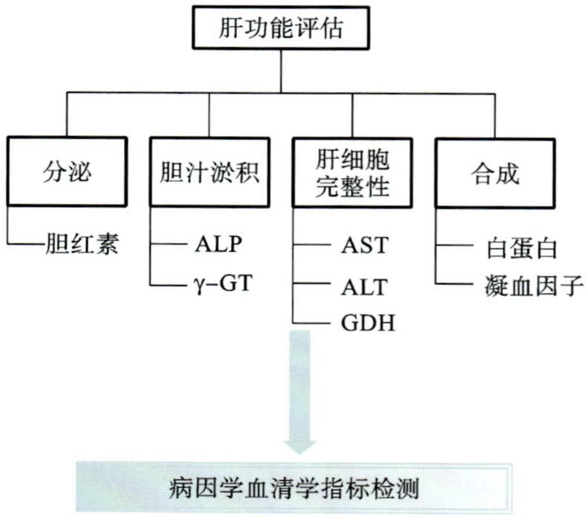

图 8-2　常见的肝功能血清学指标

在肝功能的化验单中包括对转氨酶、白蛋白、球蛋白、白球比值、胆红素、胆汁酸等多项检查结果的显示。每一项检查结果显示的内容所代表的意思不尽相同，肝功能检查的常见项目及意义如表 8-1 所示。通过对肝功能化验单所显示的结果进行分析，再进行与参考值结果的对比分析，可以判断出一个人的肝脏是否出现了问题，以及问题的严重程度。

表 8-1 肝功能检查的常见项目及意义

肝功能评价指标	临床意义
丙氨酸转氨酶(ALT)	肝细胞受损的非常敏感的指标之一，对肝实质病变的诊断及病程变化的观察有重要意义。轻中度增高见于脂肪肝、慢性肝炎、肝硬化、肝癌、血吸虫病、心脏疾病、胆囊疾病、使用某些药物后、化学药品中毒等；显著增高见于急性病毒性肝炎、急性中毒性肝炎等
天冬氨酸转氨酶(AST)	急性心肌梗死时升高，肝病及其他脏器炎症时也常升高。急性肝炎和慢性肝炎轻型常表现为 AST/ALT＜1；AST 持续升高数值超过 ALT，即 AST/ALT＞1，往往提示肝实质损害严重，见于肝硬化、肝癌、重型肝炎、肝坏死等，是慢性化程度加重的标志；慢性肝炎的后期、肝硬化和肝癌患者，肝细胞的破坏程度严重，AST 升高明显，AST/ALT＞1，甚至大于 2。戊型肝炎患者短期内可突然出现 ALT 和 AST 均升高，且升高幅度较慢性肝炎明显，通常不低于 2.5 倍正常值上限
总胆红素(TBil)和直接胆红素(DBil)	胆红素的代谢与肝脏功能密切相关。直接胆红素水平升高说明肝细胞处理胆红素后的排出发生障碍，即发生胆道梗阻；如果同时测定总胆红素和直接胆红素，可以鉴别诊断溶血性、肝细胞性和梗阻性黄疸。发生肝细胞性黄疸时，一般总胆红素水平＜200 μmol/L、直接胆红素/总胆红素＞35％
碱性磷酸酶(ALP)	肝、骨、胎盘、肾脏中均存在，以骨中最常见；通常情况下，胆管阻塞使胆小管合成 ALP 增加，随后移位到肝血窦，使血清 ALP 水平升高，ALP 是衡量胆汁淤积的主要指标；血清 ALP 活性轻度升高则可见于其他肝脏疾病
γ-谷氨酰转肽酶(γ-GT,GGT)	肝内或肝外胆管梗阻、急性病毒性肝炎、脂肪肝，均可引起血清 GGT 水平升高。慢性活动性肝炎时，GGT 常高于正常值 1～2 倍；如长期升高，可能有肝坏死倾向。酒精中毒者 GGT 水平明显升高，有助于诊断酒精性肝病
白蛋白(ALB)	主要由肝实质细胞合成，是血浆中的主要蛋白成分。白蛋白的生理功能广泛，包括营养价值，保持胶体渗透压，运输血清钙、未结合胆红素、游离脂肪酸、药物，以及甲状腺激素等。白蛋白的多种生理功能使其成为检测肝脏疾病的重要指标。肝病、肾病、营养不良等可导致 ALB 水平降低
前白蛋白(PA)	一种糖蛋白，由肝细胞合成，半衰期短，在肝脏损伤的早期诊断中比 ALT 特异，比白蛋白敏感；前白蛋白是反映肝脏蛋白质合成的敏感指标
胆碱酯酶(CHE)	主要用于诊断有机磷农药中毒和反映肝脏功能状态，肝硬化、慢性活动性肝炎、肝肿瘤时 CHE 活力下降，且与病变程度平行；在脂肪肝时 CHE 活力则升高

肝功能生化指标分析要点：

ALT、AST 和 ALP 是肝损伤的标志物，能反映肝功能。

ALT 和(或)AST 水平升高提示存在肝细胞损伤，ALT 比 AST 特异性高，是需要根据升高幅度与动态变化评估的异常肝生化指标。

肝源性 ALP 水平升高可以通过 GGT 水平的升高或 ALP 的分级来确定。

胆红素、PA、ALB 也是肝细胞功能的标志物，受肝外因素的影响。

肝功能是受多方面影响的，同时也是非常复杂的。由于肝脏代偿能力很强，加上目前尚无特异性强、灵敏度高、覆盖范围广的肝功能检测方法，因而即使肝功能正常也不能排除肝脏病变。特别是在肝脏损害早期，许多患者肝功能检测结果正常。只有当肝脏损害达到一定的程度时，才会出现肝功能检测结果的异常。同时肝功能试验结果也会受实验技术、实验条件、试剂质量以及操作人员等多种因素影响。对于不同的医院来说，其肝功能化验单所显示的结果的参考值可能会存在差别，这是由不同的检测仪器基线决定的。因此肝功能试验结果应当由临床医生结合临床症状等因素进行综合分析，然后确定是否存在疾病，是否需要进行治疗和监测。

戊型肝炎的潜伏期为 2～9 周，大部分呈自限性，临床表现与其他急性病毒性肝炎相似。初始症状无特异性(如虚弱、呕吐、肌痛、关节痛)，在这个短暂的前驱阶段之后，部分患者会出现瘙痒、黄疸和尿色变深，伴随肝功能检查中转氨酶、胆红素、碱性磷酸酶、γ-谷氨酰转肽酶水平升高，而前白蛋白、白蛋白和胆碱酯酶活力下降。越来越多的研究发现，HEV 感染会引起多种严重并发症，包括慢加急性肝病、肝外并发症和慢性肝炎，如表 8-2 所示。慢加急性肝病是指已有基础肝病史的患者突然出现肝衰竭、腹水和肝性脑病，这些症状通常比急性肝炎更严重，有时会进展为急性重型肝炎。曾报道的戊型肝炎肝外并发症包括胰腺炎、关节炎、再生障碍性贫血，以及神经系统并发症如格林-巴利综合征、贝尔麻痹、多(发性)神经根病和精神错乱等。

慢性戊型肝炎近年来在一些研究中被报道。这些病例常见于严重免疫功能低下的个体，包括器官移植受者、接受化疗的患者以及患有获得性免疫缺陷综合征并伴有 HEV 感染的患者等。慢性戊型肝炎患者的血清、粪便和尿液中的 HEV RNA 在 6 个月以后仍呈阳性，转氨酶水平仍在升高。然而，其中一些患者的 HEV 抗体呈阴性，可能发展为肝硬化。

表 8-2　不同临床型戊型肝炎患者血生化指标比较

临床型			症状	生化指标
慢性感染			多数慢性 HEV 感染者无症状	有些患者肝酶学未见异常，有些患者仅出现轻度持续性肝功能异常
急性感染	急性黄疸性肝炎		尿黄和(或)皮肤、巩膜黄染	血清总胆红素水平超过正常值上限的 2 倍
	急性无黄疸性肝炎		未出现黄疸	血清总胆红素水平未超过正常值上限的 2 倍
	淤胆型肝炎		皮肤瘙痒、粪便颜色变浅、肝大和梗阻性黄疸	直接胆红素水平升高为主，血清碱性磷酸酶、5′-核苷酸酶和 γ-谷氨酰转肽酶水平增高，甘油三酯和胆固醇水平增高
	肝衰竭	急性肝衰竭	起病 14 天内出现极度乏力，消化道症状明显	黄疸急剧加深(每日上升幅度 >17.1 μmol/L)
		亚急性肝衰竭	15 天～26 周出现极度乏力，消化道症状明显	血清总胆红素水平是正常值上限的 10 倍以上，可出现胆-酶分离，中晚期患者常出现腹水和(或)肝性脑病

与单纯戊型肝炎患者相比，重叠其他肝病的戊型肝炎患者的 ALT、AST、TBil 水平更高，胆碱酯酶水平降低，住院时间也更长。以上临床症状并非戊型肝炎特异性症状，仅通过临床表现和肝功能生化检查难以将戊型肝炎与其他肝炎病毒和非病毒原因造成的急性肝损伤区分开，要特异性诊断戊型肝炎必须借助 HEV 病原学和血清学的检测方法，主要包括戊型肝炎病毒抗原、抗 HEV IgM、抗 HEV IgG 和 HEV RNA 的检测。

二、戊型肝炎病毒生化检测质量控制

肝功能生化检测项目属定量测定项目，需制定适宜的室内质量控制监测项目允许不精密度（变异系数）要求，常见临床检验定量项目的允许不精密度要求如下：①有卫生行业标准的项目，即将该标准作为此项目的允许不精密度要求；②无卫生行业标准的项目，可参考 1/3 室间质量评价标准（允许总误差）、基于生物学变异的适当/最低/最佳质量规范，或根据实验室自己建立的质量要求，最终确定各项目的允许不精密度要求。实验室应使用符合要求的检测产品，制订合适的质量控制方案，采用与临床标本水平对应的内部质量控制品监控检测过程方案，并定期参加专业机构举办的室间比对计划。

临床上检查肝功能的目的在于探测肝脏有无疾病、肝脏损害程度以及查明肝病原因、判断预后和鉴别发生黄疸的病因等。目前，能够在临床上开展的肝功能试验种类繁多，不下几十种，但是每一种试验只能探查肝脏的某一方面的某一种功能，到现在为止仍然没有一种试验能反映肝脏的全部功能。因此，为了获得比较客观的结论，应当选择多种试验组合，必要时要多次复查。同时，在对肝功能试验结果进行评价时，必须结合临床症状全面考虑，避免片面性及主观性。

第三节　戊型肝炎病毒的免疫学检测

HEV 的免疫学检测包括 HEV 抗体检测和 HEV 抗原检测。HEV 抗体包括抗 HEV IgM 和抗 HEV IgG。具体检测方法主要包括 HEV 抗体的电子显微镜检测和 HEV 特异性 IgA 检测。一些基于上述 HEV 标志物的诊断方法已发展成为商业试剂。

一、HEV 抗体检测

1. 抗体检测中所用到的抗原

由于没有有效的 HEV 细胞培养系统，天然病毒不能用于检测 HEV 抗体。因此，HEV 抗体检测依赖于合成多肽和重组蛋白。目前使用的大部分抗原来自 HEV 的 ORF2 和 ORF3 编码蛋白。在酶联免疫吸附试验中病毒样粒子常被用作抗原。人们尝试在几种表达系统中表达 HEV 蛋白，包括大肠杆菌、昆虫细胞、植物细胞等。然而，当不同的 HEV 抗原片段在不同的系统中表达时，重组抗原和形成的抗原表位表现出不同的特征。因此，基于这些抗原开发的诊断试剂的性能也有所不同。ORF2 和 ORF3 多肽已被用于开发 HEV 抗体检测试剂盒。然而，因为在模拟构象表位方面，多肽不如重组蛋白，导致多肽类诊断试剂的性能普遍较差，应用范围有限。

虽然 HEV 有几个基因型，但它只有一个血清型。因此，理论上从病毒的一个基因型表达的抗原，可以作为骨架抗原分子，与针对所有四种病毒基因型产生的抗体发生反应。研究表明，不同的 HEV 基因型具有交叉反应表位。然而，也有研究表明，不同的 HEV 毒株在其表位基因序列上存在差异，这可能影响基于这些诊断试剂的检测试验。HEV 的衣壳蛋白含有多个表位，由于不同毒株的氨基酸序列不同，其表位在不同毒株中可能形成不同的结构。因此，在诊断试剂的开发过程中，可以利用多个表位提高不同 HEV 毒株重组抗原的交叉反应性。

中和抗原表位的发现也促进了相关检测试剂的发展。重组蛋白的表达有效模拟了 HEV 中和表位，为生产具有广谱反应性的抗原提供了一种选择。一些研究已经使用不同的表达系统，如大肠杆菌和杆状病毒，来表达 HEV 的中和表位。这些抗原已被用于构建 HEV 抗体检测试剂盒，用于大规模的 HEV 血清学和流行病学调查，可有效检测不同的 HEV 毒株和不同亚型的 HEV 感染。

2. IgG 的检测

抗 HEV IgG 在抗 HEV IgM 出现后不久表达，但持续时间较长。IgG 常被用作既往感染的指标，通常用于流行病学调查。临床上，当抗 HEV IgG 阳性，即可认为有 HEV 感染，但需要排除甲、乙、丙型肝炎后才能确诊。HEV IgG 诊断试剂使用的抗原通常为 ORF2 编码蛋白。ORF2 编码蛋白的 N′端主要诱导急性期抗 HEV IgG 应答，该应答持续时间较短。因此，该抗原片段更适合制备用于早期诊断的 IgG 试剂。作用于 C′端的 IgG 也出现较早，但持续时间较长。因此，该抗原片段更适合制备流行病学调查用的抗 HEV IgG 试剂。近年来，对 HEV 中和表位的深入研究以及病毒样颗粒的使用促进了试剂的研发上市。

抗 HEV IgG 检测一般采用间接酶联免疫吸附试验（ELISA），利用酶标记的二抗（简称酶标二抗）检测已与固相结合的受检抗体。操作步骤如下（图 8-3）。

（1）将化学合成的特异性 HEV 多肽或者基因工程表达的 HEV 抗原与固相载体连接，形成固相抗原。

（2）加入待检血清进行共同孵育，若样本中含有特异性抗体，则会与固相抗原结合形成固相免疫复合物。经洗涤后，其他非特异的免疫球蛋白由于不能与固相抗原结合，在洗涤过程中被去除。

（3）加入酶标抗抗体、抗人 IgG 抗体。它与固相免疫复合物中的抗体结合，从而使该抗体间接地标记上酶。固相载体上的酶量反映了特异性抗体的量。

（4）加底物显色，根据颜色的深浅可判断血清中是否存在抗 HEV IgG 或 IgM。

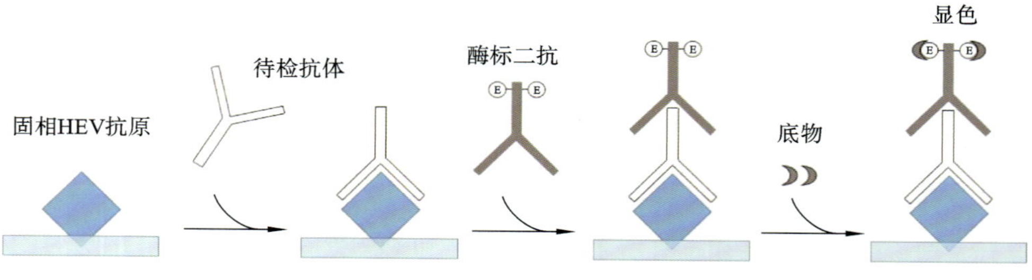

图 8-3　间接 ELISA

3. IgM 的检测

抗 HEV IgM 出现于感染早期，提示最近的 HEV 感染，对临床诊断具有重要意义。一个理想的 IgM 检测试剂具备灵敏度高、假阳性率低、检测时间短,并能区分最近和既往感染的特点。研究发现常规使用的间接 ELISA 的戊型肝炎 IgM 诊断试剂存在一些弊端。患者血清中可能存在的抗风湿因子 IgM 抗体可与重组抗原结合,影响检测特异性。此外,血清抗 HEV IgG 可以通过与被包膜重组抗原相结合与 IgM 竞争,从而影响检验的特异性。为了解决这些问题,抗 HEV IgM 试验运用了抗体捕获技术(图 8-4):将抗人 μ 链 IgM 抗体涂覆在板上以捕获血清中的 IgM(其中包括针对抗原的特异性 IgM 和非特异性的 IgM),随后加入仅与特异性 IgM 相结合的抗原,继而加入针对抗原的酶标抗体,再与底物作用。显色程度与标本中的 IgM 呈正相关。这种方法大大提高了检测的特异性。

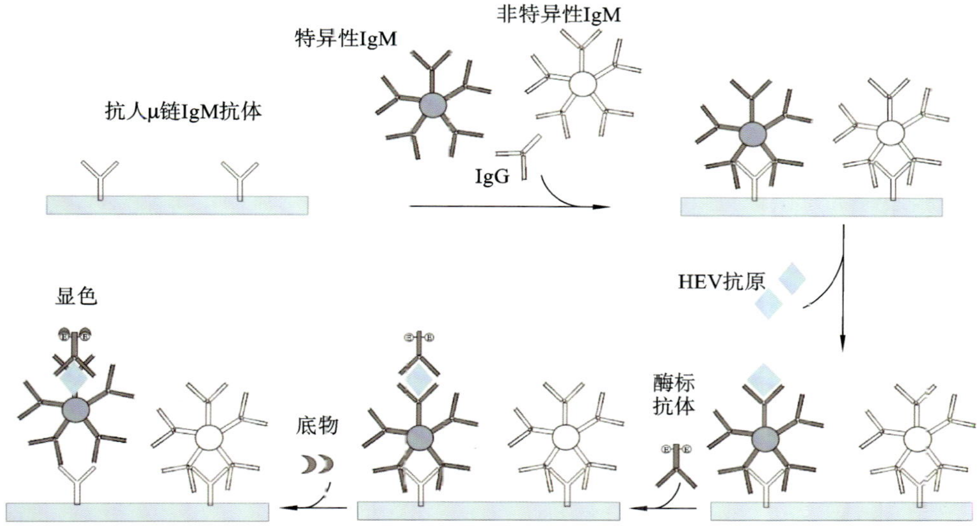

图 8-4　捕获法

一些抗 HEV IgM 和 IgG 诊断试剂厂家提供了关于 HEV 的流行病学、临床感染特征和 HEV 感染的病理学数据。然而,这些数据显示出很大的差异,不同厂家之间的结果比较和分析十分困难。这些差异可能是由以下几个原因造成:①基因序列编码抗原表位不同病毒基因型,因此表达不同的抗原表位;②不同表达系统产生的重组抗原具有不同的特性,形成不同的表位;③不同抗原片段产生抗体的能力不同;④在 HEV 感染的不同阶段存在针对不同抗原片段的不同类型抗体。所以,我们应谨慎看待建立在不同检测方法上的阳性率。此外,诊断试剂的选择也必须基于目标地区的疾病流行情况。例如,在戊型肝炎流行率高的地区,应使用 IgM 灵敏度相对较高的诊断试剂。相反,在戊型肝炎流行率低的地区,应使用 IgM 特异性相对较高的诊断试剂。是否还有其他影响因素,也值得我们深思。

依据戊型肝炎诊疗规范,血清抗 HEV IgM 阳性或抗 HEV IgG 阳转或者浓度 4 倍以上升高以及 HEV RNA 阳性这三个指标中符合其中一项即可诊断,同时满足两项即可确诊,个别需要动态观察。

二、HEV 抗原检测

在急性戊型肝炎早期,可在肝脏和血清中检测到 HEV 抗原,在慢性戊型肝炎中 HEV 抗原也可能存在较长时间。检测 HEV 抗原是揭示戊型肝炎病毒血症的直接方法之一,

HEV结构蛋白ORF2编码蛋白是一种病毒衣壳蛋白，采用双抗体夹心ELISA(图8-5)，以ORF2编码蛋白为靶点检测HEV抗原，用于HEV感染的早期诊断和治疗监测，血清抗原的检测结果与RNA检测的结果呈现出高度一致。尽管ORF3不编码衣壳蛋白，但它仍被用于检测HEV。在急性感染过程中血清和细胞培养悬浮液中均可检测到ORF3抗原。

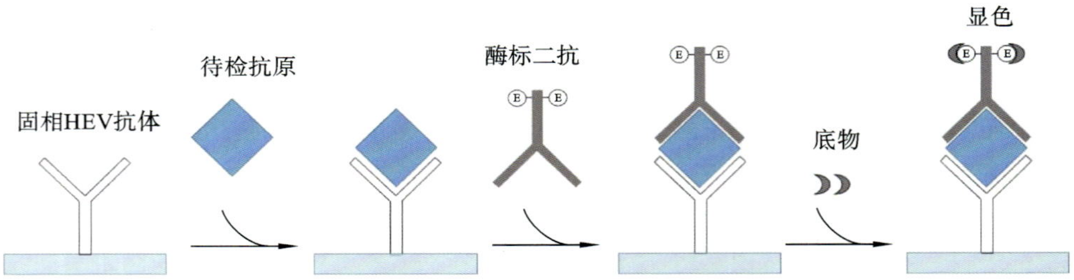

图8-5　双抗体夹心ELISA

此外，还有荧光微球免疫检测法。将HEV ORF2单克隆抗体固定于硝酸纤维素膜以捕获HEV抗原，另一单克隆抗体与免疫微球偶联作为检测抗体。将处理后的样本加到纤维素膜上室温孵育15 min，观察膜上是否出现条带。该方法操作简便、快捷，且特异性和灵敏度与前文所述ELISA基本一致。所以此方法多用于农村地区和城镇社区基层医疗单位的HEV抗原检测。

一项在猴子体内的实验表明，其感染HEV 1周后血清中出现HEV抗原，并持续了7周。HEV抗原出现在血清抗HEV IgM转阳和ALT升高之前，随着抗体转阳和ALT恢复正常，血清HEV抗原又恢复阴性。HEV抗原的持续时间比抗HEV IgM短，但HEV抗原和ALT水平高度一致。并且，HEV抗原与HEV RNA的一致性和相关性较好。HEV抗原试剂可在窗口期检测HEV感染。将抗HEV IgM检测和HEV抗原检测结合起来更有助于HEV感染的诊断。在诊断HEV感染方面，因接受免疫抑制治疗而不能产生抗体的HEV感染患者和IgM检测仍呈阳性的恢复期患者中，抗原测定相比IgM测定具有明显优势。运用ELISA检测HEV抗原具有极好的特异性，因为它们不与其他肝炎病毒或疱疹病毒发生交叉反应。HEV抗原检测因具有方法简便、成本低、快速、高通量等优点，可以应用于献血员的筛查。此外，HEV抗原检测还可以应用于HEV的分型。但是，灵敏度不足是目前检测HEV抗原的一个主要问题。HEV感染早期，在缺乏明确的分子技术的情况下，ELISA检测HEV抗原和(或)抗体是一种有价值的替代试验。最近的一项研究发现经利巴韦林治疗慢性戊型肝炎，完成HEV RNA清除后，HEV抗原仍可能持续存在数月，说明HEV抗原的存在不一定与感染性病毒相关。

第四节　戊型肝炎病毒的核酸检测

戊型肝炎病毒(HEV)是一种RNA病毒，由单一病毒蛋白组成。目前认为感染人类的HEV至少存在8个基因型，但只有一个血清型，不同地区的HEV基因型变异较大。在核苷酸水平上，HEV毒株在不同基因型之间的差异为26%，亚型之间的差异高达15%。HEV基因型或亚型的检测主要用于流行病学研究。

一、戊型肝炎病毒核酸检测实验室技术

病毒核酸检测常用的检测技术包括聚合酶链反应(polymerase chain reation,PCR)技术、核酸杂交技术、基因序列测定技术和基因芯片技术。

1. PCR 技术

PCR 技术灵敏度高、特异性强,几乎适用于所有类型的标本,提取核酸后即可进行检测,能在几小时内获得结果,是检测病毒最常见的技术。其既可检测 DNA 病毒也可检测 RNA 病毒,而且可定量检测病毒的载量,反映感染的严重程度或者治疗的效果。另外,根据扩增的目的可进行亚型检测。

2. 核酸杂交技术

一段用放射性同位素标记的与目的基因互补的核酸序列,变性后形成单链,其中一条若能与被检测的基因碱基配对互补,则两者发生结合,这一过程称为杂交。利用核酸探针分子杂交技术,可检测病毒 RNA,显示病毒的存在。

3. 基因序列测定技术

通过序列测定,可了解病毒编码基因、确定病毒某些特性的基因位点、研究病毒的基因组突变、比对序列差异,在此基础上可对病毒进行分型、鉴定、溯源,甚至揭示病毒从动物传到人的演变过程。高通量测序技术能一次并行对几十万到几百万条 DNA 分子进行序列测定,可同时检测多种疾病、多个基因。2020 年新型冠状病毒造成全世界疫情,中国科学家利用基因序列测定技术分析出造成此次疫情的是一种不同于 SARS 的新的冠状病毒,并先后鉴定出多种亚型,为流行病学研究提供了有力支持。

4. 基因芯片技术

基因芯片又称 DNA 芯片,基因芯片技术的基础为核酸杂交,经典的基因芯片是一种大规模集成的固相杂交,即在固相支持物上原位合成寡核苷酸或直接将多种预先制备的 DNA 探针以显微打印的方式有序地固化于支持物表面,然后与标记的样品杂交,通过对杂交信号的检测分析,得出样品中是否有目的核酸的存在。经典杂交方法固定的是靶序列,而基因芯片技术固定的是探针,因此基因芯片可以被认为是一种反向杂交。基因芯片能够同时平行分析数万个基因,进行高通量筛选与检测分析,克服了传统核酸分子杂交技术操作复杂、自动化程度低、检测位点数目少等不足,具有高通量、大规模、集成化、平行性、微型化和自动化等优势。在病毒检测中液相芯片技术的发展将发挥更重要的作用。

HEV 感染人体后在肝脏内复制,对肝脏造成损害,导致病毒血症。在病毒血症期间,可在 HEV 感染者的血清和粪便中检测到 HEV 核酸。HEV 核酸检测是判断 HEV 感染的直接标准,HEV 核酸阳性者可诊断为急性戊型肝炎。目前市场上常用的 HEV 核酸检测方法都是基于核酸扩增技术的。这些基于核酸扩增技术的检测包括反转录聚合酶链反应(RT-PCR)、实时 RT-PCR 和环介导等温扩增试验等。HEV 核酸检测方法主要有反转录-套式聚合酶链反应(RT-nPCR)和实时荧光 PCR 技术。

传统 RT-nPCR 在戊型肝炎的研究中得到了广泛的应用,早期的研究主要是根据 HEV-1的序列设计引物。该检测方法对 HEV-1 具有较高的灵敏度和特异性,在当时的临床应用中发挥了重要作用。然而,随着对 HEV 分子流行病学研究的深入,世界上至少有 8 种 HEV 基因型,我国至少有 2 种 HEV 基因型。不同基因型的核苷酸序列同源性小于 80%。使用 HEV-1 特异性引物的检测方法在很多情况下会漏掉 HEV 的诊断。传统的 RT-nPCR

分析通常基于 ORF1 区域，包括甲基转移酶、富含脯氨酸的高变区和 RNA 依赖的 RNA 聚合酶区，以及 ORF2 基因组区域的中心部分。2000 年以来，根据流行株的特点设计了一系列简并引物，显著提高了 HEV 不同基因型的检出率。然而，常规 RT-nPCR 工艺流程复杂，对环境和设施要求严格，操作不当会发生污染而导致检测结果不明确。

实时荧光 PCR 技术通过监测 PCR 指数放大阶段荧光信号强度的变化，即时定量分析特异性产物。与传统的 RT-nPCR 方法相比，该方法具有特异性高、灵敏度高、操作简单等优点。这些检测基于目标扩增，即扩增的 DNA 在 PCR 过程中实时检测，而不是在过程结束时检测。根据所使用的技术不同，目前报道的检测 HEV 的两种实时荧光 PCR 技术又可以分为 TaqMan 探针和 SYBR Green 实时荧光 PCR 技术。SYBR Green 实时荧光 PCR 技术是一种一步检测方法，它使用比传统 RT-nPCR 分析中更短的引物。短引物的低 T_m 和非靶核酸非特异性扩增的可能性增加，提高了检测的灵敏度，降低了特异性。TaqMan 探针实时荧光 PCR 技术是以 TaqMan 荧光标记探针为基础的实时荧光 PCR 技术，TaqMan 探针是一种寡核苷酸探针，设计为与目标序列上游引物和下游引物之间的序列配对，它的荧光与目的序列的扩增相关。比较而言，TaqMan 探针实时荧光 PCR 技术在原理上更为复杂，所得数据更为精确；SYBR Green 实时荧光 PCR 技术则成本更为低廉，实验设计更为简便。在选择检测方案时可根据实验目的和对数据精度的要求来决定。

TaqMan 分析旨在针对 ORF3 的保守区域检测不同的 HEV 基因型。HEV 亚型的核苷酸同源性约为 75%，变异分布基本一致。ORF3 区只有大约 100 bp 的片段高度保守，核苷酸同源性超过 90%。这个保守区的 GC 含量很高，很难用常规的 PCR 技术进行扩增。荧光 PCR 扩增的片段一般小于 100 bp，因此用这种方法很容易扩增出高 GC 区。目前大多数检测 HEV RNA 的实时荧光 PCR 方法根据这个区域设计引物和探针。2011 年的一项研究报道称，现有的 PCR 试剂性能差异很大，不同试剂的灵敏度存在 100～1000 倍的差异。为了比较不同核酸扩增技术试验的灵敏度，构建了 HEV RNA 国际标准并进行了校准。研究结果显示，实时荧光 PCR 技术检测通常比传统 RT-nPCR 检测更灵敏。

二、实时荧光 PCR 技术检测 HEV RNA

以 TaqMan 荧光标记探针为基础的实时荧光 PCR 技术在目前国内的临床诊断中应用最为广泛。TaqMan 荧光标记探针即在其 5′端标记一个荧光报告基团，常用的有 FAM、TET、HEX 等，而淬灭剂 TAMRA、NFQ 则连接在 3′末端，表 8-3 为文献报道的 HEV RNA 实时荧光 PCR 检测的引物和探针举例。当完整的探针与目标序列配对时，荧光基团发射的荧光因与 3′端的淬灭剂接近而被淬灭。但在进行延伸反应时，聚合酶的 5′外切酶活性将探针进行酶切，使得荧光基团与淬灭剂分离。TaqMan 荧光标记探针适用于各种耐热的聚合酶，随着扩增循环数的增加，释放出来的荧光基团不断积累。因此荧光强度与扩增产物的数量成正比。

表 8-3 文献报道的 HEV RNA 实时荧光 PCR 检测的引物和探针举例

引物和探针		位　置
引物 1	5′-GGTGGTTTCTGGGGTGAC-3′(5237～5254)	ORF3 NC_001434 (5237～5306)
	5′-AGGGGTTGGTTGGATGAA-3′(5289～5306)	
探针 1	5′-FAM-TGATTCTCAGCCCTTCGC-TAMRA-3′(5260～5277)	

续表

引物和探针		位　　置
引物 2	5′-GACAGAATTGATTTCGTCGGCTGG-3′(6274～6293)	ORF2 NC_001434 (6274～6393)
	5′-CCCTTATCCTGCTGAGCATTCTCGACAGA-3′(6365～6393)	
探针 2	5′-FAM-GTCGTCTCAGCCAATGGCGAGC-TAMRA-3′(6323～6244)	
引物 3	5′-CGGTGGTTTCTGGGGTGA-3′(5236～5253)	ORF3 NC_001434 (5236～5310)
	5′-GCGAAGGGGTTGGTTGG-3′(5294～5310)	
探针 3	5′-FAM-ATTCTCAGCCCTTCGC-NFQ-3′(5262～5277)	

1. 试剂与耗材

根据制造商的说明，采用全自动磁珠 RNA 提取试剂盒提取 RNA，用商品化的 HEV RNA 检测试剂盒进行核酸定量分析。仪器需要全自动 RNA 提取仪、荧光定量 PCR 仪等。

2. 具体操作步骤（以某公司检测试剂盒为例）

(1) 提取标本

使用全自动 RNA 提取仪提取。

(2) 反转录与 PCR 扩增

按照 HEV RNA 检测试剂盒说明书配制反应体系并设置 PCR 反应程序，按照标准操作程序进行 PCR 扩增反应。

(3) 结果分析

按照说明书提供的阈值进行结果分析。

三、戊型肝炎病毒核酸检测的质量控制

1. 实验室的质量控制

开展 HEV 核酸检测的医疗机构或实验室，应当具备临床基因扩增检验实验室资质，符合《病原微生物实验室生物安全管理条例》（国务院令第 424 号）和《医疗机构临床基因扩增检验实验室管理办法》的相关制度要求。严格遵守《医疗机构临床实验室管理办法》和《临床基因扩增检验实验室工作规范》等有关规定，并在相应的卫生健康行政部门进行登记备案。按临床基因扩增实验室进行分区管理，确保实验环境设施符合项目开展要求，每年定期参加国家卫生健康委临床检验中心或省级临床检验中心组织的室间质量评价活动，并获得合格证书。从事 HEV 核酸检测的实验室人员应当经过省级及以上卫生行政部门组织的临床基因扩增检验技术培训并获得合格证书。核酸检测中使用的设备、试剂应当符合《医疗器械监督管理条例》和《医疗器械注册管理办法》等相关规定，经过食品药品监督管理部门批准注册。实验过程严格按照标准操作流程进行实验，并做好实验记录，核酸检测实验尤其应注意 PCR 产物的污染问题。

核酸扩增检测技术检测病毒在检测灵敏度方面有其无可比拟的优点，但也应特别注意，特别是核酸扩增时，必须严格防止污染和进行质量控制。如果在临床应用中，不遵循一定的规则，也很容易造成并非 PCR 技术本身问题所致的检验结果错误。扩增产物导致的实验室污染和核酸提取中标本间的交叉污染很容易造成假阳性结果。而标本或核酸纯化过程中出现的扩增反应抑制物、扩增仪孔间温度的差异，以及核酸提取中的随机误差或核酸降解，可

造成假阴性结果的出现。因此，PCR 技术在临床的应用必须围绕怎样防止假阳性和假阴性结果的出现而采取相应的质量保证措施。

为防止假阳性结果，实验室首先要有严格的分区。关于临床 PCR 实验室的分区及其设备配置，先后颁发的《临床基因扩增检验实验室管理暂行办法》《医疗机构临床基因扩增管理办法》及其附件《医疗机构临床基因扩增检验实验室工作导则》中做了明确规定，并且《临床基因扩增检验实验室工作规范》又对各区的功能及注意事项做了阐述。总之，应根据实际情况和环境设计一个符合要求、可保证检测质量及方便工作的 PCR 实验室。实验室分区设计的一般原则：各区独立、注意风向、因地制宜、方便工作。HEV 是一种生物安全等级 2(BSL-2)的生物，必须在 BSL-2 条件下处理，应使用二级及以上生物安全柜。

假阴性结果通常由临床标本核酸提取过程中靶核酸的丢失和提取试剂如有机溶剂等的残留、标本中抑制物的去除不彻底、扩增仪孔间温度的差异等所致。避免假阴性结果最有效的措施是设立"内标"(internal control，IC)。用于假阴性质控的内标一般为竞争性内标，如果在加有内标的反应管内，内标没有出现扩增，标本检测亦为阴性，则很可能为假阴性，因此，需要采取进一步的措施如重新提取核酸、重新校准仪器孔内温度或稀释标本等重新扩增检测标本；反之，则为真阴性。

到目前为止，由于缺乏有效的细胞培养系统，而抗体评估的窗口期又有限，实时荧光 PCR 技术已成为检测人类和其他动物体内流行的 HEV 感染的敏感、特异和可靠的技术之一。核酸提取和反转录是 RNA 准确检测和定量的关键步骤。因此，为了验证有效的 RNA 提取和反转录以及非抑制 PCR 反应，异源 RNA 常被用作许多 PCR 系统的内部控制(即 IC)。

核酸检测容易受到检测样本的基质效应和检测病毒的基因变异等多种因素的影响，使得不同的实验室应用不同的方法学进行核酸检测的结果，在量值、灵敏度和特异性方面常出现较大的差异。为使不同实验室不同方法间检测的结果具有可比性，应使用标准物质对测量程序进行评价。应建立以世界卫生组织(WHO)标准为基础的质量控制体系，并应确定用于标准化分子和血清学技术的不同的试剂。急性戊型肝炎的诊断依赖于用核酸扩增技术检测 HEV RNA，世界卫生组织制定并建立了第一个 HEV RNA 国际标准(IS)(代码 6329/10)，该标准物质的引入有助于 HEV RNA 定量分析的比较和分析灵敏度的测定。

室内质控具体操作参见《临床实验室定量测定室内质量控制指南》(GB/T 20468—2006)，在每次实验过程中，须设立阴性对照样品和阳性对照样品。阴性对照样品检测为阴性时，表明实验全部过程的试剂没有受到污染，阳性对照样品检测为阳性时，表明 RNA 提取、RNA 扩增工作体系正常。在阴性对照样品和阳性对照样品检测结果合格的前提下，才能对检测样品进行判定。

2. 戊型肝炎病毒核酸检测的注意事项

相对于真核生物庞大的基因组，病毒容易发生变异，既可以缓慢地自行发生变异，也可在外界条件诱导下快速发生变异。病毒不同分离株在核苷酸和氨基酸序列上存在差异，这些差异使许多病毒被分为不同的基因型或血清型。有些病毒可通过基因重组，形成新型病毒，导致疾病大流行。因 RNA 合成中缺乏类似 DNA 合成中的纠错机制，因此 RNA 病毒更易发生变异。因此，核酸检测结果阴性而临床症状高度疑似应考虑采用基因序列测定技术进行检测。

四、戊型肝炎病毒核酸检测的临床应用

应用实时荧光 PCR 技术可在患者暴露于病原体后第 3～7 周时血清中检测到 HEV RNA 的存在，也可在粪便或胆汁中检测到 HEV RNA，这有助于确诊 HEV 感染。研究显示经 70 ℃加热 2 min 以上，可消除 HEV 的感染性；而室温下储存 28 天后 HEV 仍具有感染性。目前证实粪便来源的 HEV 比血浆来源的 HEV 传染性更强，因此应加强医院或养老院的卫生管理，防止粪便来源的 HEV 传播。目前在尿液中也检出 HEV RNA，但尚不清楚 HEV 是否可以通过唾液、汗液、精液或母乳传播。

西班牙传染病和临床微生物学协会（SEIMC）建议在以下临床场景中应检测 HEV RNA：①急、慢性肝炎患者的筛查：所有患有急性肝炎、慢性肝炎、急性肝衰竭（ALF）、不明原因肝病、住院患者怀疑有药物引起的肝病、已知或最近诊断为慢性肝病并伴有失代偿和（或）提示急性肝炎的患者都应进行 HEV 感染筛查。②血液和（或）器官捐献者中 HEV 的筛查：应对所有器官捐赠者（活的或已故的）进行 HEV 筛查，并在不同区域进行献血中 HEV 感染流行率的研究，以使 HEV 筛查策略适应每个地区的 HEV 感染流行率。③有肝外表现的 HEV 的筛查：对于具有与 HEV 感染相关的肝外临床表现的患者，应进行 HEV 感染筛查，即使在没有肝异常的情况下也是如此。④戊型肝炎患者接触者的筛查：对与戊型肝炎病例有共同的感染源的密切接触者进行 HEV 筛查。

此外，欧洲肝病研究学会（EASL）在 2018 年 3 月发布了 HEV 感染临床实践指南。EASL 建议：①将 HEV 感染视为病毒性肝炎的原因，并将其作为对所有患者药物性肝损伤的重要鉴别诊断。②应对从 HEV-1 和 HEV-2 型流行区返回的肝炎患者进行 HEV 检测。某些人群，如孕妇、免疫功能低下的恶性肿瘤和服用免疫抑制剂的人群，都有可能因 HEV 感染而导致重症肝病甚至发生死亡。因此，有必要对这些人群进行病毒性肝炎的检测。③慢性肝病发作期和免疫功能低下患者或肝功能检查异常的人群在进行输血期间应进行 HEV 的检测。许多国家正在为高危受试者进行普遍的血液筛查或有针对性的筛查。④通过核酸扩增试验筛选 HEV 感染的献血者。⑤HEV 感染也有肝外表现，包括神经、肾脏、血液学和胰腺损伤。将 HEV 作为神经痛性肌萎缩和吉兰-巴雷综合征的诱因进行检测，并建议进行脑炎/脊髓炎的检测。⑥使用血清学联合核酸扩增技术检测来诊断 HEV 感染。

2019 年美国移植传染病学会发表的病毒性肝炎实践指导方针指出，对移植受体的 HEV 感染的诊断应通过检测血清和（或）粪便的 HEV RNA 来进行，因为在该人群中进行血清学检测可能获得不了可靠的结果。肝活检对于评估肝纤维化的严重程度和疾病进展有一定作用。如果肝活检中发现不明原因的慢性肝炎，应督促移植受体进一步检测是否有 HEV 的感染。检测 HEV RNA 不仅可用于鉴别典型患者的 HEV 感染，还可用于对 HEV 感染无反应或反应低下的免疫抑制者（如器官移植受者）的 HEV 感染诊断，并可用于相应的 HEV 抗体检测阴性时的补充检测。此外，HEV 抗体检测在鉴别有肝外表现的戊型肝炎患者方面还不够充分，因此检测 HEV RNA 对于评价 HEV 感染所致的临床综合征具有重要意义。

HEV RNA 的实验室检测不仅可以用于人和动物样品中的 HEV 检测，还可以用于污水等环境样品中的 HEV 检测。但 HEV 核酸检测对人员、环境和试验设施的严格要求以及这种方法的高成本限制了它在发展中国家的广泛应用。

第五节　如何诊断戊型肝炎病毒感染

根据国际社会对戊型肝炎诊断研究的最新进展，道尔顿推荐了以下急性戊型肝炎临床诊断标准：

①患者血清转氨酶水平显著升高。

②患者符合以下三种情况之一：抗 HEV IgM 阳性，抗 HEV IgG 水平升高，或可检测到 HEV RNA。

西班牙传染病和临床微生物学协会建议：

①免疫功能正常者的急性 HEV 感染的诊断基于抗 HEV IgM 和(或)HEV RNA 的存在。

②在没有足够技术进行分子诊断的实验室，建议检测 HEV Ag 作为替代方法，作为诊断 HEV 感染的直接方法。

③通过直接或新一代测序和随后的进化分析，在基因型和亚型水平上对 HEV 感染的分子流行病学进行研究可能对于临床诊断有一定作用。

2009 年中国医师协会感染科医师分会制定的戊型肝炎诊疗规范也提出了类似的标准，专家建议可首先通过检测抗 HEV IgM 来筛查是否存在疑似 HEV 感染，如果 IgM 阳性再进一步检测 HEV RNA 来明确 HEV 感染。对于免疫功能受损的患者，其患慢性 HEV 感染的风险较高，但通过检测抗 HEV IgM 等免疫学方法可能得不到阳性结果，因此如果这一类患者的抗 HEV IgM 检测结果为阴性，仍需进一步检测 HEV RNA。此外，肝功能指标 ALT 为正常上限的 2.5 倍及以上有助于辅助诊断 HEV 感染。

第六节　其他实验室检查研究进展

一、多重实时 PCR 方法用于 HEV-RNA 的检测和分型

HEV-1 和 HEV-2 仅限于感染人类，而 HEV-3 和 HEV-4 可感染人类和多种动物。动物毒株的跨物种感染引起了人们对人兽共患 HEV 传播的潜在公共卫生担忧。考虑到 HEV-3 和 HEV-4 的遗传异质性，张晓峰等建立了一个多重实时反转录聚合酶链反应(RT-PCR)系统(多重 RT-qPCR)来鉴别和检测这两种 HEV 基因型。提取过程中核酸的回收率会显著影响 RT-PCR 检测的准确性和效率。由于经过提取程序的临床样本可能含有对扩增效率产生负面影响的 PCR 抑制剂，因此在 PCR 扩增中可能会出现目标值被低估的统计显著偏差。此外，此系统还引入了一种外源 RNA 分子，即增强型绿色荧光蛋白(EGFP)基因，将其的体外转录本作为内对照。该方法将 HEV 实时 PCR 和外源 RNA 分子(EGFP 基因)结合起来作为内对照。研究结果表明，EGFP 基因为监测样品操作和扩增过程提供了一种非常可靠和简单的方法。最终的多重 RT-qPCR 检测结果显示，对两种 HEV 基因型，即 HEV-3 和 HEV-4，每次反应的分析灵敏度均小于 50RNA 拷贝数。通过对其他靶点的共扩增，证实了该复合检测法对不同 HEV 基因型的特异性和扩增效率。此外，通过与单基因特异性试验、套式 PCR 和测序结果的比较，对一组临床标本中的 HEV 感染进行了可靠的检测

和分型，表明新的多重 RT-qPCR 方法可用于人兽共患病 HEV-3 和 HEV-4 的灵敏度检测和快速鉴别。

大多数已发表的 HEV RT-qPCR 检测是以质粒 DNA 作为标准进行的。因此，此类检测的灵敏度和效率不能完全与使用 HEV-RNAs 作为标准的检测相比较。体外转录 HEV-RNA 标准品的系列稀释试验，证明了多重 RT-qPCR 系统是一种可靠、高灵敏度的同时检测 HEV-3 和 HEV-4 的方法，并能直接区分两种基因型。棋盘滴定法证实，即使在同一反应中包含大量其他靶点的共扩增，每个 HEV 分析的效率和灵敏度都不会受到阻碍。

综上所述，新的多重 RT-qPCR 系统实现了对多种样本中两种人兽共患病 HEV 基因型的高灵敏度检测和快速分型。

二、HEV 细胞培养体系与繁殖

自 HEV 被发现以来，人们一直致力于建立一个严格的体外细胞培养体系。HEV 可以通过实验感染一系列细胞，包括肝细胞、肺细胞和结肠上皮细胞。然而，这种病毒很难在培养的细胞中茁壮成长。例如，在转染 HEV Sar55 株（HEV-1）全长 RNA 后可在多个细胞系中复制，但无法实现细胞间扩散，这限制了病毒的有效增殖。尽管已经建立了用于 HEV 体外研究的感染性 cDNA 克隆，但在培养细胞中高效生产和繁殖 HEV-1 株仍然困难重重。

通过体外转录将 HEV cDNA 感染性克隆中的带帽 RNA 转染到 PLC/PRF/5 和 Huh7 细胞（肝癌细胞），实验结果证明 HEV 的复制能力很弱。尽管 RNA 转染细胞的细胞裂解物在恒河猕猴中具有传染性，但未观察到病毒在培养细胞中的细胞间传播。S10-3 细胞系是 Huh7 肝癌细胞系的一个亚克隆，它提高了 Sar55 株的 HEV 复制效率。但这种检测仍然依赖于用全长 HEV-RNA 转染细胞。

一项日本的研究报道，从急性肝炎患者中分离的 HEV-3 可在 PLC/PRF/5 和 A549 细胞中繁殖。然而，PLC/PRF/5 细胞只能以较高的感染复数（MOI）（每孔 1.0×10^5 个病毒 RNA 拷贝数）支持 A549 细胞的高效生长。此外，在该 HEV 细胞培养系统中，HEV 感染细胞需要保持在 35.5 ℃的温度下，并需使用添加了 2%胎牛血清和 30 mL $MgCl_2$ 溶液的混合细胞培养基（50%杜尔贝科改良伊格尔培养基（DMEM）和 50% 199 培养基）进行培养。该研究还表明，来自重型戊型肝炎患者的 HEV-4 可以在 PLC/PRF/5 和 A549 细胞中生长，在 10～20 天的潜伏期内，滴度达到每毫升 1.3×10^7 拷贝。此外，人类肝癌衍生细胞系 HepaRG 和猪胚胎干细胞衍生细胞系 PICM-19 具有与肝原代细胞相似的形态学和功能特性，这两种细胞系已被证明可支持 HEV RNA 复制。然而，这两种细胞系中的 HEV 复制水平非常低，需要 1 个月的培养期。在 HepG2/C3A 人肝癌细胞系中，Kernow-C1/p6 的复制浓度比在其他人肝癌细胞中高 7.5 倍。Huh7.5、PLC/PRF/5、A549、Caco-2 或恒河猕猴肾细胞有 7 天的潜伏期，提示 HepG2/C3A 细胞系是最适合的。此外，尽管感染效率较低，这种 HEV 分离物也能感染多种非灵长类动物细胞，包括牛、鼠、鸡、猫、犬和兔子细胞。除了人类 HEV 分离物外，来自家猪、野猪、兔子和大鼠的动物 HEV 毒株也可以在人肝癌细胞系中繁殖。最近的一份研究报告表明，多能干细胞衍生肝细胞支持体外 HEV 复制。

综上所述，现有的 HEV 细胞培养体系存在局限性。虽然有几个研究小组已经证明 HEV-3 和 HEV-4 毒株能够适应培养细胞，并且能够再次感染新细胞，但是与其他具有良好细胞培养系统的 RNA 病毒相比，HEV 毒株需要较长的培养时间。此外，适应细胞培养的

Kernow-C1 病毒可能与其亲本野生型病毒具有不同的表型，因为这种适应细胞培养的病毒含有宿主基因序列。

三、免疫组化检测肝组织中戊型肝炎病毒蛋白

戊型肝炎患者和实验感染 HEV 动物的肝组织中均可通过免疫组化检测到 HEV 蛋白。免疫组化方法使用针对两种 HEV 蛋白（pORF2 和 pORF3）的单克隆抗体检测 HEV 感染患者肝组织中的 HEV 抗原。该检测方法是组织活检、尸检和肝移植组织中 HEV 感染检测的一种有价值的工具。然而，由于肝活检是一种侵入性操作，这种检测方法的临床应用价值有限，通常不用于急性肝炎患者。但是，该方法的特异性和灵敏度可以达到 100%，因此，可作为确诊 HEV 存在的监测和诊断工具，也可用于 HEV 感染的管理。

本章总结

在过去二十年的 HEV 研究中，人们在了解 HEV 特异性免疫反应、HEV 蛋白的抗原组成以及血清学检测方法的发展等方面取得了重大进展。尽管如此，现有的 HEV 抗体检测仍然不理想，尤其是在组间一致性方面。造成这些问题的主要原因是 HEV 基因组的异质性和 HEV 蛋白抗原结构的多样性。因此，使用不同的抗 HEV IgG 检测方法得出的血清流行率数据可能不具有可比性。同样，各种抗 HEV IgM 检测阳性结果用于病例诊断的预测准确性仍然很低。因此，开发更可靠的抗 HEV IgG 和抗 HEV IgM 检测方法，加强诊断试剂的标准化，是戊型肝炎研究的重中之重。在临床诊断中，虽然临床标志物之间存在互补性，但不能相互替代，而且由于个体间免疫状态的不同，这些标志物的动态变化并不完全相同，应结合 HEV 感染标志物和临床表现做出综合判断。

抗 HEV IgM 是目前诊断急性、近期或正在进行的 HEV 感染的最突出和敏感的血清学标志物。在出现 HEV 特异性抗体之前，HEV 病毒血症的诊断窗口期限制了血清学试验的适用性。最近，HEV Ag 的检测被引入作为一个额外的早期诊断标志物。Majumdar 等的研究表明，HEV Ag 可作为急性 HEV 感染中病毒活跃复制的早期诊断标志物。在不发达国家地区，HEV Ag 检测等简单而不费力的实验，能够在抗 HEV IgM 出现之前发现病毒感染，将加强对 HEV 感染的管理。

HEV Ag 是一种病毒衣壳蛋白，可在感染后 3～4 周的持续感染窗口期或急性期检测到。以往的研究表明，HEV Ag 的出现早于抗 HEV IgM，并且抗 HEV IgM 和 HEV Ag 的结合可以弥补检测抗 HEV IgM 的延迟缺陷。HEV Ag 的出现与 HEV RNA 有很好的一致性，HEV Ag 和 HEV RNA 水平相似，而抗 HEV IgM 的出现与 HEV RNA 没有任何一致性。对来自同一供体的不同样本的研究发现，根据相应的 HEV RNA 浓度，观察到检测 HEV Ag 的差异，表明 HEV Ag 与 HEV RNA 的比率很可能不是 1∶1。类似的，HBV 感染研究表明，除了感染性颗粒物外，还存在多余的（通常是 1000～100000 倍）空的亚病毒颗粒物（SVP）。这些 SVP 仅由 HBV 包膜蛋白以相对较小的球体和不同长度的细丝组成。HEV 的相关机制目前尚不清楚，根据这些研究结果，需要对更大的群体进行调查研究。其他的解释可能是 HEV Ag 与 HEV RNA 的比率的改变，抗原构象的改变，或任何其他迄今为止未知的生物事件导致病毒蛋白释放，而不是在疾病进展过程中释放核酸。

迄今为止，用核酸扩增检测技术检测 HEV RNA 被认为是诊断 HEV 感染的“金标准”。

尽管近年来抗 HEV IgM 的使用明显增加。升高的抗 HEV IgG 仅作为回顾性诊断的工具，因为它们需要收集两个血清样本并对抗体进行定量分析。由于低亲和力抗 HEV IgG 的特异性尚未得到充分验证，因此仅将其作为辅助诊断手段，以往的研究大多以 HEV RNA 作为金标准来评价这些指标的准确性。此外，HEV RNA 的分子检测对于诊断急性戊型肝炎和评估疾病进展（病毒清除率与持续性）是必不可少的，至少可以检测大多数输血受者的病毒感染情况。此外，检测 HEV RNA 有助于在没有足够抗体反应的免疫低下患者中诊断 HEV 感染。以往的研究表明 HEV-3 的多样性会影响 RNA 的定量检测。因此，世界卫生组织制定了第一个用于基于核酸扩增检测分析 HEV RNA 的国际标准，用于 HEV RNA 的分子遗传分析。

以上几种检测方法在灵敏度、特异性和一致性方面存在着差异，这可能解释了不同人群中阳性检出率的差异。ELISA 检测和荧光定量 RT-PCR 检测在 HEV 感染的诊断中都具有一定的准确度，同时荧光定量 RT-PCR 检测的阳性检出率明显高于 ELISA 检测。但是，因荧光定量 RT-PCR 检测对人员、环境以及实验室的设施要求比较严格，检测费用昂贵，其临床应用不如 ELISA 检测普遍，在 HEV 感染相对高发的发展中国家的使用也受限。另外，值得注意的是，最近的一项研究表明，由于与 EBV 和 CMV 存在交叉反应，抗 HEV IgM 试验出现假阳性结果，严重影响了 HEV 血清学检测的准确性。然而，HEV RNA 检测的假阴性率也不容忽视。在医院就诊的 HEV RNA 检测呈阴性的患者，通常被排除在进一步的评估之外，这导致了研究样本和记录分析的选择偏差。这些研究数据提示，在进行 HEV 的实验室检查时应综合考虑患者的临床特征、肝功能状态、血清学和 PCR 检测结果。

（雷　菲　张天竺　陆　丹　夏剑波）

主要参考文献

[1] Al-Sadeq D W, Majdalawieh A F, Mesleh A G, et al. Laboratory challenges in the diagnosis of hepatitis E virus[J]. J Med Microbiol, 2018, 67(4): 466-480.

[2] Baylis S A, Hanschmann K M, Blümel J, et al. Standardization of hepatitis E virus (HEV) nucleic acid amplification technique-based assays: an initial study to evaluate a panel of HEV strains and investigate laboratory performance[J]. J Clin Microbiol, 2011, 49(4): 1234-1239.

[3] Baylis S A, Hanschmann K O, Matsubayashi K, et al. Development of a World Health Organization International Reference Panel for different genotypes of hepatitis E virus for nucleic acid amplification testing[J]. J Clin Virol, 2019, 119: 60-67.

[4] European Association for the Study of the Liver. EASL clinical practice guidelines on hepatitis E virus infection[J]. J Hepatol, 2018, 68(6): 1256-1271.

[5] Gupta P, Jagya N, Pabhu S B, et al. Immunohistochemistry for the diagnosis of hepatitis E virus infection[J]. J Viral Hepat, 2012, 19(2): e177-e183.

[6] Himmelsbach K, Bender D, Hildt E. Life cycle and morphogenesis of the hepatitis E virus[J]. Emerg Microbes Infect, 2018, 7(1): 196.

[7] Lin S, Yang L, Zhang Y J. Hepatitis E virus: isolation, propagation, and quantification[J]. Curr Protoc Microbiol, 2018, 48: 15L-15L.

[8] Mushahwar I K. Hepatitis E virus: molecular virology, clinical features, diagnosis, transmission, epidemiology, and prevention[J]. J Med Virol, 2008, 80(4): 646-658.

[9] Rivero-Juárez A, Aguilera A, Avellón A, et al. Executive summary: consensus document of the diagnosis, management and prevention of infection with the hepatitis E virus: study group for viral hepatitis (GEHEP) of the Spanish society of infectious diseases and clinical microbiology(SEIMC)[J]. Enferm Infecc Microbiol Clin, 2020, 38(1): 28-32.

[10] Te H, Doucette K. Viral hepatitis: guidelines by the American society of transplantation infectious disease community of practice[J]. Clin Transplant, 2019, 33(9): e13514.

[11] Zhang X, Li A, Shuai J, et al. Validation of an internally controlled multiplex real time RT-PCR for detection and typing of HEV genotype 3 and 4[J]. J Virol Methods, 2013, 193(2): 432-438.

[12] Fischler B, Baumann U, Dezsofi A, et al. Hepatitis E in children: a position paper by the ESPGHAN Hepatology Committee[J]. J Pediatr Gastroenterol Nutr, 2016, 63(2): 288-294.

[13] 李砚，汤善宏.《2018 年欧洲肝病学会 HEV 感染临床实践指南》摘译[J]. 临床肝胆病杂志，2018，34(7)：1410-1414.

[14] 中国医师协会感染科医师分会. 戊型病毒性肝炎诊疗规范[J]. 中华临床感染病杂志，2009，2(5)：260-263.

[15] 纪文芳，温桂平，唐自闽，等. 戊型肝炎病毒感染实验室诊断方法研究进展[J]. 病毒学报，2016，32(3)：385-392.

[16] Khudyakov Y, Kamili S. Serological diagnostics of hepatitis E virus infection[J]. Virus Res, 2011, 161(1): 84-92.

[17] 徐颖，耿彦生，赵晨燕. 戊型肝炎病毒抗原检测研究进展[J]. 中华微生物学和免疫学杂志，2020，40(4)：320-324.

[18] Aggarwal R, Goel A. Advances in hepatitis E-I: virology, pathogenesis and diagnosis[J]. Expert Rev Gastroenterol Hepatol, 2016, 10(9): 1053-1063.

[19] Sayed I M, Verhoye L, Montpellier C, et al. Hepatitis E virus (HEV) open reading frame 2 antigen kinetics in human-liver chimeric mice and its impact on HEV diagnosis[J]. J Infect Dis, 2019, 220(5): 811-819.

第九章 戊型肝炎病毒与血液传播

第一节 戊型肝炎病毒与输血安全

自 HEV 被首次发现以来，发生在一般人群中的 HEV 感染大多源于水或食物的传播，然而还发现存在一部分的 HEV 传播发生于输血患者人群中，其中一些患者在感染 HEV 后发生了严重后果。虽然最初的证据提示，污染的血液可能会引起 HEV 的感染，但直到 2004 年日本学者首次利用 RNA 序列分析，才提供了经输血传播 HEV(transfusion transmitted HEV，TT-HEV)的直接证据。自此，世界各地陆续报道证实了 TT-HEV 病例的存在。HEV 与输血安全开始作为一个重要的公共卫生问题，在全球引起广泛关注。

一、TT-HEV 的证据

既往研究表明，多次输血的患者群体中抗 HEV IgG 阳性率高于健康对照组，这间接表明，输血特别是多次输血可能会导致 HEV 的传播。此外，将含有 HEV 的人类血液输入猕猴体内发生了 HEV 感染，也提示 HEV 可能会通过血液传播。日本报道了首例经输血人传人的直接证据。之后，日本、法国和英国先后报道了类似病例。在所有这些病例中，献血者和患者的 HEV 基因组序列一致，从而确定了 HEV 感染的来源是献血者，并通过输血传播给患者。一些已报道的 TT-HEV 病例列举如下：①2004 年，日本北海道报道了首例确证的 TT-HEV 感染。这名男性患者在心脏手术期间输血后发生急性肝炎。其中一名献血者被发现是无症状的 HEV 感染者。尽管献血者丙氨酸转氨酶(ALT)活性正常，且没有 HEV 疫区旅行史，但他的 HEV RNA 检测呈阳性。受血者和献血者的 RNA 测序显示，他们具有相同的 HEV 基因型，即 HEV-4 型。②2004 年，日本的另一个研究小组发现，4 名持续接受血液透析的患者 HEV 抗体检测阳性，其中一人确证通过输血感染了 HEV-3 型。③2006 年，英国报道了一例 TT-HEV 感染病例。献血者没有接触过猪或猪肉，也没有 HEV 疫区旅行史，献血时没有症状，但献血后出现短暂的流感症状和黄疸。受血者为一名癌症患者，在化疗期间接受了供血者红细胞，被证实感染了 HEV-3 型。④2007 年，日本一名 T 细胞淋巴瘤患者被诊断为 HEV 感染。患者在化疗期间接受了 44 位献血者的红细胞和 40 位献血者的血小板。随后调查发现，其中一名献血者感染了 HEV-3 型。⑤2007 年，法国医生报道，一名患有肾癌的 7 岁男孩被证实感染了 HEV。他在化疗后接受了 22 名献血者的浓缩红细胞和血小板。感染源为一名无症状的 HEV-3f 型献血者。⑥2008 年，日本一名霍奇金淋巴瘤患者在自体骨髓移植结合化疗期间曾接受辅助输血治疗。输血后感染了 HEV-4 型。进一步的研究表明，一名献血者在献血前 23 天与 13 名亲戚在烧烤时吃了猪肉,之后这位献血者的父亲死于急性戊型肝炎,他的 6 名亲戚 HEV 抗体检测阳性。⑦另一例来自法国的病例在 2012 年被报道。一名患有心脏病和自身免疫性血小板减少症的 81 岁男子在接受输血治疗后,出现了持续性肝损伤。经过 3 个月的误诊(药物性肝炎、自身免疫性肝炎和其他类型的病毒性肝炎),他最终被正确地诊断为 HEV-3f 型的 TT-HEV 感染。从全球报道的 TT-HEV 感染案例中可总结出一些特点:①HEV 感染者在病毒血症期间,可通过献血将 HEV 传播给受血者。此时患者如在无症状期或潜伏期,通常难以被发现,此时期也可能没有 ALT 水平的升高。②已有的报道显示,HEV 能经红细胞、血小板、血小板制剂、粒细胞和新鲜冰冻血浆输注传播,但未见经血浆来源生物制品传播的报道。③英国的一项研究报道,TT-HEV 感染的最小剂量为 2×10^4 IU,该剂量输血引起感染的可能性为 55%。日本的一项研究报道,TT-HEV 感染的最小剂量为 3.6×10^4 IU,该剂量引起感染的可能性为 50%。还有研究报道,能引起 TT-HEV 感染的最低剂量为 7056 IU。④存在献血者或受血者中的抗 HEV 特异性抗体有可能会影响输血传播的风险。尽管英国的一项研究显示献血者若缺乏可检测出的特异性抗体,感染 HEV 的风险更大,但随后的统计分析表明,血清抗体阳性献血者在传播组(4/18)和非传播组(8/25)中的比例相似。这项研究没有评估受血者的特异性抗体是否会影响输血传播的风险。免疫缺陷患者可以发生再次感染,特别是当抗 HEV IgG 效价低于 7 IU/mL。一名免疫能力正常的患者经多次输血后也发生了再次感染。一项研究表明,针对 HEV 衣壳蛋白的特异性抗体的中和能力在血液循环时受到了抑制,原因可能为 HEV 在血液循环中是一种被宿主源性膜脂包裹的状态。⑤受血者的 HEV 感染途径不仅是输血,同时也存在经饮食或环境暴露感染 HEV 的风险。

二、TT-HEV 感染的临床后果

大多数 TT-HEV 感染是无症状的,这与经粪-口/食物传播的病例相似。但孕妇和免疫缺陷患者有可能面临严重急性感染的风险,如会发生暴发性肝炎。

1. HEV 感染孕妇的临床后果

在大多数发展中国家,孕妇感染 HEV 后,潜伏期常为 2~8 周,此时症状有可能是非特异性的,如肌痛、关节痛、腹部疼痛或呕吐,也有可能出现肝炎相关症状,如黄疸、尿液变黑、大便变白。感染初期,孕妇和非孕妇的临床特征并无明显区别,但在很短的时间内,孕妇可进展为急性肝衰竭,发生弥散性血管内凝血,脑病且脑水肿的发生率非常高,可达 70%。肝性脑病是最常见的并发症,死亡率可达 100%。胎儿和(或)产妇的死亡风险与病症严重程度及病毒载量有关,特别是在妊娠晚期,风险更大。来自中国的一项研究报道,妊娠早、中、晚期孕妇的死亡率分别为 1.5%、8.5%和 21.0%;25%~56%的病例出现早产、低体重儿、死胎或新生儿死亡。对 16 例 HEV 感染孕妇的死亡胎儿进行病理学检测,结果显示主要病变为肺内羊水吸入、脏器充血、出血和肝细胞变性。胎儿死亡可能主要是由宫内缺氧窒息所致,其肝脏病变可能与缺氧有关。埃及的情况与中国有所不同。在埃及,妊娠期 HEV 感染与死亡率无关。一些学者认为这可能是由于埃及流行的 HEV 的基因型毒性较低,但尚未得到证实。发达国家与发展中国家,HEV 感染孕妇的病情严重程度和结局差异性也很大,可能与发达国家拥有更高的医疗保健水平或流行的基因型差异有关。在发达国家报道的少数 HEV 感染孕妇中并没有死亡病例。有趣的是,其中一个病例报道患者甚至不需要住院治疗。总的来说，只有33%的孕妇进展为重型戊型肝炎。不同国家孕妇的临床表现具有差异，提示基因型与症状的严重程度有关。HEV-1和HEV-2比HEV-3和HEV-4更致命，HEV-3和HEV-4多引起亚临床感染。在发达国家，孕妇感染HEV-3或HEV-4的致病性未见增强。

2. HEV感染的免疫缺陷患者的临床后果

对于接受输血的免疫缺陷患者，主要风险是HEV-3的持续感染，可导致慢性肝炎、快速进行性肝纤维化和肝硬化。在大约60%的实体器官移植患者和同种异体造血干细胞移植受体中可有HEV持续存在。持续感染也可见于一些HEV-4和HEV-7的感染患者，HEV-1或HEV-2感染患者从未出现过持续感染。通过减少免疫抑制药物或使用利巴韦林可以有效地治疗HEV。Hewitt等的研究发现，3名移植患者在接受利巴韦林治疗或改变其免疫抑制疗法后，清除了引起长期感染的HEV。少数患者（<20%）对利巴韦林没有反应和（或）在较长时间治疗后复发。基于这种情况，可以给予肝移植患者聚乙二醇干扰素α3个月，但对于其他类型的移植患者，目前没有替代疗法。移植患者发生HEV输血感染后，未有发生肝外临床表现如神经学症状或肾脏病变的报道。

三、HEV的血液检测方法

通过测定血清学HEV抗体，可以间接检测HEV；通过测定血液中HEV RNA或HEV抗原，可以直接检测HEV。每种方法都有一个有限的检测窗口期。IgM出现时间为发病后2～6周，此时可以检测到丙氨酸转氨酶（ALT）活性升高，高ALT值可持续6～9个月。与IgM相比，IgG的出现通常延迟，但可持续多年。HEV RNA和HEV衣壳抗原水平在疾病早期达到峰值，并持续约4周。

1. 血清抗体检测

常用的血清抗体检测商业试剂包括传统的ELISA和快速免疫层析法试剂。抗HEV IgM是急性感染的标志，而抗HEV IgG的出现是感染后的标志。大多数商用抗HEV IgG的检测限（LoD）为0.25～2.5 IU/mL，更敏感的商用试剂（LoD：0.25 IU/mL）常用于研究HEV流行病学。

2. 血清抗原检测

基于ELISA的HEV衣壳抗原捕获试验可以直接诊断HEV病毒血症。已有文献报道，该抗原检测特异性高，但灵敏度差，检测限为800～80000 IU/mL。虽然HEV RNA检测要灵敏得多，被认为是“金标准”，但抗原捕获更简单、快捷且便宜，更适用于缺乏其他分子诊断设备的实验室。

3. RNA检测与鉴定

直接从血液、粪便或其他体液样本中检测HEV RNA，被认为是HEV感染分子诊断的“金标准”。使用核酸检测可定性和定量HEV RNA。目前可用于HEV核酸检测的方法有多种，其中广泛应用的方法为荧光聚合酶链反应（PCR）法，其具有快速、灵敏、特异等特点。由于HEV是RNA病毒，试剂盒检测基本都采用实时反转录聚合酶链反应（RT-qPCR）法扩增病原体的核酸（RNA），同时通过荧光探针实时检测扩增产物。除荧光定量PCR法外，目前还有基因测序法、等温扩增法、杂交捕获免疫荧光法和RNA捕获探针法。基因测序法可用于临床高度疑似，但RT-qPCR检测阴性患者的确认，同时也可进一步获得病毒是否发生变异等信息，为后续的疫苗、药物研发等提供数据。但基因测序法存在仪器昂贵、操作复杂、耗时长、需要专业人员进行分析等不足，无法大范围推广利用。等温扩增法如转录介导扩增(TMA)或反转录环介导等温扩增(RT-LAMP)与传统 PCR 法相比，技术设备简单、扩增时间缩短，同时保持了较高灵敏度及特异性，适合快速检测，在病原体检测及分子诊断中广泛应用，取得了巨大成功。特别是，TMA 非常适合在全自动检测平台上从多个血清样本中高通量检测 HEV RNA。这些技术高度敏感和稳健，检测限为 7～80 IU/mL，因此，可以扩展用于临床诊断以外的更广泛的血液筛查方案中。但等温扩增技术具有引物设计要求高、不能扩增较长目的片段、易产生假阳性等局限性，等温扩增在 HEV 的血液筛查中能否克服上述缺陷，达到快速精准检测的目的，仍有待于进一步的应用评估。用于诊断的引物设计针对所有不同 HEV 基因型的保守基因组区域，通常位于病毒基因开放阅读框 3(ORF3)的两侧。然而，对 HEV RNA 的鉴定也可以通过对 HEV 基因组的其他保守区域(如 ORF2 或 OFR1)进行测序来实现，通常用于识别特定的 HEV 基因型/亚型，或通过系统发育分析来追踪感染源。杂交捕获免疫荧光法和 RNA 捕获探针法，可快速检测病原体核酸，核酸无须提取纯化，无须 PCR 扩增；通过处理液直接裂解病原体并释放靶核酸，靶核酸和探针形成 DNA/RNA 杂交体，荧光粒子对 DNA/RNA 杂交体进行荧光信号识别，实现对样本中目标核酸的定性判断。

四、全球献血者人群中 HEV 的血清学抗体与 RNA 阳性率

目前，在大多数国家，HEV 并未作为献血者筛查项目，但已有多个国家开展了前瞻性研究，在献血者血清样本中寻找 HEV 感染标志，以评估当地 TT-HEV 的风险。表 9-1 至表 9-3总结了 HEV 感染的各种标志物，即抗 HEV IgG、抗 HEV IgM 和 HEV RNA 阳性率。已有的研究显示，欧洲献血人群中抗 HEV IgG 阳性率总体为 4.7%～52.5%，澳大利亚为 6.0%，中亚为 14.3%～21.48%。界定了三种流行率水平：低(抗 HEV IgG<10%)、中(抗 HEV IgG：10%～20%)和高(抗 HEV IgG>20%)。然而，需要注意的是，这些国家或地区所显示的病毒血症阳性率可能受到不同的核酸检测系统与检测策略(混样检测或是单一样本检测)的影响，从而导致检测限、假阳性率和假阴性率、统计效能等因子的不同。例如，在法国，当最初(2012 年)采用 96 个样本混样检测策略时，阳性率为 1/2218，后来，在同一地域改用单一样本检测策略时，阳性率为 1/744。通过这些研究，还发现了 TT-HEV 基因型的特定地理分布：在亚洲和非洲发现了 HEV-1 型；在墨西哥和非洲发现了 HEV-2 型；在北美、南美、欧洲和亚洲，最常见的是 HEV-3 型；而 HEV-4 型仅在亚洲报道。一项来自中国的 Meta 分析研究，纳入了 22 篇独立的有关中国献血者的抗 HEV IgG、抗 HEV IgM、HEV RNA 和抗原阳性率的文献。该研究结果显示，中国献血者抗 HEV IgG、抗 HEV IgM、HEV RNA 和抗原的汇总阳性率分别为 29.2%、1.1%、0.1%和 0.1%，结果表明中国是 TT-HEV 感染的高风险国家(表 9-4)。中国各地的抗 HEV-IgG 阳性率有所不同(表 9-5)，说明地理区域是影响 HEV 感染的重要因素，这与其他国家报道的结论相似。与法国 2011 年的报道相同，该研究没有观察到性别与 HEV 感染率之间的显著关联，尽管其他研究显示，男性抗 HEV IgG 阳性率较高。值得注意的是，中国献血者实际的 HEV RNA 阳性率可能被低估，因为在这项 Meta 分析中，纳入有关中国献血者 HEV RNA 阳性率的研究报道，大部分只对抗 HEV IgM 或抗 HEV IgG 阳性的献血者进行 RNA 检测，而缺乏抗 HEV IgM 或抗 HEV

IgG 阴性样本的 HEV RNA 的检测数据。法国先前的一项研究提示了这种方法低估 HEV RNA 阳性率的可能性，在 53234 名接受 HEV RNA 检测呈阳性的献血者中，有 22 名发现抗 HEV IgG 和抗 HEV IgM 呈阴性。在这项 Meta 分析中，研究者还将 HEV 抗原、HEV RNA 阳性率与抗 HEV IgG、抗 HEV IgM 的阳性率进行比较分析后得出结论，抗 HEV IgG 和抗 HEV IgM 检测可能无助于 HEV 感染血液的筛查，因为 IgG 是感染后期的标志物，而 IgM 在恢复期早期才消失，他们支持将 HEV RNA 检测作为献血者 HEV 感染筛查的"金标准"。考虑到 HEV 基因型在中国普通人群流行的多样性，包括 HEV-1、HEV-3 和 HEV-4，该研究还统计分析了中国献血者的基因型。结果发现，在中国献血者中，HEV-1 和 HEV-4 比 HEV-3 更普遍。需要指出的是，研究者对他们的 Meta 分析的局限性进行了分析，主要如下：①部分地区无法获得数据，中国大陆所有省份的数据并未全部纳入分析；②人口统计资料不足，以平均年龄为例，一些纳入的研究没有提供年龄的信息；③由于部分纳入研究的抽样方法不太清楚，结果出现偏差和混淆似乎不可避免。因此，有关中国献血者 HEV 的流行率仍有待更多、更细致的数据进行分析，以最大限度地接近真实情况，并有利于分析相关影响因素。以往的研究主要是有关抗 HEV IgG 的研究，而有关 HEV 抗原和 HEV RNA 的研究相对较少，这方面的少量研究也只是对抗 HEV IgG 和(或)IgM 阳性血液标本进行 HEV 抗原和 HEV RNA 的检测。今后的研究应同时对抗 HEV IgG 或 IgM 阴性血液标本进行检测，统计 HEV 抗原和 HEV RNA 阳性率，这将有助于更准确地分析我国献血者的 HEV 病毒血症流行率，为我国 HEV 输血传播预防策略的制定提供更为精确的参考依据。

表 9-1　全球献血者人群中抗 HEV IgG 阳性率

低、中流行区域	抗 HEV IgG 阳性率/(%)	高流行区域	抗 HEV IgG 阳性率/(%)
英国	12	荷兰	20.9～31.0
苏格兰	4.7	法国	22.4～23.6
爱尔兰	5.3	德国	29.5
塞尔维亚	15	波兰	43.5
瑞士	4.9	中国	29.2
奥地利	13.5		
西班牙	19.9		
美国	10.7～12.3		
澳大利亚	6.0		
新西兰	4.0～9.7		
斐济	2.0		
沙特阿拉伯	18.7		
印度	17.7		

表 9-2 全球献血者人群中抗 HEV IgM 阳性率

区 域	年份	样本量	抗 HEV IgM 阳性率/(%)	试剂来源
亚洲-大洋洲地区				
中国	2014	10741	27.42	万泰 ELISA
日本	2010	12600	3.4	自制 ELISA
泰国北部	1996	663	8.7	Anogen ELISA
沙特阿拉伯吉达	1998	593	16.9	Bioelisa ELISA
沙特阿拉伯麦加	2009	900	18.7	Bioelisa ELISA
卡塔尔	2017	5854	20.5	Qanti ELISA
印度	2017	2447	0.2	In-house ELISA
新西兰	2018	1013	9.7	万泰 ELISA
欧洲地区				
塞尔维亚	2014	200	15	In-house ELISA
丹麦	2008	491	20.6	In-house ELISA
丹麦	2015	504	10.7	In-house ELISA
丹麦	2015	504	19.8	万泰 ELISA
瑞典	2006	108	9.3	Abbott ELISA
挪威	2016	1200	14	In-house ELISA
英格兰	2008	500	16～25	Genelabs ELISA
苏格兰	2013	1559	4.7	万泰 ELISA
威尔士	2011	262	10	万泰 ELISA
荷兰	2011	1275	0.4	Abbott ELISA
奥地利	2015	1203	13.3	万泰 ELSA
德国	2012	336	5.94	MP Biomedical ELISA 初筛结合 Mikrogen immunoblot 验证
德国	2013	1019	6.8	Mikrogen ELISA 初筛结合 Mikrogen immunoblot 验证
德国	2011	116	15.5	Mikrogen immunoblot

续表

区　　域	年份	样本量	抗 HEV IgM 阳性率/(%)	试剂来源
法国	2007	1998	3.2	Genelabs ELISA
法国	2008	529	16.6	Genelabs ELISA
瑞士	2011	550	4.9	MP Biomedical ELISA
意大利	2016	10011	0.4	万泰 ELISA
意大利	2014	805	1.3	Dia Pro ELISA
意大利	2014	3013	49	万泰 ELISA
西班牙	2012	2305	2.7	Dia Pro ELISA
葡萄牙	1998	50	4	Abbott ELISA
波兰	2015	3079	1.3	万泰 ELISA
北美地区				
美国	2015	5040	0.67	万泰 ELISA
			2.90	DSI ELISA
			1.85	MP Biomedical ELISA

表 9-3　全球献血者人群中 HEV RNA 阳性率

区　　域	年份	样本量	HEV RNA 阳性率/(%)	检测方法
亚洲-大洋洲地区				
中国	2014	139	4 : 139	RT-PCR(只对抗 HEV IgM/HEV 抗原阳性样本检测)
日本	2016	620140	1 : 15075	RT-PCR(50 份样本混样检测)
伊朗	2016	700	1 : 100	RT-PCR(只对抗 HEV IgM/HEV 抗原阳性样本检测)
印度	2017	2447	1 : 1223	巢式 RT-PCR(只对抗 HEV IgM 阳性样本检测)
克什米尔	2004	145	1 : 27	巢式 RT-PCR(单一样本检测)
卡塔尔	2017	5854	1 : 1463	RT-PCR(只对抗 HEV IgM 阳性样本检测)
新西兰	2018	5000	0	RT-PCR
	2016	74131	1 : 74131	TMA(6 份样本混样检测)
澳大利亚	2016	14799	1 : 14799	Procleix TMA(单一样本检测)

续表

区　域	年份	样本量	HEV RNA 阳性率/(%)	检测方法
非洲地区				
埃及	2011	760	1：375	巢式 RT-PCR(只对抗 HEV IgM 阳性样本检测)
欧洲地区				
英格兰	2011	42000	1：7000	RT-PCR(48 份样本混样检测)
英格兰	2014	22500	1：2848	RT-PCR(24 份样本混样检测)
苏格兰	2013	43560	1：14520	巢式 PCR(12 份样本混样检测)
爱尔兰	2016	24985	1：4997	Procleix TMA(单一样本检测)
德国	2011	18100	1：4525	RT-PCR (96 份样本混样检测)
德国	2011	16125	1：1241	RT-PCR(48 份样本混样检测)
奥地利	2015	58915	1：8416	RT-PCR(96 份样本混样检测)
荷兰	2011	45415	1：2672	RT-PCR(48 份样本混样检测)
瑞典	2011	95835	1：796	RT-PCR(96 份样本混样检测)
法国	2012	53234	1：2218	RT-PCR(48 份样本混样检测)
西班牙	2013	9998	1：3333	Procleix TMA(单一样本检测)
塞尔维亚	2014	200	0	RT-PCR(单一样本检测)
意大利中部	2016	313	1：157	RT-PCR(10 份样本混样检测)
波兰	2015	12664	1：2109	TMA
俄罗斯	2014	—	0	实时 RT-PCR 和巢式 PCR
美洲地区				
美国	2011	51075	0	RT-PCR(96 份样本混样检测)
巴西	2015	300	0	巢式 RT-PCR(只对抗 HEV IgM 阳性样本检测)

表 9-4　中国献血者 HEV 感染标志物阳性率的 Meta 分析的汇总值

HEV 感染标志物	入选研究项目数	阳性率/(%)	95%CI	*p* 值	I^2 统计
抗 HEV IgG	21	29.2	26.0～32.4	0	99.10%
抗 HEV IgM	20	1.1	1.0～1.3	0	84.40%
HEV RNA	10	0.1	0～0.1	0.031	47.70%
HEV 抗原	8	0.1	0～0.1	0.337	12.00%

表 9-5　中国献血人群中的 HEV 不同感染标志物的阳性率

地区	研究年份	样本例数	ALT 增高例数	IgG 阳性例数	IgG 检测方式	IgM 阳性例数	IgM 检测方式	核酸检测	核酸检测方式	抗原检测阳性例数	抗原检测方式
北京	2002	7113	160	1891	万泰 ELISA	124	万泰 ELISA	NT	NT	NT	NT
	2003	2450	72	474	万泰 ELISA	32	万泰 ELISA	0	巢式 PCR	0	万泰 ELISA
青海	2002	4529	0	1161	万泰 ELISA	NT	NT	NT	NT	NT	NT
湖北	2005	8213	NT	NT	NT	66	万泰 ELISA	NT	NT	NT	NT
	2006	500	NT	167	万泰 ELISA	NT	NT	NT	NT	NT	NT
	2005	10136	NT	3175	万泰 ELISA	92	万泰 ELISA	10	In-house PCR	NT	NT
辽宁	2004	163	1	19	未知	4	未知	NT	NT	NT	NT
	2001	9376	0	1687	万泰 ELISA	85	万泰 ELISA	NT	NT	10	万泰 ELISA
	2010	2250	407	647	万泰 ELISA	58	万泰 ELISA	NT	NT	0	万泰 ELISA
浙江	2005	3701	107	1107	万泰 ELISA	50	万泰 ELISA	6	巢式 PCR	NT	NT
	2008	3044	45	1013	万泰 ELISA	28	万泰 ELISA	3	NT	NT	NT
	2002	3047	NT	1271	万泰 ELISA	46	万泰 ELISA	6	万泰 ELISA	NT	NT
	2006	4860	32	1974	万泰 ELISA	21	万泰 ELISA	2	万泰 ELISA	NT	NT
	2008	2683	NT	866	万泰 ELISA	25	万泰 ELISA	3	万泰 ELISA	NT	NT
	2012	4396	NT	1788	万泰 ELISA	43	万泰 ELISA	NT	NT	NT	NT
	2003	2123	143	728	万泰 ELISA	31	万泰 ELISA	1	巢式 PCR	4	万泰 ELISA
福建	2005	20389	NT	6215	万泰 ELISA	186	万泰 ELISA	4	万泰 ELISA	NT	NT
新疆	2003	2157	247	386	万泰 ELISA	15	万泰 ELISA	0	巢式 PCR	1	万泰 ELISA
云南	2003	2272	319	925	万泰 ELISA	36	万泰 ELISA	1	巢式 PCR	1	万泰 ELISA
广东	2003	2536	16	751	万泰 ELISA	17	万泰 ELISA	1	巢式 PCR	2	万泰 ELISA
	2013	4046	33	896	万泰 ELISA	50	万泰 ELISA	NT	NT	NT	NT
江苏	2011	486	NT	113	一抗 Pierce	NT	NT	NT	NT	NT	NT

五、TT-HEV 感染的预防策略

HEV 血清学及分子诊断表明,HEV 感染在人群中非常普遍。大多数感染是无症状的,但其中一些患者可进展为肝衰竭,特别是免疫缺陷患者,大多可发展为慢性肝炎伴纤维化和肝硬化。因此应制定 TT-HEV 感染的预防策略,以提高输血安全水平,特别是针对免疫低下的受血群体。已有的研究表明,补骨脂内酯对血液中的 HEV 无灭活效果;核黄素(维生素 B2)联合紫外线的灭活效果也非常有限;目前仅在中国有批准的商业化 HEV 疫苗刚刚投放市场,疫苗的使用有待推广。因此,就目前而言,进行献血者的 HEV 血液筛查可能是最可行的策略。爱尔兰(2016 年)、英国和荷兰(2017 年)开始对所有献血者进行 HEV 筛查。2013 年起,法国血液管理局要求对溶剂洗涤剂(solvent detergent,SD)处理的含血浆血液制品进行核酸扩增检测(采用 96 人份样本混样检测方法),因为 SD 处理不能灭活 HEV。2014 年起,法国开始选择性地对高风险患者输血用血浆进行 HEV 的筛查。目前法国、德国和瑞士正在考虑对所有献血人群进行筛查,而希腊、意大利、西班牙和葡萄牙也正在对是否需要开展 HEV 的血液筛查进行评估。选择单一样本检测模式还是混样检测模式,以及混养池的大小都能影响核酸扩增检测的成本效益。对于血浆衍生制品,欧洲药典呼吁应进行 HEV 检测。不同工艺流程的血浆衍生制品的 HEV 灭活和(或)去除研究显示,纳米颗粒过滤法是有效的;而乙醇分馏法很难去除 HEV;低 pH 酸处理是无效的;而通过液体加热(巴氏杀菌)的灭活效果则取决于灭菌条件。

六、全球 HEV 血液筛查策略

在献血者中进行 HEV RNA 的血液筛查目前被认为是预防 TT-HEV 感染的唯一有效手段。与其他种类的肝炎病毒如 HBV、HCV 不同,利用问卷调查在献血前对献血者进行 HEV 的风险因素评估被认为作用不大,因为所有献血者都存在饮食因素引起的 HEV 感染风险。现有的血液病毒灭活技术已被证明对 HEV 无效。爱尔兰、英国、法国、荷兰、德国、西班牙、奥地利、卢森堡、瑞士和日本都实施了 TT-HEV 的血液筛查方案,其他一些国家也在效仿。

1. 普遍与选择性 HEV 筛查

HEV 筛查策略大致可分为以下两种类型:对所有献血者进行普遍筛查(爱尔兰、英国和荷兰使用)和选择性筛查(法国、奥地利和卢森堡使用)。选择性筛查策略是指仅对被认为有可能因 HEV 感染发生并发症的高危患者进行血液制品的筛查。虽然选择性筛查策略在原则上似乎比普遍筛查策略更具成本效益,但在实践中,它可能更难有效实施。首先,由于缺乏"高危"的定义标准,目前很难确定哪些患者是 HEV 感染的"高危"患者。按照惯例,"高危"患者除孕妇和老年人外,还包括免疫功能低下的患者(移植患者、HIV 患者、癌症化疗患者等);然而,对于是否应包括接受免疫抑制药物治疗的类风湿性关节炎和其他类风湿性疾病患者,存在一些争论。其次,在紧急需要输血时,在很短的时间限制下,为"高危"患者提供 HEV 筛查很可能无法执行。然后,对于具有正常免疫能力的受血患者,所输的血液是否有必要进行 HEV 筛查仍存在很多争议。虽然大多数具有正常免疫能力的 TT-HEV 感染患者通常只有亚临床表现,但也有发生急性 HEV 感染和并发症的报道。最后,选择性筛查常常导致物流成本增加,因为这往往需要存在两个独立的库存(HEV 筛查和未筛查),这将需要更多的人力、物力用于分类储存和管理,同时增加了血液未及时使用而过期报废的可能,从而造成浪费的风险增高。

2. 单一样本核酸检测与混样核酸检测

目前,在应用核酸检测(NAT)进行 HEV 的血液筛查时应选择单一样本核酸检测(ID-NAT)还是混样核酸检测(MP-NAT),全球还没有统一的标准,因此,在世界各地的实验室中,做法存在很大差异。虽然 ID-NAT 的灵敏度明显高于 MP-NAT,但其实施成本过高,使得 ID-NAT 无法用于大规模的血液筛查。即使对成本和灵敏度进行了权衡,在选择筛选方案时仍存在难度,主要问题是对能引起 TT-HEV 感染发生的最小病毒载量的准确数据缺乏定论。这在不同的血液制品中可能会有所不同。例如,尽管所有类型的血液制品都有可能具有发生 TT-HEV 感染的风险,但 Dreier 等得出结论,血浆成分越多,传播风险就越大。因此,与高比例的血浆体积成分的产品(如新鲜冷冻血浆)相比,具有较低血浆体积成分的产品(如红细胞和血小板)传播 HEV 的可能性较小。他们还报道,导致 TT-HEV 感染的中位感染剂量为 520000 IU,与受体的免疫状态无关。结合 Tedder 等的研究数据,含 19000 IU 病毒载量的血液没有引起 TT-HEV 感染,这意味着最小病毒载量可能介于这两者数值之间,实际值更接近后者的估计值。在确定 TT-HEV 的最小病毒载量时的最大限制条件可能是所使用的检测系统的检测限。最近的两项研究报道了两个常见的检测系统在测定血清中 HEV RNA 的检测限,一个是采用 MP-96 混样方案的 RealStar RT-PCR HEV 检测系统,另一个是采用 MP-96 混样方案的 Cobas HEV 检测系统。换算为单一样本检测的检测限,两者分别为 452 IU/mL(95%LoD:4.7 IU/mL)和 446.4 IU/mL(95%LoD:18.6 IU/mL)。尽管总体上,现在的检测限具有较高的灵敏度,但对于献血者血液筛查而言,这种灵敏度仍可能未达到足够安全,因为在发生病毒血症的献血者中的 HEV 浓度通常比急性感染患者低得多。例如,对爱尔兰献血者样本进行 HEV 检测的多项报道显示,59%的 HEV RNA 阳性样本的病毒载量低于 450 IU/mL,低于 RealStar 或 Cobas 的检测限,在应用 RealStar 或 Cobas 检测时很可能被漏检。此外,即使是对于同一批样本,检测结果也可能有所不同,这取决于使用的是 ID-NAT 还是 MP-NAT。Vollmer 等在一组德国献血者队列中比较了 MP-96-NAT 和 ID-NAT 的检测结果,发现 ID-NAT 的正确率比 MP-96-NAT 高 50%左右。然而,鉴于大多数阳性样本的病毒载量低于 25 IU/mL,正常情况下不会导致 TT-HEV,因此,在德国献血筛查中,实施 ID-NAT 相比 MP-96-NAT 没有获得更高的成本效益。目前德国仍使用 MP-96-NAT 模式。

最后,值得注意的是,虽然低病毒载量的血液制品造成的疾病经济负担似乎较小,特别是对免疫能力强的患者,但低病毒载量血液制品仍有可能可导致 TT-HEV。德国报道了一例病例,一名免疫能力良好的患者接受了来自单一供血者的单采血小板。过去通常认为血小板所含的病毒载量低于可发生 TT-HEV 感染的最小病毒载量(8892 IU/mL),但对这一病例的发现提示可能需要重新评估血液制品中引起 TT-HEV 感染的最低病毒载量阈值,以提高输血安全性,从而能更好地指导血液筛查实践。

总结以往的研究,得到了一些有益的经验和全新的认识,例如,有关本地区政府是否需要强制实施献血者 HEV 筛查,不同的国家存在不同的意见。在制定筛查策略时需要考虑一些因素,如本地区 HEV 的流行程度、筛查的成本效益、卫生资源的可利用性等。在荷兰进行的一项献血者 HEV 筛查的成本效益研究显示,尽管为防止 TT-HEV 感染而实施的 HEV 血液筛查的成本并不会高于其他血液筛查项目,但考虑到只有小部分 HEV 感染由输血引起,实施 HEV 血液筛查对预防荷兰的 HEV 传播,作用可能不大。美国和加拿大的研究得出的结论是,没有必要在美国和加拿大进行 HEV 血液筛查,因为 HEV 在北美的流行率远低于其他大多数发达国家,这意味着实施成本会很昂贵,但收效并不大。丹麦和瑞典在评估本国献血者中的 HEV RNA 的流行情况后也得出了类似的结论。

七、总结与展望

随着全球 HEV 发病率持续上升，HEV 已作为一个公共健康卫生问题受到重视。2011 年，中国国家食品药品监督管理局批准了首个 HEV 特异性预防疫苗——Hecolin®（大肠杆菌生产的戊型肝炎疫苗）的临床研究。在中国的研究表明，该疫苗对 HEV-1 和 HEV-4 均有效。然而，到目前为止，还没有临床试验数据说明 Hecolin® 在高危人群中的有效性，也没有临床试验数据说明它对 HEV-3 的有效性（HEV-3 是亚洲以外发达国家中较为常见的基因型）。此外，世界卫生组织全球疫苗安全咨询委员会建议，在广泛实施疫苗之前，应进行第四阶段的疫苗上市后研究，以进一步评估疫苗的安全性。病原体灭活方法被认为是消除血液制品病毒污染的最佳方法，但目前的技术对 HEV 无效。在开发出新的血液治疗技术之前，除了筛查献血产品中的 HEV 外，似乎没有更好的方法来预防 TT-HEV。鉴于实施 HEV 血液筛查的复杂性、不同策略的成本效益研究的匮乏，全球专家对是否需要在献血者中引入 HEV 筛查的必要性和迫切性存在分歧。然而，实际上，限制在献血者中广泛进行 HEV 筛查的主要原因是，患者中出现 TT-HEV 感染非常罕见。HEV 的传播来源更可能是受污染的食物或水源，而不是通过输血传播。然而，考虑到 HEV 感染通常表现为无症状，同时临床工作者缺乏对 HEV 的认识和重视，TT-HEV的实际发病率很可能被严重低估，因此，TT-HEV 的研究仍有待深入持续地开展。

今后，预防 HEV 感染的主要解决方案将是监测和阻断 HEV 的各种传播途径，这是一项艰巨的任务，需要提高社会群体对 HEV 的认识；还应加强食品卫生检查，特别是要加强对食品的加工、包装和制备过程的卫生检查与监督，宣传良好的卫生饮食习惯（如限制食用生肉）；还要控制动物农场废物流入灌溉水库造成水源污染等。与此同时，在献血者中实施 HEV 血液筛查是目前一项可选择的预防措施，尽管它的成本效益需要在特定区域和人群中进行评估。也许，在不久的将来，随着针对不同基因型的戊型肝炎疫苗不断被研发出来，HEV 灭活技术问世，将有可能从根本上改变现有的管理和限制 HEV 感染传播的方法。

第二节　戊型肝炎病毒与器官移植

在普通人群中，HEV 引起的感染通常表现为急性自限性肝炎，大多数患者会在数周内痊愈，不会发展为慢性戊型肝炎。但是，有研究报道，对于器官移植受者，感染 HEV 能够发展为慢性戊型肝炎。有些慢性戊型肝炎病例肝脏快速纤维化而出现肝硬化，并导致肝衰竭，最终导致移植失败。输血是公认的器官移植患者中 HEV 传播途径，并且在移植后非常普遍。以往慢性化病例多为 HEV-3 引起，但最近发现 HEV-4 和 HEV-7 也可以在免疫功能低下人群中引起慢性 HEV 感染。目前，在免疫抑制人群中，HEV 感染的诊断主要依赖 HEV RNA 的检测。临床大多将慢性 HEV 感染定义为在患者的血液或粪便中持续检测到 HEV RNA 达 6 个月以上，而在 2018 年欧洲肝病学会（EASL）发布的《EASL 戊型肝炎病毒感染临床实践指南》中，HEV RNA 持续检出超过 3 个月即可认为是慢性 HEV 感染。器官移植患者 HEV 感染是一个新发并引起关注的问题，也已经成为我国一个重要公共卫生问题。

一、器官移植患者 HEV 流行情况

1. 抗戊型肝炎抗体阳性情况

2008 年，Kamar 等通过检测发现了 14 例急性 HEV 感染的器官移植受者，其中 3 例为

肝移植，9 例为肾移植，2 例为肾和胰腺联合移植。所有患者的 HEV RNA 检测均为阳性，8 例感染者因出现持续的肝酶异常、血清 HEV RNA 阳性和慢性肝炎的组织学特点被证实为慢性 HEV 感染。比起感染后自发好转的患者，在 HEV 感染慢性化的患者中从移植到感染的诊断时间明显较短，且 $CD2^+$、$CD3^+$ 和 $CD4^+$ T 细胞计数也明显较低。之后德国、荷兰、日本等国家的学者也相继报道了相关病例。目前发现 HEV-3 和 HEV-4 均可引起慢性感染，且有文献报道，1 例肾移植患者因摄入骆驼肉和骆驼奶，导致 HEV-7 慢性感染。器官移植患者的 HEV 抗体和 HEV RNA 阳性率及慢性 HEV 感染率见表 9-6。抗 HEV IgG 和抗 HEV IgM 的平均阳性率分别为 9.7%(2.4%～42.1%)和 0.3%(0.05%～4.1%)；HEV RNA 的平均阳性率为 1.7%(0～14.3%)；慢性 HEV 感染率平均为 62.5%(0～100.0%)。另一项回顾性研究发现，有超过 60%的器官移植患者暴露于 HEV 后发生慢性感染。由此可见，尽管在器官移植患者中 HEV 感染率较低，但一旦发生感染，有相当比例的患者可能发展成慢性感染。

表 9-6　器官移植患者 HEV 抗体和 HEV RNA 阳性率及慢性 HEV 感染率

国家	器官移植类型	HEV 抗体阳性率/(%)	HEV RNA 阳性率/(%)	慢性 HEV 感染率/(%)
法国	肾移植	14.5(35/241)	6.5(14/217)	3.3(3/9)
	肝移植	10.5(9/86)		100.0(3/3)
	其他	NA		100.0(2/2)
法国	肾移植	6.1(3/49)	NA	NA
法国	肾移植	6.5(3/46)	0(0/46)	0(0/0)
法国	肾移植	14.6(77/529)	2.3(12/529)	47.1(16/34)
	肝移植	12.9(22/171)	12.9(22/171)	NA
法国	肾移植	NA	1.2(16/1350)	75.0(12/16)
法国	肾移植	39.3(57/145)	1.0(6/578)	16.7(1/6)
法国	肝移植	28.1(58/206)	1.5(3/206)	66.7(2/3)
法国	肝移植	8.2(8/98)	0(0/98)	0(0/0)
德国	肝移植	4.4(10/226)	1.3(3/226)	66.7(2/3)
德国	心脏移植	11.3(31/274)	1.5(4/274)	100.0(4/4)
德国	肾移植	2.4(2/83)	0.4(1/285)	100.0(1/1)
	肝移植	4.9(2/41)	0(0/41)	0(0/0)
德国	肾移植	6.7(98/1469)	1.2(17/1469)	94.1(16/17)
美国	肾、肝、肺和心脏移植	18.3(57/311)	3.9(12/311)	0(0/12)
美国	肝移植	42.1(61/145)	0(0/145)	0(0/0)
		4.1(6/145)		
荷兰	肝移植	3.5(10/285)	0.4(1/285)	100.0(1/1)
荷兰	心脏移植	NA	1.9(5/259)	100.0(5/5)
	肺移植	NA	1.9(1/53)	100.0(1/1)

续表

国家	器官移植类型	HEV抗体阳性率/(%)	HEV RNA 阳性率/(%)	慢性 HEV 感染率/(%)
	肝移植	NA	1.0(3/300)	100.0(3/3)
	肾移植	NA	0.2(1/574)	100.0(1/1)
	其他	NA	14.3(2/14)	50.0(1/2)
荷兰	肺移植	NA	2.1(10/468)	80.0(8/10)
加拿大	肝移植	27.5(22/80)	1.5(1/66)	100.0(1/1)
爱尔兰	肾移植	30.8(28/91)	NA	NA
巴西	肾移植	2.5(8/316)	0(0/316)	0(0/0)
		0.3(1/316)[a]		
巴西	肾移植	NA	3.1(3/96)	NA
日本	肝移植	2.9(55/1893)	0.1(2/1651)	100.0(2/2)
		0.05(1/1893)		
合计		9.7(656/6785)	1.7(166/9902)	62.5(85/136)
		0.3(8/2354)		

2. HEV 基因组 RNA 的阳性情况检查

通过 RT-PCR 检测 HEV 基因组 RNA 仍然是诊断确认和监测 HEV 感染的有效方法。世界卫生组织的标准使得可靠的量化成为可能。经调查研究发现，在 5050 例器官移植患者中，总共鉴定出 99 例 HEV RNA 阳性患者(2%)。亚分析显示，在 2676 例(1.6%)肾脏中有 43 例，在 1089 例(1.8%)中有 20 例；在 533 例(1.7%)心脏中有 9 例；在 521 例(2.1%)肺中有 11 例；在 14 例(14.3%)多器官移植患者中有 2 例存在 HEV RNA 阳性的情况。

二、器官移植患者 HEV 感染的临床表现

近来越来越多的研究表明，HEV 可引起慢性感染，并可迅速导致肝硬化。虽然大多数慢性 HEV 感染病例是在移植人群中确诊的，在感染艾滋病病毒和血液系统疾病接受抗肿瘤化疗的患者身上也观察到了几例慢性感染病例。所有慢性 HEV 感染病例均为 HEV-3 型，未见HEV-1、HEV-2、HEV-4 型慢性 HEV 感染病例。所有慢性感染病例都是在本地发生的，与旅行无关。当 HEV 持续复制至少 6 个月时，通常会考虑为慢性肝炎。然而，近期在器官移植的背景下，观察到 HEV 在急性感染后 3～6 个月没有自发清除。这表明，当 HEV 复制持续超过 3 个月时，应考虑慢性 HEV 感染。

1. 器官移植患者一般临床表现

在器官移植患者中，只有 32%的患者有症状。疲劳是主要的症状，临床上明显的黄疸是非常罕见的。肝酶水平升高(大于 300 IU/L)，但远低于免疫功能正常患者(1000～3000 IU/L)。HEV 血清转换可能被延迟，在一些患者中可能不会发生。观察发现慢性 HEV 感染器官移植患者的肝纤维化进展迅速。在肝移植和非肝移植患者中都观察到了肝纤维化的快速进展。肝纤维化的进展似乎比 HCV 感染的器官移植患者更快，感染后 2～3 年即可导致肝硬化。HEV 负荷与肝纤维化进展无相关性。然而，在感染后的第一年，慢性戊型肝炎

的准种多样化(同一个体内的样本间变异)与迅速发展的肝纤维化有关。在急性期,器官移植患者的主要组织学病变为小叶性炎症,无球囊,但伴有少量坏死并伴有嗜酸性小体。门静脉轻度或中度扩张,包括以淋巴细胞为主的炎性浸润。此外,亦观察到轻微的局部坏死。在已建立的慢性 HEV 感染中,肝活检标本显示出慢性病毒性肝炎的特征。典型特征包括瘢痕/纤维化、门脉型肝炎(淋巴细胞浸润和零星坏死)和轻/中度小叶性肝炎。

2. 器官移植患者肾功能

在急性和慢性戊型肝炎患者中都发现了肾功能受损,但是 HEV 相关肾损伤的病理生理机制尚不清楚。与其他嗜肝病毒一样,HEV-1 或 HEV-3 感染可导致肾小球疾病。肾小球疾病有两种不同的组织学类型:膜增生性肾小球肾炎(MPGN)和膜性肾小球肾炎。HEV 也可能引发既往的 IgA 肾病发作。已从免疫功能正常的,患有急性伴冷球蛋白血症的 MPGN 的 HEV 感染患者的血清沉淀物中检测到 HEV RNA,并且发现 HEV 感染是器官移植患者冷球蛋白血症的独立预测因素。HEV 清除后,肾功能改善,大多数患者的蛋白尿减少。

在慢性 HEV-4 感染或 HEV-3 感染患者的尿液中检测到 HEV 抗原和 HEV RNA。在免疫缺陷患者的尿液中发现了高浓度的 HEV 抗原,而没有检测到 HEV RNA。高分子量的 ORF2 蛋白,如 HEV 病毒粒子,不能自由穿过肾小球滤过屏障,但较低分子量的 ORF2 副产物可分泌到尿液中,并可通过所使用的检测方法检测。HEV 抗原也有可能通过肾上皮细胞分泌到尿液中。然而,仍然没有证据表明 HEV 对肾的直接毒性作用或者它可以在人肾细胞中复制。在感染动物的肾脏中也检测到 HEV 阳性和阴性链 RNA 以及 ORF2 蛋白,特别是在感染的猪、沙鼠、猴子和兔子的肾中。肾活检的组织病理学分析发现小管间质中有间质炎症细胞浸润。免疫组化也检测到了感染兔子肾脏中的 ORF3 蛋白。尽管我们对 HEV 对人肾脏的致病性知之甚少,但这表明肾脏或尿道可能是 HEV 的储存库。

3. 器官移植患者神经系统

有 4 份报告表明,器官移植或 HIV 感染的患者出现慢性 HEV 感染的神经症状。慢性 HEV 感染的病毒动力学与症状的发生和消失之间存在时间关系。神经症状出现前的感染时间为 18 个月至 3 年。慢性感染的证据是肝活检显示慢性肝炎或肝硬化和 RNA 的检测;这些患者的血清学指标结果可能不可靠。脑脊液存在 HEV RNA 可能是中枢神经系统受累的原因之一,但 2 例脑脊液病毒感染患者并没有表现出更高水平的功能障碍。肝硬化的发展和失代偿是潜在的混杂因素。有研究提示脑脊液中存在 HEV 可能与血清病毒载量有关,但在 Kamar 等的病例中,血清病毒水平较低,但脑脊液中可检测到病毒,中枢神经系统紊乱。因此,目前研究还不足以解释中枢神经系统症状的选择性发生。

HEV 患者的神经系统表现为吉兰-巴雷综合征,贝尔麻痹、神经痛性肌萎缩,急性横贯性脊髓炎和急性脑膜脑炎。对 126 例 HEV 感染患者进行回顾性分析发现,7 例(5.5%)患者出现神经症状,其中 3 例为急性 HEV-3 感染患者,3 例为实体器官移植(SOT)患者,1 例为 HIV 阳性者。最近,1 位肝移植患者被诊断为伴有坏死性肌炎的吉兰-巴雷综合征。有趣的是,所有慢性 HEV 感染并伴有神经综合征的患者中均记录到脑脊液(CSF)中有 HEV RNA。有慢性 HEV 感染和神经症状的肾移植受者脑脊液和血清克隆序列显示准种分隔。这表明 HEV 相关的神经损伤可能与神经性变异体的出现有关。有研究显示,抗神经节苷脂 gm1 阳性和 gm 2 阳性的吉兰-巴雷综合征与 HEV 感染有关。临床对器官移植患者感染 HEV 的神经系统表现及诊断见表 9-7。

表 9-7　临床对器官移植患者感染 HEV 的神经系统表现及诊断

国家或地区	年龄/性别	在神经系统症状出现前 HEV 感染的持续时间	神经表现	显著共病	诊断	特殊处理	病毒动力学和肝脏参数	神经学结果
欧洲西北部	60 岁/男性	30 个月	共济失调，困惑，额叶功能障碍，下肢近端无力	肾胰移植（移植后 27 个月感染）	血清 RNA（基因型 3f）每毫升 1572 拷贝，CSF RNA	将免疫抑制剂更换成其他抑制药物	4 个月血清病毒清除	10 个月时，高级功能恢复，剩余运动障碍
欧洲西北部	35 岁/男性	3 年	急性脑炎	肾移植（移植后 48 个月感染）	血清 RNA（基因型 3f）每毫升 2154000 拷贝，CSF RNA	停止免疫抑制，静脉注射免疫球蛋白 2 g/kg，磷甲酸 6 g/d	1 年血清和脑脊液病毒清除	2 个月内完全缓解
法国	44 岁/男性	33 个月	多发性神经根神经病，共济失调，括约肌功能障碍	肾移植	血清 RNA（基因型 3f）每毫升 26 万拷贝，CSF RNA（病毒序列与血清 RNA 不同）	将免疫抑制剂更换成其他抑制药物，静脉注射免疫球蛋白 0.4 g/(kg·d)，连续 5 天	—	神经失调
联合王国	48 岁/男性	2 年前完成 HEV 诊断	痛觉周围神经病变	HIV-1（CD4 分子 30×10^9/L）	血清 RNA（基因型 3a），CSF RNA	聚乙二醇干扰素 α/利巴韦林	血清病毒清除对症状缓解有影响，CSF RNA 水平约下降 1/2	进行性感觉外周神经痛，以及远端下肢针刺痛感和本体感受的降低

三、器官移植患者 HEV 感染的机制

关于慢性戊型肝炎发病机制的研究大多集中在器官移植患者上。根据检测 HEV RNA 的结果，这些患者中 HEV 感染的发生率为 0.9%～3.5%，其中约 60%的急性感染转变为慢性感染。其他对器官移植患者血清转换率感兴趣的研究报告了慢性进展率为 21%～50%不等。

1. 免疫因素

急性戊型肝炎是否能在没有后遗症的情况下痊愈或发展为慢性戊型肝炎，似乎主要与宿主的免疫应答有关。HEV 未被清除的肾移植患者的干扰素刺激基因（interferon-stimulated genes，ISGs）表达高于 HEV 清除的患者。这表明激活干扰素（interferons，IFNs）信号通路并不总会导致自发的 HEV 清除。慢性戊型肝炎患者通过 IFN 信号通路使 ISGs 表达增加，似乎有利于病毒持续存在、使病毒更加难以治疗。尽管持续产生Ⅲ型 IFN，但 HEV 仍可在体外人肝癌细胞和原代人肝细胞中持续存在。此外，JAK/STAT 信号的持续激活使受感染的细胞对外源性 IFN 难以抵抗。在急性期，低浓度的 IL-1Ra 和 sIL-2R 以及高浓度的趋化因子也与 HEV 持续存在有关。在免疫严重抑制的患者中，HEV 感染很可能变成慢性感染。这些患者的 $CD2^+$、$CD3^+$ 和 $CD4^+$ T 细胞数量明显低于自发清除病毒的患者。慢性 HEV 感染在同时感染 HIV 的患者中更常见，特别是那些 $CD4^+$ T 细胞计数低的患者。此外，器官移植患者（尤其是慢性感染患者）的 HEV 特异性 T 细胞增殖反应较弱。在器官移植患者中，HEV 特异性产生 IFN-γ 的细胞发育似乎与良好的预后相关。另一项研究表明，器官移植患者的 γδ 细胞在感染的急性期被动员，具有免疫能力的患者不会产生这样的免疫应答，这表明器官移植患者由于免疫抑制药物治疗而调动了更大一部分的免疫功能。这些细胞在感染急性期的抗病毒作用需要进一步的研究。

免疫抑制方案也可以影响慢性感染的发展。给猪注射环孢素、硫唑嘌呤和泼尼松龙后感染了 HEV-3，出现了慢性感染。在临床上，一般给 SOT 合并 HEV 慢性感染患者持续使用他克莫司而不是环孢素。环孢素和他克莫司都是抑制淋巴细胞钙调磷酸酶的免疫抑制药物，但他克莫司比环孢素能更有效地损害特异性 T 细胞应答。体外研究表明，这两种钙调磷酸酶抑制剂都通过抑制亲环素 A 和亲环素 B 促进 HEV 复制，而肌苷-5′-单磷酸脱氢酶抑制剂霉酚酸则抑制 HEV 复制。雷帕霉素和依维莫司也通过抑制哺乳动物的雷帕霉素靶蛋白（mTOR）促进 HEV 体外复制，表明 PI3K-PKB-mTOR 通路是一种细胞限制通路。与此观察结果一致，接受 mTOR 抑制剂的患者血液中 HEV RNA 浓度较高，而接受霉酚酸治疗的患者的 HEV RNA 浓度较低。

2. 病毒因素

病毒因素可能有利于 HEV 的持久性存在。在感染的急性期，ORF1 和 ORF2 区域更高的准种异质性与 HEV 的持久性存在有关。在大量日本肝移植受者中发现慢性感染是罕见的，这表明 HEV 亚型、菌株或影响持续性的宿主遗传因素存在差异。HEV 感染的器官移植患者中尚未报道出现急性重型肝炎病例。

在原发感染后 3～5 年，将近 10%的器官移植患者患戊型肝炎后发展为肝硬化。肝纤维化的进展似乎与衣壳蛋白 P 结构域的缓慢多样化有关。在纤维化中可能会选择更具侵袭性的变异体，但是这需要在更大的群体中进行确认。

3. 基因组异质性与 HEV 变异

HEV 基因型与戊型肝炎慢性化进展有密切关联。迄今为止所报道的免疫抑制患者发

生慢性戊型肝炎均为HEV-3感染所致。HEV-3一直被认为可在猪群中广泛流行，HEV-3毒力较弱，动物(尤其猪)是其主要宿主；偶尔感染人引起散发性戊型肝炎，通常感染老年患者，且较严重。HEV-3感染绝大多数是由动物源性传播所致，可跨物种传播，而HEV-1和HEV-2只感染人类，目前尚未证实这两型HEV在自然界中可自然感染非人灵长类和其他动物。因此认为，HEV-3可能是人类机会性感染的病原体，只有在患者免疫力低下时才能发生。HEV-3在免疫抑制患者中可引起慢性肝炎，病情较轻。在急性戊型肝炎中，HEV-3感染只占很小比例。HEV-1和HEV-2毒力较强，仅感染人类，与发展中国家戊型肝炎的暴发或流行有关。我国流行的HEV基因型有HEV-1、HEV-3和HEV-4，以前以HEV-1为主，但目前HEV-4为优势基因型，在人和动物中广泛传播。HEV-1、HEV-2和HEV-4是否也可引起HEV感染的慢性化发展尚需进一步研究。

四、器官移植患者慢性戊型肝炎的风险评估

我们需要评估HEV RNA阳性实体器官移植受者发展为慢性戊型肝炎的总体风险。研究数据分析显示，99例受感染的移植患者中有64例(64.6%)出现慢性感染。分析显示，尽管纳入的患者数量相当小，但所有类型移植组中发生慢性戊型肝炎的风险都高于60%。这与一项大型回顾性多中心研究结论一致，该研究报告85例感染HEV的器官移植患者中有56例(65.9%)发展为慢性HEV感染。

事实上，HEV的慢性感染可导致器官移植患者迅速发展为肝纤维化和肝硬化。尽管确切的危险率尚不清楚，但这在肾脏、肝脏以及心脏移植中都有被观察到。据观察，在HEV感染后的2年内，6例心脏移植受者中有4例发生了晚期肝纤维化。在大型回顾性多中心研究中，56例HEV感染患者中有8例发展为肝硬化，而2例肝移植患者需要进行第二次肝移植，2例死于失代偿性肝硬化。同样，肝移植后HCV再感染往往导致肝纤维化的加速复发和肝硬化的早期发展。因此，一个有趣的问题是，器官移植患者中戊型肝炎迅速发展成晚期肝纤维化和肝硬化的主要原因是病毒本身，免疫系统抑制，特定的免疫抑制剂还是多种因素的组合，还需要进一步的研究去验证。

(毕　昊　李景琦　白慧敏　夏剑波)

主要参考文献

[1] Tamura A, Shimizu Y K, Tanaka T, et al. Persistent infection of hepatitis E virus transmitted by blood transfusion in a patient with T-cell lymphoma[J]. Hepatol Res, 2007, 37(2): 113-120.

[2] Matsubayashi K, Kang J H, Sakata H, et al. A case of transfusion-transmitted hepatitis E caused by blood from a donor infected with hepatitis E virus via zoonotic food-borne route[J]. Transfusion, 2008, 48(7): 1368-1375.

[3] Colson P, Coze C, Gallian P, et al. Transfusion-associated hepatitis E, France[J]. Emerg Infect Dis, 2007, 13(4): 648-649.

[4] Coilly A, Haïm-Boukobza S, Roche B, et al. Posttransplantation hepatitis E: transfusion-transmitted hepatitis rising from the ashes[J]. Transplantation, 2013, 96(2): e4-e6.

[5] Hauser L, Roque-Afonso A M, Beylouné A, et al. Hepatitis E transmission by

transfusion of intercept blood system-treated plasma[J]. Blood, 2014, 123(5): 796-797.

[6] Mallet V, Sberro-Soussan R, Vallet-Pichard A, et al. Transmission of hepatitis E virus by plasma exchange: a case report[J]. Ann Intern Med, 2016, 164(2): 851-852.

[7] Boxall E, Herborn A, Kochethu G, et al. Transfusion-transmitted hepatitis E in a 'nonhyperendemic' country[J]. Transfus Med, 2006, 16(2): 79-83.

[8] Hewitt P E, Ijaz S, Brailsford S R, et al. Hepatitis E virus in blood components: a prevalence and transmission study in southeast England[J]. Lancet, 2014, 384(9956): 1766-1773.

[9] Arankalle V A, Chobe L P. Retrospective analysis of blood transfusion recipients: evidence for post-transfusion hepatitis E[J]. Vox Sang, 2000, 79(2): 72-74.

[10] Khuroo M S, Kamili S, Yattoo G N. Hepatitis E virus infection may be transmitted through blood transfusions in an endemic area[J]. J Gastroenterol Hepatol, 2004, 19(7): 778-784.

[11] Xia N S, Zhang J, Zheng Y J, et al. Detection of hepatitis E virus on a blood donor and its infectivity to rhesus monkey[J]. Zhonghua Gan Zang Bing Za Zhi, 2004, 12(1): 13-15.

[12] Mitsui T, Tsukamoto Y, Yamazaki C, et al. Prevalence of hepatitis E virus infection among hemodialysis patients in Japan: evidence for infection with a genotype 3 HEV by blood transfusion[J]. J Med Virol, 2004, 74(4): 563-572.

[13] Gallian P, Lhomme S, Piquet Y, et al. Hepatitis E virus infections in blood donors, France[J]. Emerg Infect Dis, 2014, 20(11): 1914-1917.

[14] Wang M, Fu P, Yin Y, et al. Acute, recent and past HEV infection among voluntary blood donors in China: a systematic review and meta-analysis[J]. PLoS One, 2016, 11(9): e0161089.

[15] Hogema B M, Molier M, Slot E, et al. Past and present of hepatitis E in the Netherlands[J]. Transfusion, 2014, 54(12): 3092-3096.

[16] Shrestha A C, Seed C R, Flower R L P, et al. Hepatitis E virus and implications for blood supply safety, Australia[J]. Emerg Infect Dis, 2014, 20(11): 1940-1942.

[17] de Vos A S, Janssen M P, Zaaijer H L, et al. Cost-effectiveness of the screening of blood donations for hepatitis E virus in the Netherlands[J]. Transfusion, 2017, 57(2): 258-266.

[18] Delage G, Fearon M, Gregoire Y, et al. Hepatitis E virus infection in blood donors and risk to patients in the United States and Canada[J]. Transfus Med Rev, 2019, 33(3): 139-145.

[19] Dreier J, Knabbe C, Vollmer T. Transfusion-transmitted hepatitis E: NAT screening of blood donations and infectious dose[J]. Front Med(Lausanne), 2018, 5: 5.

[20] Vollmer T, Diekmann J, Knabbe C, et al. Hepatitis E virus blood donor NAT screening: as much as possible or as much as needed? [J]. Transfusion, 2019, 59(2):

612-622.

[21] Cheung M C, Maguire J, Carey I, et al. Review of the neurological manifestations of hepatitis E infection[J]. Ann Hepatol, 2012, 11(5): 618-622.

[22] Kamar N, Izopey J, Pavio N, et al. Hepatitis E virus infection[J]. Nat Rev Dis Primers, 2017, 3: 17086.

[23] Kamar N, Selves J, Mansuy J M, et al. Hepatitis E virus and chronic hepatitis in organ-transplant recipients[J]. N Engl J Med, 2008, 358(8): 811-817.

[24] Lhomme S, Marion O, Abravanel F, et al. Clinical manifestations, pathogenesis and treatment of hepatitis E virus infections[J]. J Clin Med, 2020, 9(2): 331.

[25] Kamar N, Lhomme S, Abravanel F, et al. Treatment of HEV infection in patients with a solid-organ transplant and chronic hepatitis[J]. Viruses, 2016, 8(8): 222.

[26] Zhou X, de Man R A, de Knegt R J, et al. Epidemiology and management of chronic hepatitis E infection in solid organ transplantation: a comprehensive literature review[J]. Rev Med Virol, 2013, 23(5): 295-304.

[27] Abravanel F, Chapuy-Regaud S, Lhomme S, et al. Performance of anti-HEV assays for diagnosing acute hepatitis E in immunocompromised patients[J]. J Clin Virol, 2013, 58(4): 624-628.

[28] de Niet A, Zaaijer H L, ten Berge I, et al. Chronic hepatitis E after solid organ transplantation[J]. Neth J Med, 2012, 70(6): 261-266.

[29] Te H S, Drobrniuc J, Kamili S, et al. Hepatitis E virus infection in a liver transplant recipient in the United States: a case report[J]. Transplant Proc, 2013, 45(2): 810-813.

[30] Dalton H R, Bendall R P, Keane F E, et al. Persistent carriage of hepatitis E virus in patients with HIV infection[J]. N Engl J Med, 2009, 361(10): 1025-1027.

[31] Legrand-Abravanel F, Kamar N, Sandres-Saune K, et al. Hepatitis E virus infection without reactivation in solid-organ transplant recipients, France[J]. Emerg Infect Dis, 2011, 17(1): 30-37.

[32] Kamar N, Bendall R, Legrand-Abravanel F, et al. Hepatitis E[J]. Lancet, 2012, 379(9835): 2477-2488.

[33] Kamar N, Garrouste C, Haagsma E B, et al. Factors associated with chronic hepatitis in patients with hepatitis E virus infection who have received solid organ transplants[J]. Gastroenterology, 2011, 140(5): 1481-1489.

[34] Suneetha P V, Pischke S, Schlaphoff V, et al. Hepatitis E virus (HEV)-specific T-cell responses are associated with control of HEV infection[J]. Hepatology, 2012, 55(3): 695-708.

[35] Kamar N, Legrand-Abravanel F, Dalton H R, et al. Hepatitis E virus-specific T-cell response after transplantation[J]. Hepatology, 2012, 55(5): 1643.

[36] Lhomme S, Abravanel F, Dubois M, et al. Hepatitis E virus quasispecies and the outcome of acute hepatitis E in solid-organ transplant patients[J]. J Virol, 2012, 86

(18):10006-10014.

[37] Pischke S,Stiefel P,Franz B,et al. Chronic hepatitis e in heart transplant recipients[J]. Am J Transplant,2012,12(11):3128-3133.

[38] Halac U,Béland K,Lapierre P,et al. Chronic hepatitis E infection in children with liver transplantation[J]. Gut,2012,61(4):597-603.

[39] Hoerning A,Hegen B,Wingen A M,et al. Prevalence of hepatitis E virus infection in pediatric solid organ transplant recipients—a single-center experience[J]. Pediatr Transplant,2012,16(7):742-747.

[40] Dong C,Zafrullah M,Mixson-Hayden T,et al. Suppression of interferon-α signaling by hepatitis E virus[J]. Hepatology,2012,55(5):1324-1332.

[41] 金清龙,温晓玉. 利巴韦林治疗器官移植患者慢性戊型肝炎病毒感染的疗效[J]. 临床肝胆病杂志,2014,30(6):545.

[42] 耿彦生,周艳,王佑春. 慢性戊型肝炎的研究进展[J]. 世界华人消化杂志,2012,20(2):125-130.

第十章 戊型肝炎病毒感染的预防及疫苗研究进展

戊型肝炎病毒(HEV)可导致急性和慢性肝炎,主要流行于发展中国家,由于医疗水平和生活环境等所限,戊型肝炎成了主要公共卫生问题之一。特别是对于老年人和孕妇,发生戊型肝炎的概率高于其他人群,且容易发展为重型戊型肝炎。疫苗是预防 HEV 感染最有效和最直接的手段。HEV 主要有四种基因型和一种血清型,HEV-1 和 HEV-2 为灵长类病原体,HEV-3 和 HEV-4 是人兽共患型病原体。由于 HEV 的特殊性,现在暂时没有合适细胞培养系,所以当前的疫苗研究方向就放在了基因工程上面。随着近些年的研究,目前已经有 HEV 239 和 56 kDa 两种 HEV 疫苗进入临床候选阶段,其中 HEV 239 疫苗已经被我国许可,但未被世界卫生组织接纳。

一、国外研究 HEV 疫苗的进程

随着医疗条件的逐步改善,人们对 HEV 的认识水平有了较大的提高,但对于发展中国家,目前仍然有重型戊型肝炎病例出现。然而,在乌干达北部和苏丹南部戊型肝炎暴发期间,诸如挖掘厕所、提供清洁水和进行洗手教育等干预措施并没有降低 HEV 感染的发生率,因此对于戊型肝炎的疫苗的研究是比较急迫的。1991 年,Tam 等从在巴基斯坦萨戈达的一所中学暴发的戊型肝炎的患者中,提取到了 SAR-55,并且利用杆状病毒表达系统产生重组 HEV 抗原。这使 HEV 抗体的血清学试验得以发展,并为研究戊型肝炎疫苗奠定了基础。1993 年,美国疾病预防控制中心的科学家发表了第一份戊型肝炎预选疫苗的报告。同年,两只接种预选疫苗的动物在接受 HEV 缅甸株或墨西哥株感染时,通过生化和组织病理学检测证实获得了免疫。它提供了第一个证据,证明疫苗预防戊型肝炎是可行的。近几年对于重组疫苗进行了深入的研究,许多研究出来的疫苗可用于保护灵长类动物,其中有两种已经在人类中进行了相应的临床测试,并且证明在成人中能够有良好的耐受,预估在预防戊型肝炎方面会非常有效。

二、我国 HEV 的分子生物学研究

我国是发展中国家,戊型肝炎发病率较高。据统计,2010 年我国戊型肝炎发病达 20000 多例,较 2009 年增加 16.22%,HEV 已经成为我国的一个重要的公共卫生问题。为了应对中国日益严重的戊型肝炎负担,厦门大学于 1998 年建立了一个研究项目,以开发一种诊断试剂盒促进对戊型肝炎的诊断,并同时开发一种戊型肝炎疫苗以预防疾病。在历经 14 年的研究后,终于在 2012 年推出世界上第一个戊型肝炎疫苗,即是由我国厦门大学夏宁邵团队研发的 HEV 239 疫苗。

三、研究戊型肝炎疫苗的理由

HEV 抗体在感染 HEV 后迅速诱导，它在人类体内可持续存在 14 年或更长时间。一旦患者产生 HEV 抗体，患者再次感染 HEV 的可能性会降低。在恒河猕猴体内，对戊型肝炎疫苗的效力进行了评价，这种疫苗对灵长类动物有效。在非灵长类动物中，接种 4 种主要基因型的 HEV 可以产生类似于人类 HEV 感染的生物化学和组织病理学的特征。经验表明，功能性抗体的存在是预防 HEV 感染的基础。过去实验积累的结果得出了以下重要结论：①HEV主要有 4 种基因型，但只有 1 种血清型，感染不同基因型的 HEV 能引起相似的抗体反应。②HEV 主要 4 种不同类型的基因型所诱导的 HEV 抗体对这 4 种基因型 HEV 均表现出中和活性。③动物 HEV 感染前已感染或接种过戊型肝炎疫苗，对随后接种于其体内的同源基因型和异源基因型 HEV 具有相似的保护作用。④4 种主要基因型的病毒表面存在着类似的构成 HEV 中和功能表位的结构特征。⑤不同基因型的 HEV 中存在常见的交叉中和表位。综上所述，不同的 HEV 基因型只有 1 种血清型，能在体内引起抗原抗体反应的 1 种疫苗似乎对所有 4 种主要基因型的病毒都有保护作用，这也是目前努力的方向。

四、中和表位

在接种疫苗的过程中，病毒引起的抗体的水平通常与疫苗的疗效相关。免疫机制诱导保护性抗体的结构基础即为中和表位。中和表位是反映病毒的体液免疫一个重要结构基础，为我们研究疫苗提供了基础。目前研究出来许多疫苗用于保护灵长类动物，其中已经有两种在人类中进行了相应的临床测试。HEV 可以在肝癌细胞系（PLC/PRF/5）内复制 3 周以上，并且可以通过聚合酶链反应（PCR）检测到，从而可建立一种 HEV 中和的体外系统。对 HEV 重组“C2”蛋白的抗体可以利用该系统进行检测，结果显示针对 HEV 缅甸株 pORF2 衣壳蛋白的羧基末端三分之二（aa225～660）蛋白的抗体，能中和来自缅甸、墨西哥和巴基斯坦的 HEV 毒株。随后，实验证实了 HEV 中和表位是构象的表位，而不是线性的表位。然后在此实验的基础上，针对含有氨基酸片段（aa452～617）的重组蛋白的抗体显示了交叉反应的 HEV 中和活性，支持了中和表位位于衣壳蛋白的羧基末端部分的概念。当两种中和 HEV 的单克隆抗体被用来鉴定 ORF2 衣壳蛋白氨基酸片段（aa458～607）的一个亚区时，可以确定相应中和表位的最短的肽。以 SAR-55 毒株（GT1）ORF2 中氨基酸片段（aa458～607）的重组蛋白为基础，用酶联免疫吸附试验检测实验中感染 HEV GT1、GT2、GT3 或 GT4 的非人灵长类动物的 HEV 抗体是有效的。这些数据表明，尽管 HEV 主要有四种基因型，但 HEV 仍以单一血清型存在，并且显示接种来自 SAR-55 毒株（GT1）包含羧基末端中和表位的 ORF2 衣壳蛋白片段疫苗的受试者获得的免疫力会升高，且具有交叉保护作用。

五、HEV 候选疫苗的临床试验

目前已经研究出 4 种 HEV 疫苗，它们分别是重组病毒颗粒样疫苗、重组蛋白疫苗、核酸疫苗和转基因植物可食疫苗，其中两种有前景的疫苗已经进行了临床试验。其中一种是杆状病毒-昆虫细胞表达重组蛋白疫苗（56 kDa 疫苗），另一种是大肠杆菌-原核表达重组蛋白疫苗(HEV 239 疫苗)。HEV 239 疫苗在中国获得了注册商标名称 Hecolin® 的许可,并已于 2012 年推出。

1. 杆状病毒-昆虫细胞表达重组蛋白疫苗(56 kDa 疫苗)

杆状病毒-昆虫细胞表达系统是近年来应用非常广泛的真核表达系统之一,可高效表达外源基因。美国国防部自 20 世纪 80 年代以来一直认为戊型肝炎对世界卫生问题存在威胁。因此,早在 1985 年美国陆军医学研究和物资司令部就开始了针对戊型肝炎疫苗的研究。最初的目的是研究肠道传播的非甲型、非乙型肝炎的诊断方法,因此戊型肝炎第一次被指定作为研究对象进行研究。同时,尼泊尔也对非甲型、非乙型肝炎进行了实地研究,这是由疾病预防控制中心和尼泊尔卫生部于 1981—1982 年对广泛流行的肝炎进行的疫情调查所促成的。从 1987—1995 年尼泊尔因 HEV 感染的住院患者中收集的粪便标本的序列分析表明,这些标本都与来自缅甸和印度的 HEV 毒株密切相关,即 GT1;建立了非人灵长类动物作为研究对象接种戊型肝炎疫苗的模型,评估了戊型肝炎疫苗的可行性,随后进行了临床试验。美国研究所将 56 kDa 抗原吸附在 0.5 mL 缓冲盐水中,加入 0.5 mg 氢氧化铝佐剂作为基础溶液。研究人员在 88 例 18～50 岁的 HEV 检测阴性的成人中进行了一项Ⅰ期临床试验,以评估一系列疫苗剂量(1 μg、5 μg、20 μg 或 40 μg 衣壳蛋白)的安全性和免疫原性。这个阶段试验表明,疫苗具有良好的耐受性和免疫原性,尽管低剂量的疫苗仍然可以引起免疫应答。随后,在尼泊尔进行了双盲、安慰剂对照的Ⅱ期临床试验,这主要是针对 HEV-1 导致的地方流行性疾病。Ⅱ期临床试验阶段研究涉及低滴度或无法检测到 HEV 抗体的 2000 名健康成人,年龄在 18～62 岁,大多是男性(99.6%)。参与者被随机分配,分别于第 0、1 和 6 个月接受 20 μg 剂量的 56 kDa 疫苗或安慰剂,并被随访了 804 天。结果表明,该疫苗耐受性良好,注射部位疼痛是最常见的不良事件。其中,受试者无严重不良事件,所有的参与者在按规定接受了三剂疫苗后均出现 HEV 抗体血清转换,其中一半在两年后失去了抗体。分析显示,疫苗预防戊型肝炎的有效性为 95.5%(95%CI:85.6～98.6)。对接受所有三种疫苗剂量的受试者的每一份报告进行分析,发现仅接受一次疫苗预防戊型肝炎的有效性会偏低。调查接受第二和第三剂疫苗后患者的 HEV 抗体血清转换率发现,至少需要两次接种才可能实现保护,尽管差异没有统计学意义。据大量研究数据,疫苗引起的完全保护作用至少可持续 6 个月,部分保护作用至少可持续一年。本研究尚未评估对亚临床 HEV 感染的保护作用。还有一点是应该注意的,该疫苗对异源 HEV 引起的疾病的疗效还没有得到证实,因为只有 HEV-1 型在研究区域传播。该疫苗尚未获得许可,也没有进行进一步的开发。当此阶段试验结束后,英国葛兰素史克公司(GSK)寻求愿意投资进一步开发 56 kDa 预选疫苗的伙伴,希望将此疫苗用于戊型肝炎流行的地方,但未能获得资助。还有,戊型肝炎仍然流行的国家的公共卫生系统已将肺炎链球菌和影响婴幼儿生命的轮状病毒联合疫苗列为更优先事项。此外,另一种戊型肝炎疫苗,即 HEV 239 疫苗在中国逐步获得成功,且技术趋于成熟。鉴于这些障碍,以及使用成本较低的细菌表达系统制造的竞争性戊型肝炎疫苗的出现,GSK 停止了 56 kDa 疫苗的开发。

2. 大肠杆菌-原核表达重组蛋白疫苗(HEV 239 疫苗)

厦门大学于 1998 年开始戊型肝炎疫苗的研究。目的是在大肠杆菌中表达含有中和表位的 HEV 衣壳蛋白,且以病毒样颗粒(virus-like particles,VLPs)的形式呈现出来。VLPs 通常被称为伪病毒,没有核酸,不能复制,是含有某种病毒的一个或多个结构蛋白的空心颗粒，形态上类似于病毒或与病毒相同。中国 2012 年推出的 HEV 239 疫苗就是用 DNA 重组技术，将编码病原微生物中和性表位抗原的基因导入原核或真核细胞，使其在受体细胞中高效表达，分泌中和性表位抗原蛋白，然后提取抗原蛋白，与相应佐剂一起制成的生物制剂。

HEV 衣壳蛋白可分为多个结构域，即 S 结构域（aa118～313）、P1 结构域（aa314～453）和 P2 结构域（aa456～606）。HEV 衣壳蛋白的 P2 结构域是病毒衣壳的最外层，称为突出区，是病毒与宿主相互作用的主要参与者。厦门大学研究团队在 1988 年首次从戊型肝炎患者粪便提取物中分离出的 GT1 病毒，可从中分离出不同长度的衣壳基因组。将它们克隆到 pT0～T7 表达质粒中，利用表达系统生成不同长度的重组蛋白。由氨基酸（aa394～607）组成 HEV 的衣壳蛋白，被称为 E2 多肽，能自发产生二聚体。当 E2 多肽被当作免疫原，可在动物中引起强烈的保护反应，被作为一种早期候选疫苗的抗原。研究者在小鼠体内对 HEV 衣壳蛋白的研究显示 E2 多肽的主要中和表位是由 aa470～606 之间的不连续氨基酸形成的，并且与二聚体而不是单体构象有关。E2 多肽能诱导产生中和抗体，加用佐剂后给猕猴接种时，能防止病毒的攻击。然而，没有佐剂的 E2 多肽在小鼠和猴子中免疫原性较差。因此，研究人员对氨基酸在二聚体和颗粒形成中的作用进行了评估。结果显示虽然最小的二聚结构域位于 aa459～601 处，但氨基末端进一步延伸到 aa368 是颗粒形成所必需的条件。

由此研究出第二种候选疫苗——抗原 HEV 239（aa368～606），其相对于 E2 多肽具有氨基末端可延伸，可以形成二聚体，同时可以自发组装成 VLPs 的特点。对于开发一种疫苗来说，VLPs 表面的天然表位形成是关键。VLPs 表面的天然表位和正确的抗原构象可诱导保护性中和抗体。高密度的局部抗原表位和规律排列在生物颗粒上可以刺激保护性体液免疫反应。采用多种生化和生物物理方法对 VLPs 的性质进行了生物物理分析，包括动态光散射、高效液相色谱、透射电子显微镜、分析超离心和原子力显微镜等。它们清楚地显示了 HEV 239 疫苗直径为 20～30 nm，选择 HEV 239 作为疫苗抗原，因为与 E2 多肽相比，其在小鼠和灵长类动物实验中显示免疫原性增强 200 倍。随后，在小鼠和恒河猕猴中进行了大量的动物实验，显示 HEV 239 疫苗可以有效预防 HEV 感染。

HEV 239 疫苗Ⅰ期临床试验阶段，对 44 名正常成人在第 0、1 个月分别接种了 20 μg 剂量的 HEV 239 疫苗，研究显示这些成人对疫苗的耐受性良好，无严重不良事件报告，同时也没有发现其他生化指标的异常。随后进行了Ⅱ期临床试验，Ⅱ期临床试验分为两个部分，其中一部分研究员将 155 名年龄为 16～18 岁的志愿者随机分为 4 个剂量组（疫苗剂量分别为 10 μg、20 μg、30 μg 或 40 μg），分别连续注射三次（第 0、1 和 6 个月）相同剂量的疫苗。这种疫苗是安全的，所有的患者也都出现了血清学的转换。随着疫苗剂量从 10 μg 增加到 40 μg，抗体滴度也在增加，这说明抗体的滴度是随疫苗的剂量而变化的。另一部分Ⅱ期临床试验，457 名成人被随机分为三组：1 组（对照组）的受试者被给予 5 μg 乙肝疫苗（第 0、1、6 个月各 1 次）；2 组的受试者在第 0 和 6 个月时被给予两剂 20 μg HEV 239 疫苗制剂；3 组的受试者在第 0、1 和 6 个月时被给予三剂 20 μg HEV 239 疫苗制剂。3 组和 2 组受试者血清转化率分别为 100％和 98％。三剂疫苗所引起的抗体峰值水平比两剂疫苗高两倍。根据结果，30 μg HEV 239 被吸附到 0.8 mg 氢氧化铝中，悬浮在 0.5mL 的缓冲盐水中，分别在第 0、1 和 6 个月进行肌内注射，HEV 239 疫苗被推进到Ⅲ期临床试验阶段。后在中国江苏省进行的一项大型Ⅲ期临床随机双盲试验中，对戊型肝炎的疫苗疗效进行了评估，HEV 4 种主要基因型中，HEV-1占主导地位。试验涉及 604 名年龄在 16～65 岁的健康成人，他们被按1∶1的比例随机分配在第 0、1 和 6 个月肌内注射 HEV 239 疫苗组或接受对照疫苗（乙肝疫苗）组。在接受三剂 HEV 239 疫苗的受试者中，100％的人在接受疫苗之后的 1 个月到 12 个月之间存在血清转换，出现此结果可认为该疫苗是有效的。同时对照组中，对于至少接受一次剂量（意向治疗队列）的参与者，血清转换率为 96％。第一剂和第二剂疫苗间隔时间 1 个月的两剂 HEV 疫苗提供了至少 5 个月的对于戊型肝炎的保护，直到接种第三剂疫苗后，对于戊型肝炎可形成 100％的保护。因此，疫苗接种可以迅速控制传染病流行。对参与者进行了 55 个月的长期随访得出的结果是，对于完整的按照规律接受疫苗的患者，总的疫苗有效率为 93％，在接受至少一剂疫苗的人中总体有效率为 87％。这一项结果表明，疫苗被证明可以降低无症状 HEV 感染的风险。

值得注意的是，尽管我们开发出了针对 HEV-1 的疫苗，但大多数临床的戊型肝炎患者的 HEV 分离株是 HEV-4，大量研究表明，HEV 239 疫苗对HEV-4可提供交叉保护。3 剂 HEV 239 疫苗引起了强有力的 HEV 抗体反应。99.9％的受试者没有预先存在的免疫，在第 7 个月（最后一次接种后 1 个月），抗 HEV 滴度峰值为 15 IU/mL。87％的受试者在第 55 个月仍呈血清阳性，尽管滴度下降到 0.27 IU/mL。在接受较少剂量（1 或 2 剂）疫苗的参与者中，血清转换率相似。2 剂疫苗剂量诱导的抗体水平略低于 3 剂疫苗剂量诱导的抗体水平。

HEV 239 疫苗Ⅲ期临床试验报告的不良事件涉及 2600 名志愿者，其中包含疫苗组（1316 人）和安慰剂组（1329 人），没有发现接种疫苗的志愿者有明显的不良反应，证实了 HEV 239 疫苗的安全性和耐受性良好。在大规模的Ⅲ期临床试验中，HEV 239 疫苗的局部反应多于安慰剂组，其中注射部位疼痛和肿胀伴瘙痒是主要的不良反应。两组报告的系统性不良事件发生率相似。国内外对 HEV 239 疫苗接种三级以上不良反应事件的报道是比较少的。在整个研究期间，两组所有参与者的住院和死亡事件都是相似的。安全监测委员会估计，这些事件中没有一个与疫苗有关。受试者一旦怀孕，那么她的实验结果将会排除。但研究人员仍然记录和比较了疫苗组中 37 名孕妇和对照组中 31 名孕妇，结果发现，这些妇女记录的不良反应在组间相似，与非孕妇报告的相似。两组母亲所生婴儿的胎龄、体重和身长相似。研究者进而得出这种疫苗对孕妇很安全没有危害。

世界卫生组织于 2015 年 5 月发表了戊型肝炎疫苗立场文件。虽然 Hecolin® 被认为是一种很有前途的疫苗，但世界卫生组织的结论是，没有足够的数据证明建议常规使用是合理的。但不得不说，国家领导人可根据当地戊型肝炎流行病学特点使用疫苗，如在某些高风险区、戊型肝炎暴发时，为确保人群的安全需要考虑使用疫苗。同时世界卫生组织建议，需在特殊人群中对 Hecolin® 进行进一步研究，其中包括对 16 岁以下人群、老年人群和高危人群（如孕妇、免疫功能低下者和患有慢性阻塞性肺疾病者等）进行免疫接种的研究。世界卫生组织还指出，Hecolin® 自 2011 年在中国注册以来，除了孟加拉国正在进行关于此的有效性研究和中国自己使用外，其他国家均没有使用 Hecolin®。世界卫生组织要考虑进行资格预审的疫苗，必须有一套书面标准（技术报告），详细说明产品所需的规格。迄今为止，还没有为戊型肝炎疫苗制定此类技术文件。世界卫生组织是否将推进 Hecolin® 的普遍使用或紧急情况下的资格预审仍有待观察。

3. 核酸疫苗(基因疫苗或DNA疫苗)

核酸疫苗是指将编码某种蛋白抗原的重组真核表达载体直接注射到动物体内,使外源基因在体内得到表达。产生的抗原能激活机体免疫系统,从而诱导特异性体液和细胞免疫反应。该疫苗不仅具有减毒疫苗的优点,而且在体内可刺激机体产生较强和较持久的免疫应答,因此受到越来越多的关注。它被认为是继传统疫苗和基因工程亚单位疫苗之后的第三代疫苗。1995年,世界卫生组织在日内瓦召开国际会议,将其统一命名为核酸疫苗。其合成的抗原蛋白与重组蛋白疫苗相似。核酸疫苗具有以下优点:首先,核酸疫苗具有很强的抗原性,可以诱导细胞免疫和体液免疫;其次,它能刺激机体产生长期免疫和保护作用;最后是与其他疫苗相比,核酸疫苗的研制更加方便。它可以融合不同的基因抗原进行联合免疫。由于其具有上述优点,近年来,学者们对HEV核酸疫苗进行了一系列研究。结果表明,HEV ORF3和HEV ORF2可作为HEV核酸疫苗的候选基因。

4. 转基因植物可食疫苗

转基因是一个相对较新的概念。转基因植物可食疫苗的原理是利用分子生物学技术将病原微生物的抗原编码基因导入植物体内,并在植物体内表达活性蛋白。人或动物可以食用含有该抗原的转基因植物,刺激肠道免疫系统,产生对病毒相应的免疫力,从而达到预防的效果。中国科学家总结出其有以下优势:第一,它以植物为研究载体,产品易于组合和表达,产品可以糖基化、酰胺化、磷酸化和正确组装。表达产物具有免疫原性和生物学活性,与高等动物细胞的表达一致。第二,经临床研究证实,表达产物无毒、安全可靠,可大量生产,成本低廉,有利于推广,可在田间栽培。目前,针对HEV的转基因植物可食疫苗的研究还处于起步阶段,许多研究有待继续。

六、结论和展望

戊型肝炎不仅仅是发展中国家的公共卫生问题。距HEV的发现和其基因组的鉴定已经过去了二十多年。尽管在此期间做出了许多努力,但我们对HEV的理解仍然有限。对于跨物种传播造成人兽共患病的HEV,戊型肝炎疫苗是否能为人类或家畜提供保护仍不确定。同时,需要更多的证据来证明高危人群的戊型肝炎疫苗免疫方案是合适的和具有成本效益的。面临这些问题,希望下一代戊型肝炎疫苗最终能够实现对HEV感染导致的人兽共患病的立体交叉保护。

(王　莹　孟忠吉)

主要参考文献

[1] Innis B L, Lynch J A. Immunization against hepatitis E[J]. Cold Spring Harbor Perspectives in Medicine,2018,8(11):a032573.

[2] Kamar N, Izopet J, Pavio N, et al. Hepatitis E virus infection[J]. Nature Reviews Disease Primers,2017,3:17086.

[3] Nan Y, Wu C, Zhao Q, et al. Vaccine development against zoonotic hepatitis E virus: open questions and remaining challenges[J]. Frontiers in Microbiology,2018,9:266.

[4] 李青,谢溱,蒋琳. 戊型肝炎疫苗的研究进展[J]. 微生物学免疫学进展,2010,38(4):70-74.